# 外科専門医
## コンパクトマニュアル

高知大学医学部外科学（外科二）講座教授　**渡橋和政** 監修
**高知家外科専門研修病院群** 著

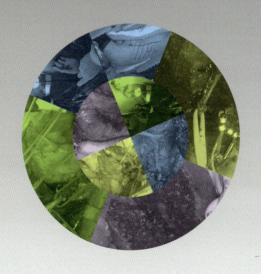

MCメディカ出版

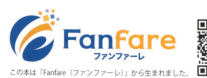

この本は「Fanfare（ファンファーレ）」から生まれました。

# PROLOGUE

　ついに，新専門医制度がスタートしました．この新制度がめざす，①専門医の質保証，②効率的な専門医取得，③地域医療への配慮は，まさに高知県で必要とされていることですが，本県では人口の多い高知市と過疎化・高齢化が加速する地域との較差が拡大しつつあり，外科診療は複数の大学から来られた先生方が担っておられるという事情がありました．そんななかで外科医を育成するためには，出身校の垣根を越え県全体で当たることが不可欠と考え，指導医の先生方に相談したところ幸い賛同をいただくことができ，高知大学医学部附属病院を基幹施設とする 23 病院群からなる『「高知家」外科専門研修プログラム』がスタートしました．「Ryoma format」というローテーションで最先端の医療から地域の外科までを，「高知家」が一家総出で指導するシステムです．

　本プログラムのスタートに先立ち，「修練の効率を上げるため，マニュアルを作りませんか」と呼びかけたところ，続々と原稿をいただきました．本書作成にあたり，「外科全般をカバーしながらコンパクトで安価に」という課題を解決しました．『心臓血管外科研修医コンパクトマニュアル』と同じポケットサイズですが，Web やリンクを通じて動画や参考図書につながる"窓"という役割を持たせました．海外の情報も得やすいように，キーワードには英語も添えました．「本書は教科書ではない」と割り切り，特に各論では教科書レベルの内容は項目のリストアップにとどめ，むしろスペースは理解を助けるイラストに使い，巻末には外科で頻用する略語や抗生物質・抗腫瘍薬をまとめました．

　本書には，編者からの強いメッセージが込められています．いち早くサブスペシャルティを目指そうと狭く深い修練をしたがる若手への警鐘です．今後の外科医があるべき姿はまったく逆で，消化器外科を目指すなら，ことさら循環・呼吸の知識も持ちあわせてほしい．一疾患だけを治療する機会は激減し，ほぼ常に複数の疾患のなかでの外科治療という姿に彼らは遭遇するでしょう．手術の成績がよくなるほど，専門外のトラブルで足下をすくわれないよう注意が必要です．「外科医のくせにこんなことも見抜けなかったのか」と言われないよう，ぜひサブスペの専門医である前に全身を知る外科専門医であってほしいと願っています．

　本書は，読者対象として外科専攻医に焦点を当てていますが，ぜひクリニカルクラークシップや他領域の医師，コメディカル，さらには医療機器メーカーや薬剤メーカーの方にも広く使っていただきたいと思います．最後になりましたが，たいへん多忙な診療にもかかわらず，快く迅速に原稿をお寄せいただいた執筆者の先生方に深謝いたします．

　　　2018 年 7 月

　　　　　　　　　　　　　高知大学医学部外科学（外科二）講座
　　　　　　　　　　　　　渡橋和政

# CONTENS

PROLOGUE ............................................................ **3**
執筆者一覧 ............................................................ **7**
Web 動画の視聴方法 ................................................ **8**

## Ⅰ 総論

### A 「外科専門医」への期待と支援

1 外科専門医である前に ........................................ **10**
2 一歩上の外科医を目指せ ...................................... **12**
3 女性外科医，キャリア形成への支援 ...................... **14**
4 新専門医制度と外科専門医 .................................. **18**

### B 外科の道具，テクニック，創の管理

1 手術器械・材料と基本的手術手技 ........................ **21**
2 開腹・閉腹とドレーン ........................................ **28**
3 開胸・閉胸とドレーン ........................................ **32**
4 消毒とドレッシング ............................................ **37**
5 創治癒：正常と異常 ............................................ **39**
6 腹腔鏡手術（laparoscopic surgery） .................. **41**
7 胸腔鏡手術（thoracoscopic surgery） ................ **43**
8 創傷処理，切開排膿，デブリードマン ................ **45**
9 胸腔ドレナージ法（thoracic drainage） .............. **47**
10 心嚢ドレナージ法（pericardial drainage） .......... **49**
11 体外循環（extracorporeal circulation） .............. **51**

### C 術前術後のキモ

1 術前評価 ............................................................ **53**
2 術後管理 ............................................................ **55**
3 栄養管理 ............................................................ **61**
4 出血と輸血，血栓症 ............................................ **65**
5 周術期感染症 ...................................................... **71**

## D 外科的身体診察と検査

1 情報収集，問診，身体診察 ……… **76**
2 超音波診断（ultrasonography）……… **78**
3 放射線検査 ……… **81**
4 消化管造影検査 ……… **88**
5 内視鏡検査 ……… **92**
6 気管支鏡と EBUS ……… **96**

## E 「外科専門医」の広い基盤作り

1 化学療法（chemotherapy）……… **99**
2 緩和ケア（best supportive care）……… **102**
3 災害と外科 ……… **108**

## F 麻酔と救急，集中治療

1 麻酔とペイン ……… **111**
2 ショック（shock），心停止（CPA）……… **118**
3 多発外傷（multiple injury）……… **122**
4 動脈穿刺 ……… **125**
5 中心静脈路（central venous line）……… **127**
6 呼吸管理 ……… **129**

# II 各論

## A 消化管と腹部内臓

1 食道がん（esophageal cancer）……… **136**
2 胃がん（gastric cancer）……… **140**
3 炎症性腸疾患（inflammatory bowel disease）… **146**
4 腸管の虚血性疾患（intestinal ischemia）……… **150**
5 急性虫垂炎（acute appendicitis）……… **154**
6 大腸がん（colorectal cancer）……… **157**
7 直腸肛門疾患（anorectal diseases）……… **162**
8 肝臓の外科 ……… **166**
9 胆・膵・脾の外科 ……… **170**
10 成人鼠径ヘルニア修復術 ……… **178**

## B 乳腺，内分泌，体表

1 乳腺外科 ........................................... **181**
2 内分泌外科 ........................................ **187**
3 皮膚軟部組織の外科 ............................. **189**

## C 呼吸器・胸部外科

1 肺良性疾患，悪性腫瘍 .......................... **191**
2 胸壁，胸膜疾患 ................................. **202**
3 縦隔腫瘍 .......................................... **205**

## D 心臓血管疾患

1 心臓血管疾患の基本手術 ....................... **210**
2 虚血性心疾患（ischemic heart disease） ...... **214**
3 弁膜症（valvular heart disease） ............. **221**
4 先天性心疾患（congenital heart disease） ... **229**
5 心臓の腫瘍性疾患ほか .......................... **235**
6 大動脈疾患 ....................................... **239**
7 末梢血管疾患 ..................................... **247**

## E 小児外科

1 鼠径ヘルニア（inguinal hernia） .............. **254**
2 停留精巣（cryptorchidism） ................... **258**
3 呼吸器疾患 ....................................... **260**
4 横隔膜疾患 ....................................... **264**
5 消化管疾患 ....................................... **266**
6 肝胆膵疾患 ....................................... **278**
7 腫瘍疾患 .......................................... **282**
8 漏斗胸（funnel chest） ......................... **285**

**付録**
抗生物質＆抗腫瘍薬一覧 ....................... **288**
略語一覧 .......................................... **293**
参考リスト一覧 ................................... **297**

索引 .................................................... **307**

# 執筆者一覧

## 監修

渡橋和政　高知大学医学部外科学（外科二）講座

## 執筆（50音順）

高知大学医学部附属病院／高知家外科専門研修病院群

- 消化器外科
  - 北川博之
  - 並川　努
  - 花﨑和弘
  - 藤澤和音
  - 宗景絵里
  - 宗景匡哉
- がん治療センター
  - 岡本　健
  - 小林道也
- 乳腺センター
  - 沖　豊和
  - 杉本健樹
- 小児外科
  - 大畠雅之
- 心臓血管外科
  - 渡橋和政
  - 木原一樹
  - 田代未和
  - 西森秀明
  - 福冨　敬
  - 山本正樹
- 呼吸器外科
  - 穴山貴嗣
  - 岡田浩晋
  - 廣橋健太郎
  - 宮崎涼平
- 形成外科
  - 栗山元根
  - 吉田行貴

- 臨床工学部
  - 武島智隆
- 救急部
  - 長野　修
  - 山内英雄
- 麻酔科
  - 河野　崇
  - 矢田部智昭
  - 横山正尚

いの町立国民健康保険 仁淀病院
- 外科
  - 志賀　舞

社会医療法人近森会 近森病院
- 消化器外科
  - 八木　健

独立行政法人 国立病院機構高知病院
- 呼吸器外科
  - 先山正二

医療法人臼井会 田野病院
- 外科
  - 臼井　隆
  - 近森文夫

医療法人須崎会 高陵病院
- 外科
  - 大森義信

特定医療法人久会 図南病院
- 外科
  - 久　晃生

社会医療法人仁生会 細木病院
- 外科
  - 上地一平

# Web 動画の視聴方法

Web サイトで各項目（本文中の **Web** マーク）に関連した手術手技の動画，心エコー・心血管造影の画像が視聴できます．PC（Windows / Macintosh），iPad / iPhone，Android 端末からご覧ください．

**1** メディカ出版ホームページにアクセスして，ログインしてください．

＊メディカパスポートを取得されていない方は，新規登録してください．

http://www.medica.co.jp/

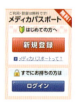

**2** 『外科専門医コンパクトマニュアル』の紹介ページを開き，「動画はこちら」をクリックします．

http://www.medica.co.jp/catalog/book/7111

＊本書の書名をキーワード検索しても紹介ページを開くことができます．

**3** 「ロック解除キー」ボタンを押し，ロック解除キーを入力します．下の銀色の部分を削ると，ロック解除キーが出てきます．入力画面にロック解除キーを入力して，送信ボタンを押してください．本書の動画コンテンツのロックが解除されますので，見たい動画を選んでご視聴ください．

ロック解除キー

＊動画再生には，PC（Windows / Macintosh），Android 端末から再生するには Adobe® Flash® Player，iPad / iPhone の場合は QuickTime® Player が必要です．

＊なお，WEB サイトのロック解除キーは本書発行日（最新のもの）より 3 年間有効です．有効期間終了後，本サービスは読者に通知なく休止もしくは廃止する場合があります．

# I

## 総論

# A 「外科専門医」への期待と支援

## 1 外科専門医である前に

- あなたは，外科専門医である前に，一人の「医師」である．
  また，あなたは医師である前に，一人の社会人である．
- 技能とともに医師の心を持ち合わせてこそ，プロの外科医だ．

### ❶ 外科医である前に医師であれ

　「外科専門医」である前に，あなたは「医師」である．医師とは，人をトータルで診るプロフェッショナルである．「私は外科医なので，内科のことはわかりません」では，外科専門医どころか医師ともいえない．卒前の臨床実習と初期臨床研修を修了した成果は，きっちり見せてもらおう．

　外科専門医は，外科に関する知識と技能を持っている総合診療医である．日々進歩している医学の最新の知識は，自分のものにしておこう．知識不足のために患者が治療の機会を失うようなことがあってはならない．一生勉強！知識も技能も！日々，切磋琢磨！

### ❷ 医師である前に社会人であれ

　医師である前に，あなたは一社会人である．長い学生生活の後，社会に出てまだ数年しか経っていないのだから，他の職種に比べ，社会常識が足りないことを自覚しなければならない．患者や家族が「先生，先生」と頭を下げてくれると，あたかも自分が偉くなったかのような錯覚に陥ってしまいがちだ．しかし，患者は医学の知識や技能はなくても，人生の先輩だ．その先輩に対し，失礼な言動をとる医師がいかに多いか．確かに人それぞれ考えは異なるし，自分の流儀を通すのは自由だが，医療で最も大切なことは「相手がどのように感じるか」だ．ただ，人の受け止め方も多様で，紋切り型は通用しない．その多様さも，医師は受容しカバーしなくてはならない．医師としての包容力も身につけておくことで，ようやく外科専門医と言える．

## ❸ プロの外科医

「外科」は、心・技・体すべてが求められる総合格闘技のようなもの. 手術は、「診断➡方針決定➡実行➡評価（PDCA）」の繰り返しだ. 内科医に匹敵する情報収集や診断能力も必要だ. しかも外科ではもっと速いスピードで事が展開する. チーム内では治療全体を統括する司令塔としての役割をもつのが外科医. 時には、力を尽くしても心苦しい結果になることもあるだろう. しかし、それを「不運」と片付けるのではなく、年数がかかってもその仇を討つために探求・開発する意地も外科医にとっては必要だ.

## ❹ 患者にとっての外科医

患者にとって、外科医は自分の体にメスを入れる特別な存在である. 外科医はそれに見合うだけの存在でなければならないし、当然ながら健康管理も仕事のうちだ. 必要なときにきっちりと力を発揮できてこそ、プロである.「正しきものは強くあれ」とは土光敏夫氏（元経団連会長）の言葉. いくら患者に心で寄り添っても、確固たる信念を持っていても、それを実現できる実力（鬼手）がなければ、センチメンタリストに過ぎない. ただ、一気に高望みしてもかなわないのが現実. 毎日の積み重ねが大事だ.

患者の前で「症例」と言うのは、ご法度だ. 患者にしてみれば、自分は one of them ではなく only one だ. 医師として、常に「もし自分が患者の立場だったら」を考えなければならない. 常に患者は遠慮していて、言いたいことの半分も口にできずにいることを忘れるな. メスを入れる立場だからこそ、人の心に配慮する気持ち（仏心）は必須である.

---

**若手医師**：りっぱな外科医になるためには、どのような基準で修練施設を選んだらいいでしょうか. どこを見ても、いいことを書いていますが、実状は必ずしもそうではないかもしれないと、不安です.

**先輩医師**：まず、外科医の基盤を培ってくれるところを見つけなさい. 常に自分の 30 年先を想い描いて、外科医としても人としても尊敬できる人についていくことだよ. そして、いったん組織に入ったら、そこの人たちとは一生の付き合いだということを忘れずに.

## 2 一歩上の外科医を目指せ

- 初めは同世代との差が気になるが，10年経てば実力はほぼ互角．
- 差をつけたいなら，自分の特徴を持ち，only one を目指せ．
- 常に努力し，一歩先をいく外科医を目指せ．マンネリになるな．

専門医を取るまでは同世代との差が気になるが，10年も経つとほぼ互角だ．そのとき「他の奴でもいい」とスペア可能な外科医になりたくなかったら，他人にない味を出そう．「手」も「頭」も切れる academic surgeon を目指せ．

### ❶ それぞれの立ち位置で技を磨く

手術に入る機会を活用し，それぞれの立場で大切なことを知ろう．

①第二助手，第三助手

疾患と手術手順を理解しておくことは当然だが，執刀医，第一助手の4本の手で足りないときに，第5の手として機能できるかどうかが見せ場だ．手術台の周囲に気を配ることも，第二助手の役目である．

②第一助手（前立ち）

執刀医の考え，計画を知り，一つ先を読んでアシストしよう．執刀医が両手を使っても足りないとき，間髪入れず第3の手となるように．

③執刀医

手術を行うだけでなく，チーム統括の役割がある．裏を考え想定範囲を広げ，先を考えつつ手術を進める．手が足りないときには，前立ちの手をうまく借りよう．

☑ 器械出しを経験するのも，貴重な修練になる．

### ❷ 戦術と戦略

メスをふるうのは「戦術＝切れる腕」だが，外科医には「戦略＝切れる頭」も必要だ．三国志で，武勇に長けた劉備，関羽，張飛が負け戦の連続だったのに，軍師諸葛亮を得てから連戦連勝となったことが端的な例である．勘とセンス頼みでは治療成績は頭打ちになる．それを突破するには，戦略が必要である．

### ❸ 学会・論文発表，症例報告の大切さ

執刀する頃には，治療で新たな知見を見出し報告するのも専門医の務めだ．「何例切った」に終始する「切りたがり外科医」ではなく，「一症例経験したら，症例報告一本」の気概で，一例たりともムダにすまい．治療がうまくいった場合はさらによい方法を考え，逆に不本意な経過だった場合は「必ず仇は討つ」という気概を持つ．書いてみると，自分の不十分な部分が見えてくるものだ．

### ❹ 手術記録

手術記録を見れば，外科医のレベルが丸見えになる．記載が正確かどうかで知識や理解のレベルが，文字や図の丁寧さ，正確さで自分が意図したとおりに指を動かす能力があるかが白日の下にさらされる．粗雑な字しか書けなかったり，字が曲がるのに，手術だけはきちんとできるというのはありえない．若手に次の機会を与えるかどうかを判断するには，格好の判断材料だ．

### ❺ チーム医療ができる外科医になれるか

「外科医が切って治す」時代から，「チームで治す」時代に変わった．多くの疾患で治療成績が格段に向上したが，一方で高齢化，併存・既往疾患など複雑な背景を持つ症例が増加している．いかにミスを減らして完璧に近づけられるかが，優れた施設の証しである．今後，外科医には，チームを統合する力も求められる．外科・麻酔科・コメディカルのチームあるいは複数の外科で，1＋1が2，あるいはそれ以上となる「プラスの協力関係」が必要である．足を引っ張り合う関係なら，その施設は修練施設として失格である．

> 若手医師：「鉤引き8年」と言いますが，そんなにかかるのですか．もっと早く執刀したいです．期間短縮はできないのですか．
> 先輩医師：以前は「鉤もきちんと引けんヤツにメスは握らせない」というスタンスだったが，執刀しないとどう引いたらいいかわからないという面もある．新専門医制度では若手への機会提供も指導医の務めなのでチャンスは早く回ってくるが，それをきちんと活かすかどうかで，次のチャンスが来るかが決まるよ．そこは自分次第だ．

## 3 女性外科医，キャリア形成への支援

- 子どもを産む：いつ産む？ 周りとスムーズにやっていこう．
- 子どもを育てる：何かと大変だが，コツ，工夫でうまく乗り切ろう．
- 学位取得，留学：デメリットもあるが，それに勝るメリットがある．
- キャリア形成：進路，専門領域の選び方，専門医制度を知ろう．

### ❶ 外科医にとって，結婚，妊娠・出産，育児とは

#### 1）いつ産む？

「産みたい」と思ったときがそのタイミング．妊娠，出産に適しているのがいつなのかは一概に決められないが，年齢も考慮し，人生設計を考えることも大切だ．修練のために妊娠を後回しにするべきではない．逆に妊娠・出産で修練を中断してもきちんと継続できるかどうかが，「良質な修練プログラム」を評価する一つの基準と言える．

#### 2）妊娠が判明したら？

まずは，上司に報告してきちんと勤務調整すること．社会人として，当然の責務だ．妊娠判明から出産までの約8ヵ月について，勤務調整が必要になるのだから，以下を相談しておこう．

- 順調にいった場合の産前休暇の予定
- 自宅療養や長期入院が必要となった場合の引き継ぎ方法
- 宿直や22時以降の深夜業務（申し出により免除される）など

#### 3）法的な支援は？

男女雇用機会均等法，労働基準法などで定められている．母子手帳にある「出産に最低限必要な知識や関連法規の記載」は，隅々まで目を通し，利用できる制度は最大限に利用しよう．切迫症状がある場合は，長時間の立ち仕事は避ける．体調に合わせて休憩を取りつつ勤務を継続できるのが理想．休憩場所の確保は必要．女性医師が勤務していた前例のある職場は，休憩や勤務調整の理解が得られやすい．

#### 4）出産後の休暇は？

8週間の産後休暇は，産後の体を回復する大事な期間である．最低2週間は育児を手伝ってくれる人を確保しておくとよい．夫，家族の支援が最も必要なときである．あらかじめ計画を立てて，準備しておこう．

### 5）1歳になるまではとにかく大変

1歳までは，授乳，食事，清潔など保育に必要な時間は8時間以上．体力的にも精神的にも，医師の勤務よりむしろハードである．育児休暇を取っても，託児を利用し勤務を継続しても，とにかく大変だ．家庭の運営を夫婦でよく相談し，協力すること．まずは，こんな相談ができる夫を選ぶことが大事．

### 6）幼児期になってもやっぱり大変

1歳でほとんどのものが食べられるようになり，発熱も減るが，食事，入浴，移動，どれも介助と見守りが必要で，やることは多い．第二子，第三子となれば，保育料もばかにならない．育児休暇を誰がどのように取るか，復帰後の勤務形態をどうするか．まずは自分にとって理想的な勤務形態を具体化して，上司に相談しよう．

### 7）家計の分担について

愛があればお金なんて，と思うかもしれないが，そうばかりも言っていられない．疲れが溜まったとき，自分を見失ったとき，仕事や育児が思い通りにいかないときなど，お金のアンバランスが円満な家庭に水を注すかも．家事・育児の貢献度と収入のバランスを元に，お互いが納得できる家計の運用を普段から行っておくことが必要である．

☑ 最近は，いろいろな学会で「男女共同参画」の企画を組んでいる．参考になることが見つかるだろう．

## ❷ 学位取得

### 1）学位って何？

医学部卒業で修士課程が終了する．通常，「学位」は博士課程を指す．「博士課程修了＝学位取得」である．取得には2つの方法がある．
①大学院に入学（入学試験は辞書持ち込み可の英語の試験）し，所定の講義を受け，研究論文を雑誌に publish することで授与される．
②大学院に入学せず，研究論文だけで取得できる論文博士もある．

### 2）学位取得のメリットとデメリット

大学院では学費を支払う必要があるし，講義のときには勤務ができないため，どうしても収入は減る．高知大学では優秀な大学院生には学費を免除する制度もあるので，ぜひそれも狙おう．学割が使えるのもメリットだ．夜間講義がある社会人枠では，勤務を続けながら学位を取得できる．学位取得で給料は増えないが，研究者であることの証明となる．

何より，自分のアカデミックな面を高める格好の機会となる．今，享受している医療が研究者たちの絶え間ない努力の結晶であり，今なお未知の病態や治療困難な疾患が無数にあることを考えれば，学位取得のメリットは自ずと明らかだろう．

☑ 平均的なことをやっていては，人と差をつけることなどできない．自分の状況と照らし合わせ，どこかで将来への投資の期間を設けるのがよい．

### 3）研究テーマをみつけよう

研究は，成功するという保証は必ずしもない．英語も統計も不得手で，何をしたらいいかわからないまま，地道に取り組むようなこともある．重要なことは，興味の持てる，わくわくするテーマを見つけることだ．

若手医師：専門医も早くとりたいし，大学院に入るのが遅くなると研究がしんどくなるのでは，と不安です．どのタイミングで研究をするのがいいでしょうか．

先輩医師：臨床である程度の力がついた頃に，少し自信が生まれ，研究の臨床的な意義もわかることを考えれば，外科専門医をとった頃（卒後5，6年）がいいかもしれないね．女性は結婚や出産のことも考えて，自分と家族にとって一番いいタイミングを見つけること．まずは，信頼できる上司に相談しよう．

## ❸ キャリア形成

### 1）進路，専門領域の選び方

医師の仕事は多彩でさまざまな業務がひっきりなしにやってくるが，指示された業務をこなすだけの受け身の態度はダメ．常に，自分の好きな分野や得意な分野を意識しながら仕事をするとよい．「とにかくやっていて自分がわくわくする」というのも，進路を決める大切な決め手の一つだ．

### 2）専門領域について

外科専門医の上に，①消化器外科，②心臓血管外科，③呼吸器外科，④小児外科，⑤乳腺外科，⑥内分泌外科の6つのサブスペシャルティ（以下，サブスペ）がある．修練しているうちに希望の専門領域が変わることもある．上記6つ以外にも，外科専門医を基盤とする専門領域

がある．たとえば，内視鏡手術，がん治療，acute care surgery など
だ．新専門医制度ではダブルボードも認められることになったので，総
合診療専門医の入口として外科専門医を取得するのもよい．

## 3）職場の選び方

客観的な指標は，勤務地，勤務時間，給与，症例数などだが，主観的
な指標としてスタッフの雰囲気なども大切にしよう．すべて希望通りと
いう職場を求めても，まず見つからない．自分の中で条件に優先順位を
つけて，自分で職場を選択すれば，後に不満が生じても人のせいにせず，
自己責任で対処できる．

## 4）迷ったとき，困ったときは

就職先や進路に迷ったら，育児と勤務の両立に困ったら，などいろい
ろな迷いや悩みが生じたときは，経験豊富な先輩が頼りになる．特に，
大学には実にいろいろなタイプの人間がいるので，相談する相手の選択
肢が多い，というメリットがある．

☑ 高知大学の「医療人育成支援センター」は，卒前からキャリア形成
までトータルの支援を提供している．ぜひ，利用してほしい．

## 4 新専門医制度と外科専門医

- 新制度は，①標準レベル維持と，②地域医療への配慮を目指す．
- 従来以上に効率的で短期間の修練と専門医取得が期待できそうだ．
- 総合診療専門医やサブスペとの関連にも注目しながら修練を．
- 新制度では，指導医側にもこれまで以上の指導力が求められる．

### ❶ 新専門医制度の目指すもの

新専門医制度で目指すものは，次の2つである．
①スーパードクターではなく，標準レベル以上の外科医を育成する．
②崩壊している地域医療の再生に配慮したプログラムを提供する．
これまで外科専門医取得に長い年数が必要だった面を改革しようとしている．3年で外科専門医を取得するためには，経験症例数を確保する必要があるため，各プログラムには定員が定められている．

### ❷ 診療実績は NCD（一般社団法人 National Clinical Database）ベース

外科専門医を取得するのは，経験症例数ベースのプログラム制である．すべての手術症例は NCD に登録され，重複や捏造ができない仕組みになっている．興味ある領域だけでなく，外科全般の手術経験が求められる．外科学会に続き，脳神経外科，形成外科も NCD 登録システムに参加した．今後，外科系でさらに拡がっていくだろう．

### ❸ 外科専門医取得以後

外科専門医取得後のキャリア形成は，さまざまである．外科専門医を基盤とする2階部分のサブスペには，①消化器外科，②心臓血管外科，③呼吸器外科，④小児外科，⑤乳腺外科，⑥内分泌外科があり，その他，他領域の2階部分への移行，あるいは総合診療専門医への移行などが候補となる．まだ過渡期だが，数年経つうちに，次第に形ができあがってくるだろう．

中核施設として年間手術症例数
250例以上の各病院を設定

**Western league**

中核施設
幡多けんみん病院

常勤

非常勤
手術研修

連携病院　連携病院　連携病院

**Eastern league**

中核施設
県立あき総合病院

常勤

非常勤
手術研修

連携病院　連携病院　連携病院

**Southern league**

中核施設
高知大学
高知医療センター
高知赤十字病院
国立高知病院
近森病院

常勤

非常勤
手術研修

連携病院　連携病院　連携病院　連携病院　連携病院

図　Ryoma format

(『「高知家」外科専門研修
プログラム』委員会)

## ❹ 指導医に求められるもの

　もっぱら自分が手術するだけでは指導医とは認められない．若手を指導し手技も行わせ，成果を出すことが求められる．若手のアカデミックな面を育成する役割も，指導医には要求される．自分がやるより大変だ．

## ❺ 『「高知家」外科専門研修プログラム』

　高知大学を基幹施設とし23の病院群を形成して修練するプログラムである．新専門医制度の2つの命題にかなうよう，Ryoma format という形を作った（図）．高知県を Southern league と東西の Western/

Eastern league に分け，① Western/Eastern league の中核病院，② Southern league の中核病院（大学以外），③大学病院を 1 年ずつ回り，それぞれの病院から近隣の中小病院に出張して，さまざまな流儀や地域の外科も経験する．複数の大学出身の指導医や地域性の多様さゆえ，バラエティに富む経験により，広い基盤をつくることができる．将来サブスペに進んでも，他の基盤領域，特に総合診療専門医とのダブルボードを持つにも有利だろう．また，中小の病院では第一助手を務める機会が増えるメリットもある．

**Column**

### 外科専門医の前提条件〜大先輩からのコメント

　新しい専門医制度のもと，臨床医を目指すほとんどの人が何らかの専門医を取得することになりそうです．外科医として一人前になるには 10 年かかると言われていますが，初期臨床研修 2 年を含めて 5 年での専門医取得は妥当なのでしょうか．外科専門医を取得するということは，一人前の外科医になるためのスタート台に立つことであり，その頃には自分の目指す分野，方向も決まっていると思います．

　しかしながら，外科医である前に，社会人として大切なことがあります．半分社会人としての側面を持つ医学部の学生生活に続き，初期臨床研修，専門研修があります．その期間にかかわる先輩，上司，同僚，後輩との関係は大切です．社会人としてのルールを身につけ，医療制度を理解して，患者さんに不利益が生じないように，多くの職種（看護師，検査技師，放射線技師，セラピスト，医療事務，ケアーマネジャ，医療ソーシャルワーカーなど）との連携が必要です．外科医のなかだけに限らず，患者さんを中心としたチーム医療ができるように努力する必要があるのです．

　そのためには，患者さんをよくみること，患者さんの話をよく聞くこと，他職種の意見に耳を傾けることが大切です．このことによって一人の社会人として大切なことが身につきます．ひいては素晴らしい外科専門医になることができると同時に，社会をリードしていける素晴らしい社会人になることと信じています．

（臼井 隆：医療法人臼井会 田野病院理事長，昭和 47 年岡山大学卒）

# B 外科の道具，テクニック，創の管理

## 1 手術器械・材料と基本的手術手技

- 糸結びは外科の基本．練習したかどうかは術野で明らかになる．
- 手術器械にはそれぞれ特性があり，最も適した使い方がある．
- 器械の持ち味を十二分に発揮してこそ，きちんと手術ができる．
- 基本手技をベースにいい手術を組立てる「頭の訓練」も必要．

### ❶ 糸結びのキモ Web

糸には編み糸とモノフィラメント糸があり，それぞれ結紮法が異なる．

#### 1）編み糸

「編み糸の両手結び（two-handed square tie）3種類」が基本だ．①男結び，または②女結び＋男結びできっちり締まった結節を作る点は共通である．3回結んで緩まなくする．心臓血管外科では片手結び（one-handed square tie）が多く，弁置換術などでは，6～8回結紮することもある．

外科結紮を使うのは，次の2つの場面である．

- ①組織の張りで第2結紮が緩みやすい➡緩む前に男結びを追加
- ②脆い組織をじわっと締めたい➡両手の母指で少しずつ締める

#### 2）モノフィラメント糸

基本は片手結びの5，6回の結紮．途中で緩み止めの男結びを入れる．編み糸の結び方では切れやすい．一方の糸に絡めていく結び方である．摩擦を減らすため，適宜水をかけながら結紮する．

### ❷ コッヘルナート（instrument tie） Web

編み糸，モノフィラメント糸とも，持針器での結紮は習得しておこう．男結びを作る2種類の結紮と外科結紮は，修得必須の結紮法である．水平面での横向き・縦向きの創が基本だが，斜面，深部などさまざまな場面に対応できるようにしておこう．

以下，結紮のコツをいろいろ紹介する．

☑ 必要最小限で緩まない結紮が最も美しい

必要以上に繰り返し結紮する人がいるが，必要最小限で緩まず結紮できることが最も重要．途切れずテンポよく結び，糸をたぐる回数を最小限にすれば，所要時間が短縮する．手術に入るまでに，1秒1結紮以上で結べるよう1日500～1,000回は練習しておこう．

☑ 緩まない結紮のコツあれこれ Web

- 両手結びは，左右の糸を同じ長さにして張力が釣り合うように．
- 1回目の結紮後，結節と組織の間に糸を挟んで一時固定する．
- 片手の女結びでは，左の糸を軽く引きながら結節を右示指で押し付けて仮締めし，男結びでとどめの緩み止めを加える（新聞・雑誌などの資源ゴミを結わえるときに練習しよう）．
- 必要に応じて外科結紮（surgeon's tie）を使い，2回目の結紮できっちり決めよう．

☑ 締める強さは，相手を見て加減せよ Web

肝のように軟らかい組織では，締め過ぎるとカッティングしてしまう．指先で締める力を感じながら，締めていく．コツは，外科結紮を用いて両手の母指で少しずつ締めていくこと．止血の集束結紮は，弱過ぎると出血するし，強過ぎるとちぎれてしまう．

☑ 深部結紮：普段からの練習が必須（図1） Web

結節が糸を引き合う線上にないと，横方向の力がかかって組織がちぎれてしまう．結節を下ろすとき，手前の邪魔者は指で避けながら下ろす．糸をたぐるときに組織のカッティングを起こさないよう注意を！

☑ 左手の結紮も練習しておけ

手術部位によっては，左手でしか結べないこともある．いざというときのために練習しておこう！

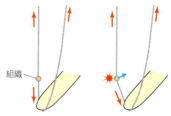

図1 深部結紮

## ❸ 持針器(needle holder)

持針器の種類は，①ヘガール型，②ペンシル型，③鏡視下手術用などがある．ヘガール型は，最も汎用性が高く，多用するタイプである．

### 1) 持針器の持ち方（図2）

持針器の先端を空間の一点に正確かつ迅速に位置させる必要がある．2つのリングに母指と環指を入れ，柄に示指を当てて3点で支持する（thumb and fourth finger grip）のが基本．形成される三角形で先端の位置が決まる．剪刀など他の器械にも共通する持ち方である．

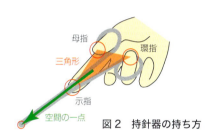

図2　持針器の持ち方

☑ この持ち方は，腕〜手関節は固定し，指の動きとバランスで先端を制御するため，繊細な動きが可能である．母指をリングに入れず母指球でリングを支える持ち方（palm grip）では，肘を固定し，前腕〜第3・4・5指を軸として先端を制御する．母指の大きな動きが母指球にダウンサイジングされる．どちらか慣れたほうを極めよう．

### 2) 針の把持と刺通 Web

刺通は，持針器に直交する順針と逆針が基本で，その他に斜め持ち，鎌形などがある．脇を締め，肘から先の余分な力を抜く．刺入点から入れた針が，出す予定の部位にきちんと出るよう訓練する．刺出するとき弾機で組織をカッティングしないよう注意が必要（水泳の高飛び込みのように，最小限の面積で通過）．弾機のない無傷針（atraumatic needle）を使っても，針を抜くときにひっかけてしまうと損傷が起こり得る．手関節は30〜45°しか回らないが，振りかぶって腕を使えば，90°程度回せる．なお足りないなら，振りかぶって縫う．脆弱な組織を縫うときは，ラチェットを外す動きで組織を損傷しないよう刺通前にラチェットを外し，指で把持しておく．持針器から鑷子に針を受け渡すスピードが大切．

☑ 練習あるのみ

横の創，縦の創，斜めの創など相手はさまざまである．『少林寺木人拳』の木人のようなイメージであらゆる方向に針を通す練習が必要．タバコ縫合ではさまざまな方向への刺通が効率的に練習できる．

## ❹ 鑷子（forceps）

鑷子には有鉤（toothed）・無鉤（smooth），直線・曲などいろいろ種類があり，使う目的や把持する相手に応じて使い分ける．母指，示指，指の股の3点で把持し，先端を空間の一点にさっと進めぴたっと固定できるよう，訓練を！

鑷子の役割は，①把持する，②避ける，③分ける，④剝離，⑤止血点や結節の圧迫などさまざま **Web**．外側面や柄も有効に活用する．たとえば，心膜切開で心膜の裏に差し入れて心臓を守るなど．

☑ 針を取るときのコツ

針と接線方向に鑷子を向ける人が多いが，針と垂直に鑷子を当てると針を取り落とすことが少ない．ただ，針が出てくる場所によっては鑷子の方向が限られる．DeBakey 鑷子のような膝状型を使うと便利である．この鑷子は把持面にギザギザの溝があって斜め把持もできる優れものだが，モノフィラメント糸を把持すると切れやすいことに注意．

☑ 鑷子で針を抜くワザ

組織を刺通した針は通常持針器で抜くが，針を斜めにつかんだまま平行移動して抜くと，糸をかしめてある部分で引っかけて組織を損傷することがある．特に，冠動脈吻合ではこのカッティングは避けたい．針の先端近くを鑷子でそっと持って抜くと，針が通る抵抗が最も小さい方向に針が回転するため，組織損傷が最小となる．

☑ 鑷子を使いこなせ

視野を遮るものを避けて針を捕まえたり，縫合するときは，組織にテンションをかけて直線化したり，少し組織を寄せて針の刺通距離を短縮すれば，縫合が効率的になり，糸の通り道もスムーズになる．

鑷子の使い方に代表される「左手の使い方」は，手術で大事である．手術のうまさは，いかに効率的に左手を使うかで決まるといっても過言ではない．練習あるのみだが，頭と手の両方を訓練する必要がある．

## ❺ メス（電気メスを含む）

### 1）通常のメス（surgical knife）Web

円刃刀と尖刃刀があり，①切る，②はねる，③突く，④削ぐ，⑤分けるなど，いくつもの使い方がある．円刃刀は，バイオリンの弓のように把持する．日本刀と同様，押しつけただけでは切れず，引くと切れる．横に払うと組織を削げる．皮膚切開では，テンションが大切である（図3-a）．刃の深さは，皮膚に隠れる幅で確認するとよい（図3-b）．尖刃刀はペンを持つように把持する．刺すときは指を添えてストッパーとし，深さと切る長さを調節する（図3-c）．逆手に持ってはねる使い方もある．

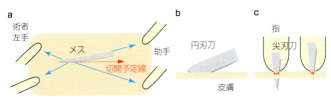

図3　メスの入れ方

### 2）電気メス（cautery knife）Web

高周波電流で切開，凝固するが，通電せずに剝離することもできる．左手で組織に軽く張力をかけてメスを当て，組織が自然に分かれるのが上手な切り方．切開するときはメスの先端を縦に当てるが，横に当てると凝固しつつ切開できる．腹膜を切開するときには，臓器を傷つけないよう手で避ける．一箇所にとどまると，熱を発生するため，近くの組織の熱傷にも配慮を．グローブに穴が開くと，指に通電し熱傷を起こすことがあるため，ダブルグローブがお勧め（感染の面からも推奨されている）．バイポーラの電気メスは，局所での通電となるため他への影響は少ない．主に凝固，時に切開に用いる．

- ☑ ポケット内のモノポーラは，自分の体で押してスイッチがオンになることもある．近傍の皮膚に熱傷が起こらないように注意．
- ☑ アルコール消毒では，しっかりと乾いてから覆布をかける．
  ➡ 電気メスのスパークで引火し，広範囲熱傷をきたし得る．
- ☑ ペースメーカ植込み後の患者：設定変更の準備を．

## 6 剪刀 (scissors)

　直剪と弯剪があり，後者にはクーパー，メッツェンバウム，メイヨーなどがある．剪刀の役割は，①切る，②分ける，③剝離する，④なでる，⑤寄せる，⑥差し入れる，⑦つまむなどである **Web**．持針器と同様に3点支持で把持し，切る場所（空間の一点）に正確に運ぶ．
☑ 先端の弯曲は手の弯曲と合わせる ➡ 指で組織の圧を感じる（図4）．

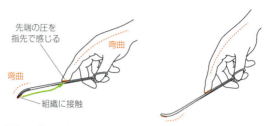

図4　剪刀の持ち方

☑ 剪刀は，止めて切れ！
　移動しながらさっと切ろうとする人がいるが，その瞬間に糸が切れないと，組織が損傷する．アクロバットなテクニックは必要ない．
☑ 残す糸の長さは先端の当て方で調節する（図5）．
☑ 少しずつ切るのではなく，一回のストロークを大きく．ちまちまと切り進むのは，わかっていないこと，自信がないことの表われである．
☑ バックハンド，左手でも切れるよう，普段から練習を． **Web**
　逆手で切る場面や，右手で臓器や組織を避け左手で切るしかないこともある．ただし右手用の剪刀を左手で使うには，指の力のかけ方が逆になることに注意．

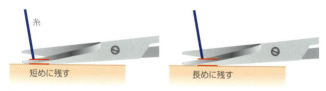

図5　残す糸の長さ

## ❼ 鉗子（forceps）

鉗子にはさまざまな用途があり，用途に適した鉗子がある．

### 1）把持（主に直線的な鉗子）

糸やテープを把持し，固定または目印としたり，糸を渡すときに用いる．組織をつまんで牽引するには，有鉤のコッヘル鉗子を使うとよい．

### 2）組織の剥離（主に弯曲した鉗子）

組織を剥離し，糸やテープを通す通路を作る．ペアン鉗子，直角鉗子，大曲鉗子など，角度と長さを使い分ける．小さい孔を拡げるときには，曲モスキート鉗子を用いるとよい．

### 3）遮断

血管や腸管などを一時遮断する目的で用いる．把持力，幅，滑り止めなど，目的に応じてさまざまな種類がある．

☑ 見えない部分の剥離：層を意識しながら（図6）
血管のテーピングなど裏の見えないところを剥離するときには，層に沿って剥離するよう心がけ，出血，損傷，時間を最小にしよう．組織の「層」を意識すること（→各論C呼吸器・胸部外科参照）．

☑ 弯曲鉗子を把持する向き
剪刀と同様，指が屈曲する方向に鉗子の弯曲を合わせると，鉗子の先端にかかる抵抗（前後，左右など）を指に感じやすい．ただし，甲状腺手術など主に表層での剥離では，逆のほうがよい場合もある．

☑ ツッペル鉗子：止血，出血部位，吸引
剥離，避ける（ツッペルが滑り止めになる）などに用いる．

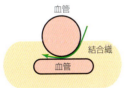
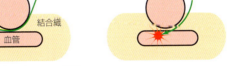

図6　見えないところの剥離

## 2 開腹・閉腹とドレーン

- 腹部正中切開は，消化器外科，血管外科いずれでも基本の手技．
- 開腹，閉腹は，腹壁の解剖をきちんと理解したうえで行う．
- 閉腹は，術後の創感染，ヘルニアなどを念頭に置いて行う．
- ドレーンは，目的をしっかり把握したうえで，きっちり決める．

### ❶ 開腹・閉腹

#### 1）腹壁の層構造：白線が弓状線の上下で異なる（図7）

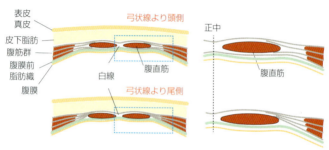

図7 腹壁の層構造

#### 2）腹部正中切開（median laparotomy）の手順 Web

　表皮と真皮をメスで切開し，電気メスで皮下を止血しながら白線の深さまで切離する．白線を切開するときには，幅が広い臍近くから始めるとよい．腹膜前脂肪織の中から腹膜を見つけて把持し，腸管をつかんでいないことをメスの柄を当てて確認後，腹膜を切開する．電気メスで頭側，尾側に延長するが，その際腸管や肝を損傷しないよう，手などでカバーしながら切開する．万が一，腸管の漿膜を損傷してしまったら，吸収糸で長軸方向に漿膜筋層縫合し，修復する．腹壁の創縁は，ウーンドリトラクターやタオルを用いて保護する．

#### 3）再開腹症例での開腹のコツ

　前の腹膜切開線に沿って癒着が最も強く，腸管同士の癒着が加わっている．腹膜越しに腸管の動きが見えればそこに癒着はない．腹膜をメス

でなで切りし，メッツェンバウムで上下に切開する．癒着部分は，助手がカウンタートラクションを上手にかけて術野を直線化して，結合織を切離していくとよい．癒着が高度なところはあとで回り込んで攻めるのもよい．層を見極める目を養うことが大切である．

### 4）閉腹，ドレーン挿入（必要に応じ，癒着防止シート）**Web**

腹膜，筋膜を別々に，あるいは一緒に縫合していく．頭側，尾側から1cm 程度のバイトとピッチで縫合する．

皮下を生食で洗浄し縫合する．皮下が厚い場合，陰圧ドレーンを留置して死腔をなくし，脂肪壊死による感染を予防する．皮膚は吸収糸で埋没縫合，感染の懸念があればナイロン糸マットレス縫合とする．ドレッシング材を貼付し，48 時間以上経過した後に除去する．1 週間後に抜糸，創の発赤・発熱は創感染を疑い開創する．

☑ 閉腹時にテンションがかかる場合

無理に結紮すると，組織にカッティングが入る．先に糸だけかけておき，助手が腹壁を寄せながら順に結紮していくと，数本の糸に張力分散して，カッティングを防げる．また術後も腹帯などで張力を最小限にとどめる．

☑ 腹壁瘢痕ヘルニアを回避したい

筋膜縫合には十分な強度が必要だが，あまりに密に縫合すると，血行障害が起こりかえって離開しやすくなる．術後は腹帯で数ヵ月支え，強い腹圧がかかる動作を控える．高齢のため組織が脆弱な人，糖尿病や動脈硬化のため末梢血流障害のある人が増えているので，十分注意を．

☑ 弓状線と「臍下丹田」

弓状線は上前腸骨棘から連続する線上にあり，これより尾側は立位で腹腔内圧が最も高くなる．背側は骨で，腹側の筋性腹壁では筋膜が一体化して圧を受け止める．弓状線は，臍下 3 寸くらいのレベルにあり，いわゆる「臍下丹田」がこの腹圧を受け止め始めるレベルに相当する．

## ❷ ドレーン（drain）

### 1）ドレーンの 3 つの役割

①腹腔内の情報を得る：術後出血や縫合不全など
②膿瘍形成を予防する：死腔の体液貯留を回避
③ドレナージ：抗生物質の移行を促進

閉腹後の「情報＋予防」目的で留置する．縫合不全が起きた場合は治

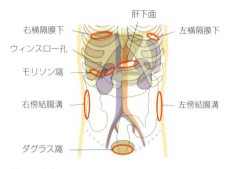

図 8 腹部ドレーンの位置

療ドレーンとして用い，必要に応じ洗浄液や薬液の注入ルートとする．

## 2）ドレーン先端の位置＝ドレナージしたい部位

図 8 に主な留置部位を示す．ダグラス窩は，体位にかかわらず最も低い位置になる．

☑ エコーや CT で液貯留や膿の有無をチェックする場所である．

## 3）ドレーン挿入の手順

刺入部をメスで横切開し，電気メスで皮下を止血する．ケリー鉗子を腹腔内へ貫通し（臓器を手でカバーし腸管損傷を回避），ドレーンを皮膚まで引き出す（段差が最小となるようにドレーンを把持し，組織損傷を最小限に）．先端を目的の位置に留置し，体外部分は必要な長さにカットする．2-0 ナイロン糸で腹壁に固定し，ドレーンバッグを接続する．感染予防のため，閉創後に刺入部をテガダーム™ などで覆う．

☑ 引き込まれないよう，抜けないよう，内腔をつぶさないよう注意．

## 4）ドレナージの機構と形態

### ①ドレナージの機構 2 種類

- 重力式：高低差を利用，ドレーンバッグは床に近い高さ
- 陰圧式：胸腔，皮下，膿瘍限局化（陰圧による組織損傷も考慮）

### ②ドレナージの形態

- 閉鎖式：排液バッグにつなぎ，逆行性感染を防ぐ（近年主流）
  　　　　欠点：屈曲閉塞の可能性，患者の ADL 低下
- 開放式：先端をガーゼで覆い排液を吸収する
  　　　　感染創のドレナージで使われることがある

## 5）ドレーンの性状，管理

①血液：血性，淡血性，淡々血性➡ Hb 濃度
②胆汁瘻➡生化学検査でビリルビンをチェック
③膵液漏➡生化学検査でアミラーゼをチェック
④乳び➡生化学検査で中性脂肪をチェック
⑤膿（リーク）➡培養，感受性チェック

## 6）ドレーン抜去の時期

- 胃切除術：食事開始後，混濁や膵液漏がなければ抜去
- 肝切除術：day3 で胆汁漏を認めなければ抜去
- 腸管切除術：食事開始後，混濁がなければ抜去
- 皮下ドレーン：感染徴候がなく，20mL/day 未満なら抜去
- 感染あり：週 1 ドレーン造影➡膿瘍腔の拡大がなければ毎日洗浄．怪しければ，すぐに培養，必要に応じて CT を．膿瘍腔縮小でドレーンを細く➡発熱なく排液がクリアなら抜去

## 7）ドレーン抜去の手順

　ドレーンバッグを低い所に置く．固定のナイロン糸を切って，ドレーンをゆっくり引き抜く．抜いたドレーンが先端まであることを確認．抜去部にガーゼを当てる．創は自然に癒合するが，腹水などで癒合困難なら縫合も考慮する．

## 3 開胸・閉胸とドレーン

- アプローチ法には，目的，対象に応じていくつかの方法がある．
- ドレーン留置や閉胸操作は，術後管理にも直結する大切な手技．
- 術後のドレーン管理は，合併症の早期発見や適切な対処に必須．

### ① 開胸，閉胸

#### 1）開胸（thoracotomy） Web

開胸するときのアプローチ法はいくつもあるが，適切な選択が手術成功の鍵となる（図9）．しっかり解剖も理解して，いずれもこなせるようにトレーニングしておくこと．後側方切開，腋窩切開では，視野を妨げる筋を切開することもある（図10）．

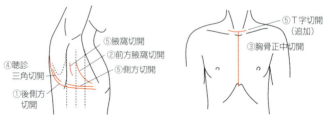

①後側方切開：標準的な開胸法で最も大きな視野が得られる
　広背筋・前鋸筋を切離し僧帽筋・大菱形筋を後方で切離すると，視野が拡大
　第5肋間開胸が標準だが，対象の位置に合わせ適宜変更する．
②前方腋窩切開：①の後方切開を腋窩に延ばす
　広背筋を温存できる．肺上葉切除では第4肋間開胸とする．
③胸骨正中切開
　前縦隔腫瘍や気管の手術，両肺同時手術，拡大リンパ節郭清などで用いる．
　肋間開胸より疼痛が軽いが，縦隔炎や胸骨骨髄炎のリスクあり．
④聴診三角切開：最小限の筋肉切開で骨性胸壁に至る
　（肩甲骨下角内側縁，僧帽筋外側縁，広背筋上縁で囲まれた三角形）
⑤その他の小切開
　小開胸で胸腔鏡補助下，通常器械の手術：数cmの開胸＋port孔

図9　開胸時のアプローチ法

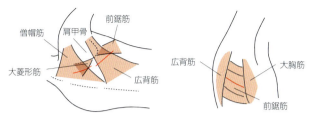

図10　開胸法：筋切開

## 2）閉胸

正中，側方からのアプローチにおける閉胸法は次のとおり．

### ①正中切開時の開胸

胸骨ワイヤを胸骨柄に2本，胸骨端に5本以上かけて胸骨の動揺を防ぎ，術後創痛緩和と縦隔炎防止に努める．ワイヤは肋骨付着部の胸骨自体にかけるが，高齢者などで脆弱なときには肋間に追加することもある（テフロンテープも可）．最近，ハイドロキシアパタイトを用いた胸骨ピンやプレートが使用できるようになった．

☑ ワイヤが，胸骨裏面で緩んだり pig tail にならないよう留意する．
☑ 胸骨裏面の骨膜からの出血は，しっかり止めよう．再開胸の原因になりやすい．

骨膜と筋膜を 3-0 バイクリルで連続縫合し，ワイヤを覆う．皮下を 3-0 バイクリル®，真皮は 4-0 PDS® の埋没縫合で閉創する．

### ②側方開胸時の開胸

鈍針付き1号バイクリル® で，肋骨を寄せる．胸腔外から尾側肋骨と裏の肋間動静脈の間を胸腔内側に通し，続いて頭側肋骨に内外でかける（開胸の大きさに応じ1〜3針）．すべての糸を上方に牽引して肋骨を寄せ，一本ずつ結紮する．筋層を筋肉ごとに 1-0 バイクリル®，皮下は 3-0 バイクリル® で縫合．真皮は 4-0 PDS® で埋没縫合とする．

## ❷ 胸腔ドレーン

### 1) ドレーンの留置法
8mmの扁平なドレーン，BLAKE® ドレーン，従来の円形のソラシックドレーンなどがある（図11）．

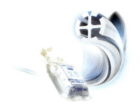
ブレイク® シリコンドレーン
（写真提供：ジョンソン・エンド・ジョンソン）

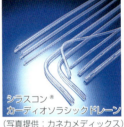
シラスコン® カーディオソラシックドレーン
（写真提供：カネカメディックス）

図11 ドレーン

①正中切開：剣状突起下から挿入

前縦隔ドレーンは胸骨後面で無名静脈直下まで，心嚢ドレーンは横隔膜上，開胸時は胸腔ドレーンを横隔膜上に留置する．

②側方開胸

空気用ドレーンは腹側の胸腔頂付近に，血液・胸水用は臥位で最低位置となる第7肋骨レベルの背側にドレーン側孔が位置するように留置する．BLAKE® ドレーンは，脱気と排液が一本でできる．背側から胸腔頂を経由し，腹側第3肋骨高に先端が至るように留置する．

### 2) 創部ドレッシング
創を生食ガーゼで拭い，カラヤヘッシブなどドレッシング材で被覆する．ドレーン挿入部は切れ込みガーゼで覆う．

### 3) 術後のドレーン管理
ドレーンは，胸郭内の状況を反映する．見るべきは，空気と水である．

①圧設定：基本的に -10cmH$_2$O で持続吸引

- リークがある場合 ➡ 肺虚脱，皮下気腫増悪がない範囲で最小限．
   (water seal：吸引圧が高いままだとリークは治癒しにくい)

  肺全摘術後は，縦隔の偏位を防ぐため，原則持続吸引なし．
   ➡ クランプして適宜解除し，排液の性状を確認．

②胸腔ドレーンの確認ポイント

• 呼吸性変動消失：ドレーンが機能していない可能性を示唆．

• リークと量（管内の排液を落としきってから評価すること）．
　連続性リーク・安静呼気時に間欠性リーク・深呼気時に間欠性リーク・発声時にリーク・咳嗽時のみリークなど．

• 排液の性状（血性，淡血性，漿液性），排液量．

## 4) ドレーン抜去の基準と手技

　①エアリーク（-）
　②排液が血性ではなく，食事開始後に乳びではない
　③排液量＜ 200mL/day（胸膜から 1 日に出入りする水分量に相当）
　　➡①，②は必須条件．③は 300mL までなら抜去することも．
　　肺瘻が心配ならクランプテストをする．遮断し数時間後に胸部 X 線で確認．
　　➡肺虚脱，皮下気腫がないことを確認してからドレーンを抜去．

## 5) ドレーン抜去後の留意点

• 胸水貯留，肺の虚脱の可能性を念頭に置いて管理する．
　聴診，触診，エコー，胸部 X 線など．

☑ 再開胸では，ドレーン排液が持続
　再開胸症例で癒着を剝離した場合には，術後のドレーン排液がしばらく続くことがある．炎症が軽減するにつれて次第に少なくなるので，外からの感染に注意しながら待つ．

Ⅰ 総論

B 外科の道具、テクニック、創の管理

**Column**

## 「糸に頼らない」胸腔ドレーン抜去研修

　私が2001年から2年間研修させていただいた千葉大学医学部肺癌研究施設外科では，胸腔ドレーンを留置する際にタバコ縫合をかけないことを標準にしていました．当時は現在のようにBLAKEドレーンではなく8mm径で，複数の側孔の空いた，扁平であるいわゆるソラシックドレーンを使用していました．この場合，後日病室にて胸腔ドレーンを抜去する際には，皮膚の縫合閉鎖が必要になります．通常は手術終盤に胸腔ドレーンを留置する際に皮膚にタバコ縫合をかけ，その糸を胸腔ドレーンに巻き付けておき，後日ドレーン抜去の際にはこの糸を牽引しながらドレーン抜去を行う施設が多いと思いますが，当時の教室では，タバコ縫合をかけさせてもらえませんでした．

　ベッドサイドで胸腔ドレーンを抜去する際には，まずドレーン周囲を消毒し，自分の利き手側に縫合セットを準備し，局所麻酔の後に左手でドレーン周囲の皮膚軟部組織を大きくつまんでドレーンを抜去します．左手で軟部組織をつまんでいる限り，ドレーン抜去跡から空気を胸腔内に吸い込むことはありません．この状態で片手で新しく針糸をかけ，新しい糸を引っ張りながらゆっくりと組織をつまんだ指を離します．空気を吸い込みそうな場合には，つまみなおしてさらに糸をかけます．つまり，糸に頼らず用手的に創を閉鎖しながら閉創する方法なのです．

　長期留置したドレーンでは，あらかじめかけたタバコ縫合の糸は朽ち，糸がかかっている皮膚も脆弱になり，糸が切れたり外れたりする場合がありましたし，糸を牽引しながら抜去するとソラシックドレーンの側孔のくぼみに糸が引っかかって焦ることがありました．糸に頼らないドレーン抜去研修のおかげで，どんな状況でも胸腔ドレーンを完全に抜去できる自信がつきました．

（穴山貴嗣：高知大学医学部外科学（外科二），平成8年高知大学卒）

# 4 消毒とドレッシング

- 体表に用いる消毒薬は，主に以下の３つである．
  - ①ポビドンヨード（イソジン®）
  - ②クロルヘキシジン（ヒビテン®，マスキン®）
  - ③アルコール
  - ④オラネキシジン
- 術後の創部はドレッシング材で被覆（湿潤療法）➡ 48 時間密閉．
- 創部感染・術後出血の観察が可能なドレッシング材が望ましい．
- 48 時間以上経過すれば，基本的にドレッシング材や消毒は不要．

## 1 清潔／不潔の概念

　外科治療では，「清潔領域」と「不潔領域」をきちんと分離することが大切．植込み型医療材料（ペースメーカや人工弁，人工血管など）を植込む手術では，特に高い清潔度を要する．高度清潔手術以外でも，創感染を回避するために清潔野を保つのは外科の基本である．手術時の消毒は，思ったより３倍広い範囲を消毒するくらいでちょうどよい．たとえば，腹部手術では，バストトップライン～ボクサーパンツラインである．

☑ 不潔野–清潔野間に湿潤部分があると，菌が移動するおそれがある．
☑ 手術中に術野を拡大する可能性を念頭に，清潔野を設定する．

## 2 消毒（skin disinfection）の実際

　切開部を中心として，「内から外へ」消毒していくのが基本である．下肢など，全周を消毒する場合，裏に見えにくい場所があることに注意する．ドレッシング材が後でずれていかないように工夫することも必要である．適宜，縫合固定する．切開部のみを露出した状態で，イソジン®ドレープなどを貼付する．

☑ 皮膚消毒では毛嚢内の菌までは除去できないので，ドレープで菌の横方向の移動を回避する．

## ❸ 消毒の種類：常識として知っておこう

### 1）効力による分類
　①滅菌：微生物を完全に排除または死滅させる
　②消毒：一部を除き，ほぼすべての微生物を死滅させる

### 2）方法による分類
　①物理的消毒法：熱水，煮沸，紫外線など
　②化学的消毒法：消毒薬を用いる方法

### 3）消毒薬（表1）

**表1　消毒薬の種類と効果**

| 水準 | 高水準 | 中水準 | | | | 低水準 |
|---|---|---|---|---|---|---|
| 説明 | 全微生物を死滅（芽胞以外） | 結核菌，細菌，ほとんどの真菌やウイルスを殺滅するが，必ずしも芽胞は殺滅できない | | | | 細菌のほとんど，ウイルス・真菌の一部を殺滅 |
| 一般名 | グルタラール | ポビドンヨード | 次亜塩素酸 Na | エタノール | クレゾール | クロルヘキシジン |
| 商品名 | | イソジン® | | | | ヒビテン®マスキン® |
| 一般細菌 | ◎ | ◎ | ◎ | ◎ | ◎ | ◎ |
| MRSA | ◎ | ◎ | ◎ | ◎ | ◎ | ○ |
| 緑膿菌 | ◎ | ◎ | ◎ | ◎ | ◎ | ○ |
| 真菌 | ◎ | ◎ | ◎ | ◎ | ○ | ○ |
| 結核菌 | ◎ | △ | ○ | ○ | ◎ | × |
| 芽胞 | ◎ | ○ | ○ | × | × | × |
| ウイルス | ◎ | ◎ | ◎ | ○ | × | × |
| 備考 | 内視鏡の消毒 | | 金属腐食 | 即効性 | | 粘膜禁忌 |

## ❹ 消毒時の注意点：「乾くまで待つ」のが肝要

　ポビドンヨード，クロルヘキシジンは即効性がないことに注意
　➡十分時間をかけて消毒（濡れているのを拭き取ってもダメ）

☑ **アルコールの引火に注意**
アルコールは，不織布の下で蒸発せずに残り，電気メスのスパークで引火し，広範囲熱傷を起こすおそれがある（無影灯で炎は見えず，高度熱傷となることも）．

# 5 創治癒：正常と異常

- 創は，ドレッシングで密閉していても毎日チェックしよう！
- 実は，2日で上皮化はもう終わっている．
- 高齢者，低栄養，喫煙者，糖尿病などは要注意．
- 感染は表面には見えないことも多い．
- 血液データだけのチェックは無意味．
- 排液は淡黄色，漿液性でも感染していることもある．

## ❶ 毎日患者に会いに行き，キズを見ろ！

「創はドレッシング材を貼布して，抜糸までそのまま」ということが多いだろうが，創感染，血腫，創縁壊死などの徴候を見逃さないよう．創は，看護師任せにせず，毎日朝夕自分でチェックしよう．看護師とのダブルチェックにもなる（一緒に見るのがベスト）．

- 患者に創部の痛みやかゆみについて「聞く」
- 創部の発赤，創縁うっ血，テープかぶれなどの有無を「見る」
- 優しく創部に「触る」ことで熱感や圧痛，波動をチェック

☑ 患者も，優しく触れられると親近感や安心感を持つ（くれぐれもセクシャルハラスメントには注意）．

## ❷ 実は上皮化はもう終わっている

縫合創は，通常24〜48時間経てば上皮化が完了している．あとは，強固に接着するまでの間，縫合糸を残しているだけである．その後は細菌の侵入はほとんどないので，被覆しなくてもよい．むしろ，深部感染にこそ注意が必要である．

## ❸ 高齢者，低栄養，喫煙者，糖尿病などは要注意

糖尿病や皮下脂肪の厚い患者では皮下深部の感染を合併し得る．

☑ コンプライアンスの悪い人は要注意！

感染の5徴がすべて現れるとは限らないことを念頭に置こう．

「①発熱（創では熱感）　②発赤　③腫脹　④疼痛　⑤機能障害」

その場合，血液データ（WBC，CRPなど）が早期発見の一助になる．

☑ 血液データだけのチェックは無意味

創感染は深部の異常発見の一助になるが，WBCやCRPだけではわからない．疑わしい場合，エコーが簡便で精度が高い：ぜひマスターしよう！（図12）

### ❹ 排液は淡黄色，漿液性でも感染していることがある

適宜，培養検査を行うことが大事．

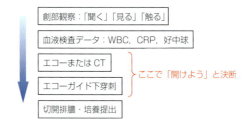

**図12 創の管理**

若手医師：術後管理のなかで手術創もチェックするのですが，何に注意して見ていけばよいのかわかりません．感染を疑っても，創を開放してよいのかどうか….

先輩医師：合併症の経験が乏しいうちは，どんな創が正常か異常かを見極めるのは難しい．やはり，聞く・見る・触ることが一番大事．

# 6 腹腔鏡手術（laparoscopic surgery）

- 適応は，メリットがデメリットを上回るかどうかで決まる．
- スコピストを通じて，術者の意図を探るトレーニングをする．
- 第一助手の視野展開は，手術にとってきわめて重要である．

## ❶ 腹腔鏡手術の現況

### 1）腹腔鏡手術の特徴と適応

腹腔鏡手術には，開腹手術と比べてメリットとデメリットがある（表2）．その両面を考え，前者が上回るときに選択する．

表2　腹腔鏡手術の特徴

| メリット | デメリット |
|---|---|
| ・創が小さい | ・手術時間が長い |
| ・深部がよく見える | ・手術操作が困難 |
| ・術者と同じ視野を共有できる | ・下腹部では頭低位 |

炎症や癒着が軽度の症例での胆嚢摘出術は，腹腔鏡手術のコンセンサスが得られている．胃がんや大腸がんでは，経験の多い施設・術者では良好な短期成績だが，長期成績については開腹手術に対する優越性は示されていない．現時点では，施設の方針と，個々の症例を照らし合わせて腹腔鏡手術のメリットを活かせると判断した場合に行うべきである．

### 2）ダ・ヴィンチ：ロボット支援下腹腔鏡手術

複数の関節（人間を大きく上回る可動域）と3Dカメラにより精緻な操作が直感的に行えるが，特殊なトレーニングが必要で，装置も非常に高価であるという欠点がある．現在，前立腺摘出術のみ保険収載されており，消化管は未収載．胃がんや大腸がんに対する手術が臨床試験後に収載される可能性がある．いずれも今後普及するだろうが，腹腔鏡手術は基本となる手技なので，現時点では若手は腹腔鏡のトレーニングをしっかりやっておこう．

## ❷ 腹腔鏡手術習得までの道

### 1）スコピスト

手術の適応を知り，手順を覚え解剖学的特徴を理解することが前提．ついで，視野展開を理解する（どのように面が構成されているか）．

☑ 術者になった気持ちで臨む➡自分がやりやすいように
術者を経験したら，スコピストも上手になる．

### 2）第一助手

視野展開を行う．鉗子操作の基本は，目標にまっすぐ到達することである．適切な組織量を把持し，適切な力と方向に牽引する．さらに剥離操作を理解する．切開ラインの出し方，血管処理のアプローチ法を修得．

☑ これも術者になった気持ちで（自分ならどうするかを考える）

### 3）術者

剥離操作を行う．出血時の対応や開腹に移行する判断も必要となる．また，助手への指示も，適宜行う．

## ❸ 腹腔鏡手術で使用する器具

### 1）鉗子

- 把持用の鉗子（有窓把持鉗子，マンチーナなど）
- 剥離用の鉗子（メリーランド，ナターシャなど）

### 2）エネルギーデバイス

- 電気メス…ソフト凝固機能ではじっくり，しっかり凝固できる．
- 超音波凝固切開装置…アクティブブレードによる周囲組織の損傷に注意．
- ベッセルシーリングシステム…基本的原理はバイポーラ電気メス．

### 3）クリップ

- 主に体腔内での血管結紮に使用．チタン製または吸収性．

## ❹ トレーニング

鉗子の基本的な使い方（把持，移動，縫合，結紮，切離，剥離など）を習得する．①ドライラボ，②ダ・ヴィンチトレーニングシステムを使用．

# 7 胸腔鏡手術（thoracoscopic surgery）

- 胸腔鏡手術が普及し，完全鏡視下手術が広く行われている．
- ロボット手術（ダ・ヴィンチ手術）も，最近導入された．
- 見えにくい分，解剖の理解と術前の正確な読みが必要である．

## 1 特徴

胸腔鏡手術では，専用の手術器具に加え，特別な修練が必要となる．厳密には「ポート孔のみで行う方法」を胸腔鏡手術と呼ぶが，皮切が10cm以下の胸腔鏡補助下手術も含める場合がある．末梢肺の楔状切除に加え，肺門部の血管処理が必要な肺葉切除や区域切除，縦隔腫瘍切除など適応は拡大している．胸腔鏡手術の特徴を表3に示す．

表3　胸腔鏡手術の特徴

| メリット | デメリット |
|---|---|
| ・対象物に近い拡大視野<br>・観察角度の調整により，複数の<br>　方向から観察可能<br>・術中出血や疼痛が軽減し，術後<br>　在院日数が短縮 | ・死角での副損傷発生<br>・手術道具の入れ替え頻回<br>　➡臓器損傷<br>　血管テープの牽引 |

## 2 適応

一般的な呼吸器外科手術の多くが胸腔鏡手術で行われている．
胸壁合併切除，血管形成を伴う手術，気管支形成を伴う手術など，一部の手術は開胸手術が主体である．

## 3 胸腔鏡手術の実際 Web

### 1）手術器具

鉗子は25cm程度の長さで，腹腔鏡手術の鉗子より約10cm短い．肺動静脈の血管鞘剥離など繊細な手術手技に適している．

2）実際の術野（図13）

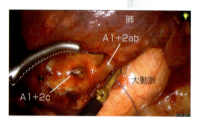

**図13　胸腔鏡術野**

胸腔鏡下肺区域切除における肺動脈（A1+2ab）処理の様子．
A1+2cは，結紮のうえvessel sealing deviceで切断されている．

## 4 修練

下記のステップを経て，安全な技術の習得に努める．
①ドライラボ：手術器具の操作の習熟
②ウェットラボ：ブタ心肺ブロックなどで血管剥離などを練習
③アニマルラボ：生体ブタを用いる

## 8 創傷処理, 切開排膿, デブリードマン

### ❶ 創傷処理（wound treatment）

- 消毒するより洗うことを考えよ.
  細菌に傷害を与える消毒液は, 正常組織にも傷害を与える！
- 創は乾かさず湿らせろ：体の60％は水分. 乾いた組織は死んだ
  組織, 細胞も乾燥すると死んでしまう.

創傷には2種類あり, 区別して考えることが必要である.

### 1）無菌操作で縫合した手術創

術中に創傷被覆材などで密閉しておけば, 抜糸まで消毒は不要である.
（密閉すると感染を助長するおそれがあるのでチェックは必要）

### 2）無菌野以外でできた外傷などによる挫創

異物や細菌が混入している（contamination）ことを念頭に置いて,
治療する. まず, 大量の流水で物理的にこれらを除去することが大切だ.
そのうえで, 縫合処理や軟膏・創傷被覆材でウエットな環境を維持する
（湿潤療法）. 適切な創傷処理により, 痛みと感染を軽減することができる.
☑ 大震災など災害時には, 外傷に慣れた外科医が院内にいるとはかぎ
らない. この知識と創の見方はどの診療科でも習得しておいてほしい.
そのためにも, 初期研修でぜひ見ておくこと.

若手医師：小さい頃, ケガをして近くの病院に行ったら「水に濡らさな
いで毎日消毒に来て」って言われたけど…. カサブタができたら治った
ってことじゃないのですか？
先輩医師：それは昭和の話. 平成の世では「ウエットドレッシング」が
常識だよ.

## ❷ 切開排膿（incisional drainage）とデブリードマン（debridement）（以下，デブリ）

- 感染の5徴と波動があれば，膿が溜まっている➡迷わず外に出せ．いくら抗生物質を投与しても，腔があればいずれまた溜まる．
- デブリ：一気に閉鎖なら多め，保存的にみたいならチビチビと．ただし，受傷直後の外傷のデブリは必要最小限に！
- 挫滅組織が生着するか否かの判断は，熟練医師でも難しい．
- デブリは外科的なものだけではない．化学的デブリも使おう．

### 1）感染徴候（5徴）と切開排膿

感染を疑う所見に注意しよう（表4）．

いきなり切開するのが不安なら，18G針で試験穿刺する．胸腔や腹腔など体腔との交通があり得る場合，安易な切開は厳禁．上級医や専門医に意見を聞こう．

**表4　感染の診断**

①発熱（局所熱感：calor）
②発赤（rubor）
③腫脹（tumor）
④疼痛（dolor）
⑤機能障害
＋波動触知すれば確実
＋エコーかCTで最終確認！

### 2）デブリ

#### ①手術室で一期的に閉鎖

壊死組織を残すと感染を繰り返す．正常組織が出るまで確実にデブリすることが重要．

#### ②ベッドサイドや外来でのデブリ

血管や神経を損傷すると対応が難しい．一気にデブリせず，少しずつ頻回に切除する．手間を惜しむな．

☑ 化学的デブリを併用しよう

壊死組織が残存していると，肉芽形成は進まない．軟膏など外用薬をたっぷり塗布して超ウエットドレッシング➡壊死組織を融解させ洗浄して洗い流す．

☑ 膿汁が溜まっているかを見るには，エコーを活用する．カラードプラで血流を見ながら，血管と膿瘍腔を見分ける．

# 9 胸腔ドレナージ法（thoracic drainage）

- ドレーン挿入時は，胸膜まで十分麻酔し，肋骨上縁から挿入する．
- 先端：脱気なら腹側胸腔頂，排液なら第7-8肋骨レベル背側．
  エアリークなし ➡ -10cmH$_2$O前後（～30cmH$_2$O）の吸引圧
  ➡ 排液量200mL/day以下が，抜去の一つの目安．
  エアリークあり ➡ -10cmH$_2$O前後でドレナージ（過陰圧は避ける）
  ➡ 陰圧ゼロからクランプテストで肺虚脱がなければ，抜去．

## ① 胸腔ドレナージの目的

ドレナージの目的は，次の3つである．
① 胸腔から空気や液体を排出する．
② 胸膜癒着術の際に薬液を注入するルートとする．
③ フィブリン網でドレナージしにくいとき，癒着を解除する．

## ② 手順 Web

皮膚消毒後，皮膚，皮下組織，肋骨骨膜，壁側胸膜にしっかり麻酔する．針が肋骨に到達したことで，胸壁の厚みがわかる．空気・液体が逆流すれば，胸腔内への到達がわかる．数mm針を引いて，3-5mL麻酔薬を注入する．巾着縫合をかけ，皮膚切開してケリー鉗子を鈍的剥離で進める．胸腔に入ると，外気と交通するシュッという音が聞こえる．必要に応じ，指で経路を拡大する．

ドレーンが胸腔に入ったら，スタイレットを抜きチューブを進める．肺を損傷しないよう，手指でストッパーを．巾着縫合を締め，胸壁に縫合固定．ガーゼで被いフィルム材（気密）で被覆．テープでドレーンを固定し，低圧持続吸引器に接続する（10cmH$_2$O）．チューブの位置確認のため，胸部X線撮影を行う．

☑ ドレーン抜去時の空気流入を防ぐために1肋間皮下を通す場合は，挿入時に胸膜外挿入となるリスクも考慮しておこう．

☑ 緊張性気胸の急患を見る機会がないとはかぎらない．外科専門医であれば，診断と速やかな処置はできる必要があるだろう．

## ❸ チューブの種類と太さ

トロッカーカテーテル，BLAKE ドレーン，アスピレーションキット，留置針などを使う．目的によって太さを変える：気胸（16-24Fr），悪性胸水（20-24Fr），血胸（32-40Fr），気管支胸膜瘻孔，肺炎随伴性胸水，膿胸など（28-36Fr）．

## ❹ 留置の先端位置：排出したい貯留物による（図14）

① 気胸：腕を挙上，腋窩中線第4肋間から挿入し，腹側〜胸腔頂へ．
② 胸水：第5-6肋間腔に挿入，肺の背側にチューブ先端を向ける．

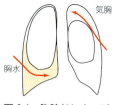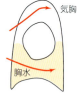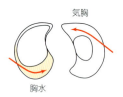

図14 胸腔ドレナージ

## ❺ 留置期間：感染回避のため必要最小限に

### 1）気胸の場合

吸引停止，チューブ水封で数時間後に漏れ，虚脱のないことを確認し抜去．抜去時は，息を吸い吐くタイミング（胸腔内圧を陽圧に）で抜去する．ワセリンガーゼで被覆（胸腔内の陰圧で吸い込まないよう）．

### 2）胸水または血胸の場合

排液量が200mL/day以下なら抜去OK．排液が多い場合，エアリークがなければ吸引圧を上げて対応．あれば吸引圧は上げない（リーク増悪の回避）．

## ❻ 合併症

表5の合併症に注意．

表5 注意する合併症

- 誤挿入：肺実質内，葉間，横隔膜下，皮下など
- 再膨張性肺水腫
- チューブ閉塞，捻転，脱落（再留置必要）
- 皮下気腫
- 残存胸胸の感染または胸水の再発

# 10 心嚢ドレナージ法（pericardial drainage）

- 適応：心タンポナーデによる循環虚脱，心膜炎等の診断的治療.
- エコーで前評価：穿刺位置，角度，性状（粘性，血腫など）.
- 安全の確保：経路，貯留量で穿刺困難なら，心膜開窓術を選択.

## 1 穿刺法と開窓術

穿刺法と開窓術それぞれのメリット，デメリットを考えて，方法を選択する（表6）.

### 表6　心嚢ドレナージ

| 穿刺法 | ・侵襲が小さい<br>・感染性や腫瘍性の場合，播種を最小限にできる | ・心臓や周囲臓器を損傷するリスクがある<br>・ドレナージ効率が低い |
|---|---|---|
| 開窓術 | ・安全性が高い<br>・効率的なドレナージ<br>・心嚢内洗浄や生検が可能 | ・侵襲が大きい |

### 1）穿刺法：ベッドサイドで行うことが多い

#### ①準備

起こり得るイベントを想定し，緊急処置に必要なものは，あらかじめそのとき取りに走らなくてよいよう準備しておく．心電図モニタ，血圧計，パルスオキシメータ装着，輸液ルート確保，酸素，救急カート，除細動器を脇にセットしておく.

心嚢穿刺キット（ダブルルーメン，トリプルルーメンの中心静脈カテーテルなど）を準備し，エコーで穿刺部位を決定する（表7）.

### 表7　穿刺部位決定に必要な条件

- ・十分な心嚢液が貯留，介在する臓器がない
- ・剣状突起左側は右室に接し合併症が少ない
- ・半座位で穿刺しやすく，呼吸の影響がない
- ・心尖部や胸骨左縁なども穿刺部位となり得る

②手順

穿刺部を局所麻酔しながら試験穿刺し,深さや方向を覚える.本穿刺して,ガイドワイヤを心囊内に進める.心臓の周囲にガイドワイヤがあることをエコーで確認したうえで,セルジンガー法でカテーテルを挿入する(心膜通過時に抵抗,疼痛がある)(図15).操作,ドレナージ中は,バイタルサインや心電図モニタの変化に注意する.延長チューブを接続し,ドレナージを開始する.心拍動や呼吸で液面が前後することを確認.なければ閉塞,血餅などを疑う.

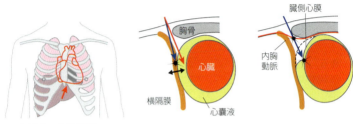

図15 心囊穿刺

## 2) 開窓術:手術室で行う
①心窩部切開法

局所麻酔で行え,必要なら心膜生検も可能である(心囊液貯留の原因を検索するため).状況に応じ,鎮静〜全身麻酔を補助的に用いる.

十分に局所麻酔(特に筋膜).上腹部正中に約5cmの縦切開を置き(剣状突起を含める).白線を切開.開腹しないように剣状突起を挙上し,横隔膜を尾側に展開して剥離する.心臓下面の心膜に到達したら,指で拍動を探しつつ心膜外を剥離する.ペアン鉗子2本で心膜を把持,間を切開し心囊液を排出する.ドレナージチューブを留置する.

②他の選択肢

胸骨傍前側方切開,側方開胸,胸腔鏡下心膜切開も選択肢となる.

☑ 心タンポナーデを伴う場合は,徐々に減圧するよう心がける.急速な排液で,循環動態が不安定となることがある.

排液量が1日100mL以下となれば,抜去を検討する.

# 11 体外循環 (extracorporeal circulation)

> ●知っておくべきは，①人工心肺，②血液透析，③ECMO (extracorporeal membrane oxygenation) の3つである．
> ①人工心肺：心臓と肺の機能（循環と呼吸）を代行する装置
> ②血液透析：腎の機能（水分調節と老廃物除去）を代行する装置
> ③ECMO　：心臓と肺の機能を一時的に補助する補助循環

　体外循環は，血液を体外に導きガス交換後に返血する方法である．生体の臓器の機能障害時に，一時的に機能を代行する働きを持つ．心臓血管外科で主に用いるが，他領域でも血液透析の症例が増えており，外科専門医なら，基本程度は押さえておこう．

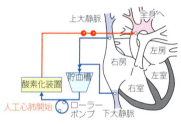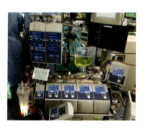

図16　人工心肺装置

## ❶ 人工心肺 (cardiopulmonary bypass) (図16)

　心臓を一時停止する必要がある心臓手術や大動脈手術で，循環と呼吸を代行する装置である．心臓血管外科だけでなく，肺移植や大血管に浸潤した腫瘍の治療でも必要となることがある．

　右心系（静脈系）に挿入した脱血管から人工心肺装置に血液を導き，人工肺を通過する数秒間で，二酸化炭素を排出し酸素を付加した後，上行大動脈（動脈側）に挿入した送血管から体内に送り込む．心臓を一定時間停止する「心筋保護法」も重要な手技である．→『心臓血管外科研修医コンパクトマニュアル』参照

## ❷ 血液浄化 (blood purification) (図17)

　腎機能，肝機能の代行方法である．ダイアライザやフィルターを用い，

水分濾過や電解質補正を行う．心肺機能により血液透析（hemodialysis：HD），持続的血液濾過透析（continuous hemodiafiltration：CHDF）を使い分ける．肝不全や敗血症に対する吸着療法，血漿交換も血液浄化である．血液透析では，「シャント」から血液をダイアライザに導き，透析液・血液間で拡散や圧により物質を移動させ，生体に戻す．

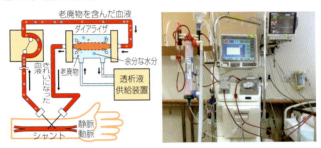

図17　血液透析

### ❸ 補助循環（assisted circulation）（図18）

① VA-ECMO：心臓のポンプ機能低下における血流と血圧の補助
② VV-ECMO：肺のガス交換機能低下における肺の補助

大腿静脈に挿入したカニューレから血液を体外に導き，膜型人工肺で二酸化炭素の排出と酸素化を行い，送血ポンプで血液を生体に戻す．
（①は大腿動脈など，②は頸静脈〜右房に戻す）

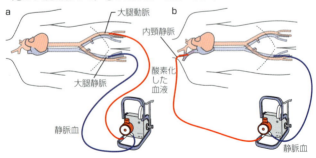

図18　ECMO
a VA-ECMO　b VV-ECMO

# 術前術後のキモ

## 1 術前評価

- 近年,手術患者の高齢化により,背景因子が複雑化している.
- 今後,手術の目的を確実かつ安全に達成する工夫が必要となる.併存・既往疾患や服薬内容もチェックしピットフォールに注意しよう.
- 必要に応じ,専門科へのコンサルト,タイムリーな連携が大切.

### 1 原疾患の診断・評価

待機手術は内科で診断が確定しており,外科医は安全に手術を行うための評価を行う.高齢者では,潜んでいる疾患が表面化することがある.緊急手術で診断がついていない場合は,外科医が診断しなければならないこともあるので,診断のスキル,手術適応の判断力も必要.

### 2 全身状態の評価

押さえておくべきは,①心・肺,②肝・腎,③+αである.合併症を起こさないために支障となり得る点を押さえておこう.

#### 1)問診,身体診察

既往歴では,「動脈硬化性疾患の併存」を念頭に置く.たとえば閉塞性動脈硬化症(ASO),心筋虚血,脳梗塞,大動脈瘤,高血圧などである.手術歴によっては手術の方策を変更する必要もある.持参薬では,休薬すべき薬のチェックに加え,休薬による合併症にも配慮する.

高齢者では,フレイル(身体的,社会的,精神的)に注意が必要で,術前の身体機能・認知機能を評価しておく.術後に機能が低下する可能性があるため,対照としての術前記録が重要だ.家族構成やキーパーソンを把握しておくこと.本人の理解度が乏しい場合に,インフォームドコンセント(IC)や退院後の支援で重要となる.

その他,脳梗塞発症後3ヵ月はできれば手術を延期する.妊娠中の患者は産科にコンサルトし,投与薬剤の選択に注意する.

身体評価について,表1にまとめた.

## 表1 身体評価

**①心肺機能**

〈症状〉労作時呼吸困難（左心不全），下腿浮腫（右心不全）の有無を確認
〈胸部X線〉心拡大の有無，胸水，COPD，大動脈瘤，石灰化など
〈心電図〉不整脈，心筋虚血の検出：瞬時に異常を察知できるようになろう
〈心エコー〉弁膜，収縮能：特にASに注意
〈スパイロメトリー〉閉塞性障害，拘束性障害
〈血液ガス分析〉低酸素血症の有無，SpO₂➡呼吸リハの必要性
心不全は，術前にきちんと代償されていることが重要
活動性の気管支痙攣➡手術延期，禁煙，吸入ステロイド，気管支拡張薬
COPD：呼吸訓練，気管支拡張薬吸入

**②肝機能**

Child-Pugh分類，ICG検査➡手術侵襲を減らす工夫や抗生物質の制限も
肝硬変：栄養障害の改善，分岐鎖アミノ酸製剤投与

**③腎機能➡透析にならないよう**

クレアチニン，尿素窒素，電解質，尿蛋白，eGFR：抗生物質の制限も考慮

**④止血機能，出血，血栓症**

血小板，PT，APTT，フィブリノゲン➡血液の準備

**⑤栄養状態**

BMI，アルブミン，プレアルブミン➡創治癒に影響，NST介入

**⑥内分泌機能（甲状腺，膵，副腎）**

血糖値，HbA1c，尿糖，F-T3，F-T4，TSH，ステロイド長期使用の有無

☑ 評価により合併疾患が判明することもある．たとえば大動脈瘤の手術で脳動脈瘤が判明するなど，手術対象の疾患だけでなく，同時治療，二期手術なども視野に入れ，総合的な治療計画を立てよう．院内でいかに有効な連携が取れているかが試される．

## ❸ 術前の血糖管理

周術期の高血糖は，感染リスクの増加や代謝異常の原因となる．血糖値は180mg/dL以下で管理することが望ましい．術前検査で糖尿病が発見されたり，治療中でもHbA1c ≧ 7%の場合，専門科に介入を依頼．

若手医師：今後，高齢者が増えてくると，潜んでいる疾患がないかとても心配です．うまく評価するコツが何かありませんか．
先輩医師：病気が一つあると，共通のベースを持つ別の疾患が潜んでいる可能性が高い．幅広い診療知識を備えておくと，「芋づる式」に見つかる可能性があるよ．問診が大切だ！

## 2 術後管理

### ❶ 循環管理

- 術前評価に基づき，正常心機能か心不全かで管理を使い分ける.
- 心不全やその既往がある症例で，侵襲の大きい手術を行うときは，SGカテーテルや心エコーなどで情報を集め，綿密な管理を.
- 手術に対する生体反応を見極めて，うまく管理を行おう.

#### 1）術後の水分反応

水分出納のダイナミズムを押さえておこう．手術直後は水分がサードスペース（組織）に移動して血管内脱水の状態となり，循環を維持するために補液が必要となり，体全体としてプラスバランスとなる．この時期は，細胞外液で補う．肺には浮腫が起こりやすいため，循環を維持できる必要最小限が望ましい．数日後には，組織から血管内に水が戻ってきて（refilling），水分過剰，低K血症などで心臓に負荷がかかり，心房細動になりやすい．

☑ 高齢者は，周術期に心房細動になりやすい素因がある.

#### 2）心機能正常症例：輸液投与のみで管理可能

細胞外液40mL/kg/day投与で，尿量と血圧を見ながら管理する．尿量は3～4時間毎にチェックする．目標は，0.5～1mL/kg/h以上．血圧＝1回拍出量×心拍数×末梢血管抵抗であり，1回拍出量は心機能と前負荷，後負荷で決まる．あとは，前負荷（血液量，輸液量）と末梢血管抵抗を調整し，適正な1回拍出量を維持する．

☑ 予想と異なる場合は，必ず原因がある．すぐにはわからなくても，結論を急がず考えよ.

☑ 腎動脈に高度石灰化のある症例は利尿剤が効きにくいかも.

☑ 糖尿病，高血圧がある症例では，細動脈レベルの血管病変のため，末梢循環に少し高めの血圧が必要となることがある.

#### 3）心不全症例（開心術後も含む）

Swan-Ganz（SG）カテーテルを用いてForrester分類（**図1**）のどこにあたるかをリアルタイムに評価し，管理していくとよい．コントロールできる要素は次の3つである．

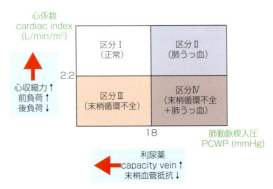

**図1 Forrester 分類**

(Forrester, JS. et al. N Engl J Med. 1976; 295: 1404-13.)
区分Ⅲ，Ⅳ：心係数低下の原因を診断し，薬剤を使い分ける.
区分Ⅱ，Ⅳ：肺うっ血の原因を探るとともに前負荷軽減．
　　　　　capacity vein（大静脈）を拡張する薬剤を用いる．

①**心収縮力**
- 心エコー評価：外科専門医なら，せめて心エコーは自分で見よう．
- 収縮が低下していれば，強心薬を使う．

②**前負荷**
- 中心静脈圧，A-line の呼吸性変動，肺動脈圧，心エコーで評価する．
- 低下していれば輸液負荷：ただし過剰投与にも注意を．
- 基本的に細胞外液で対応可能，不必要な輸血を避ける．
- アルブミン製剤：保険適用限度量を考慮し，必要最低限に．

③**後負荷**
- 触診で四肢冷感評価，SG カテーテルで末梢血管抵抗を測定する．
- 過剰に上昇している場合，血管拡張薬を考慮する．

## 4）各種薬剤の使い方
　→『心臓血管外科 研修医コンパクトマニュアル』付録参照

## ❷ 呼吸管理

> ● どの専門領域でも，心肺機能低下症例の周術期管理が必要となる．
> ①低酸素血症は，原因を特定しながら対処していく．
> ②換気不全は，酸素化障害と同様，原因ごとに対処する．
> ③レスピレータの管理，抜管の基準をきっちり把握しよう．

　周術期の問題は，ほとんどが酸素化障害で，ときに換気障害である．
一時的なものは早期正常化，遷延するものは巻き返しを図る．

### 1）低酸素血症は系統的に考えよう（図2）

　①肺血流減少：肺塞栓，高度貧血，心不全
　②肺胞低換気：上気道の通過障害，無気肺（◀胸腔内液貯留）
　③拡散障害：肺胞浮腫（◀肺うっ血など）
　④右左短絡：右心系の圧上昇で卵円孔開存（PFO）を介し右左短絡

☑ 周術期の落とし穴

- 無気肺と肺水腫が多いが，他の可能性も念頭に置く
- 疼痛で排痰困難➡無気肺持続➡肺炎➡再挿管➡死亡率上昇
- 過剰輸液で肺水腫・胸水貯留（心腎機能低下で↑）➡悪循環

### 2）各機序への対処

#### ①無気肺

　① squeezing，②体位ドレナージ，③ fiber 吸引，④輪状甲状間膜切開（トラヘルパー®／ミニトラック®）➡聴診，エコー，X線

#### ②胸水貯留で残肺虚脱

　胸腔ドレナージ➡必要に応じ培養・細胞診・TG（トリグリセリド）値確認，膿胸・乳び胸・悪性胸水が否定されれば利尿剤を考慮．

#### ③肺水腫（急性呼吸窮迫症候群〈ARDS〉）

　利尿剤，強心薬，呼吸・循環管理，エラスターゼ阻害剤，ステロイド

#### ④肺塞栓

　造影CTで確定診断➡ヘパリンを開始し，循環器科にコンサルト．

☑ 意外に役立つエコー

　無気肺，胸水貯留チェックは携帯エコーが便利！ 右心系拡大もチェックしよう！

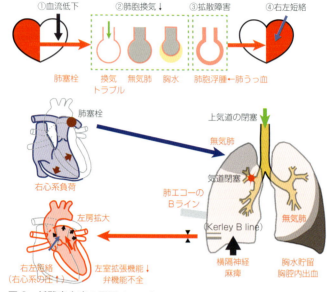

図2 低酸素血症の原因チェック

表2 SBT

| ① FiO₂ ≦ 0.5, ② CPAP ≦ 5cmH₂O (PS ≦ 5-7cmH₂O) の条件で1時間以上継続して次の基準を確認できれば抜管する. |
|---|
| ・PaO₂ ≧ 50-60mmHg, pH ≧ 7.32, PaCO₂ 上昇 ≦ 10mmHg |
| ・HR < 120-140bpm, 心拍数が20%以上変化しない<br>　90 ≦ SBP ≦ 180-200, 血圧が20%以上変化しない |
| ・RR30-35回/min, 呼吸回数が50%以上変化しない<br>　RSBI (rapid shallow breathing index): 60-105 |

## 3) 抜管の基準と抜管後

- SBT (spontaneous breathing trial)（表2）
- 抜管後は，酸素マスクで不十分であったり呼吸管理が行いづらい症例では，非侵襲的陽圧換気（NPPV）療法を人工呼吸からの離脱に利用することもある．

## 4) 呼吸器外科手術後の呼吸管理

肺自体に負荷をかけ手術により肺の容積も減少するため，呼吸機能は

当然低下するが，最も注目している部位であるため，焦点を絞った管理ができる．術後，特に注意すべき合併症は，心不全と感染である．

### ①基本方針

術後は抜管し，5L/min マスクで酸素投与し管理するのが基本だが，再挿管の可能性がある症例では NPPV，ネーザルハイフロー™ なども検討する．肺切除術後の陽圧換気は，肺瘻や気管支断端瘻の誘因となり得ることを念頭に置く．肺炎が起こりやすいが，重症化する前に見つけて手を打つことが肝要．

### ②肺切除術後の診察のポイント

「肺切除」により起こり得るイベントという視点からチェックを！

- 肺への侵襲➡肺機能低下

  酸素化：$SpO_2$，$PaO_2$➡低ければその原因を探る（前頁を参照）

  　　　　$PaO_2$ が 60mmHg を保つように酸素量を調整：$SpO_2$ 95%

  換気：$PaCO_2$，$ETCO_2$ のモニタが理想的だが実際には困難

  　➡代用として，聴診，胸部 X 線などで換気の状況を評価

  　　胸式・腹式呼吸，横隔神経麻痺（エコー評価）も参考に

- 血管への操作➡出血

  胸腔内液貯留：聴診，打診，胸部 X 線，エコーなどでチェック

  ドレーン排液：性状と量を観察

- 気道への操作➡リーク

  肺からのリーク：聴診，胸部 X 線，ドレーンなどでチェック

  皮下気腫：ドレーン刺入部付近を触診，胸部 X 線でチェック

- 手術➡感染

  肺炎，尿路感染，創感染，カテーテル感染など

### ③合併症の管理

#### a）肺炎

痛みや臥床などのため自力排痰が容易でなく，肺炎を起こしやすい．痰を残さない工夫が第一であり，誤嚥も原因となり得る．肺は格好の培地であることを忘れずに．抗生物質の投与と排痰は，車の両輪のようなもの．自力排痰が困難なら，輪状甲状間膜切開キット留置も考慮する．「肺炎なら抗生物質」という短絡思考はダメ．積極的に排痰を促す．

#### b）気胸（肺瘻）

ドレナージが追いつかないために気胸が改善しない場合には，陰圧を調整したりドレーンの深さを調整する．リークの絶対量が多いと，陰圧

上昇では追いつかない．ドレーン2台で吸引することも考慮しよう．ドレーンが入っていない症例で気胸を発症したら，胸腔ドレナージ（必要に応じ，CTガイド下）．ドレナージにより肺の拡張が得られれば，胸膜癒着術を考慮する．

#### c）間質性肺炎急性増悪

ステロイドが一般的だが，発症した場合の死亡率は40%以上である．早期に対処することが大切である．

#### d）気管支断端瘻

ドレーン抜去後には，胸部X線で胸水鏡面像（ニボー）の低下をみて判断する．ドレーン排液と似た血性痰が出たら，要注意．患側を下にした側臥位とする（患側を上にするのは禁忌!!）．ドレナージに難渋する場合，片肺挿管による健側肺確保も考慮する．気管支鏡で断端を確認し，手術または気管支鏡下EWS（endobronchial Watanabe spigot）充填術を考慮．

☑ リハビリテーション部の協力は，大きな助けになる．運動器だけでなく，呼吸器リハビリテーションも．

☑ この時期を乗り越えるためにも，術前の禁煙が大切．カレントスモーカーのまま手術に突入すると，とめどもなく痰が出て，痰で溺死しそうになることも．

☑ 担当医の大切な仕事は，訪れるたび聴診で確認し，排痰を促す，リハビリテーションや看護師に任せきりにしないこと．

☑ 聴診器とともに役立つのが，携帯エコー．ウェットな肺，無気肺，胸水の感度が高い．

## 3 栄養管理

● 栄養は耐術，創治癒の要．管理の大原則は，次の3点である．
　①可能なかぎり腸を使え：栄養投与の経路は，経腸が基本となる．
　② Overfeeding には要注意：必要カロリーを推定して計画しよう．
　③血糖管理も栄養管理の重要な要素である．

### ❶ 栄養評価

　病歴，身体所見，検査値から，各患者，各時点での栄養状態を評価する．栄養不良群では，次頁以降に記すように原則より早めに栄養投与量をアップする．筋肉量の不足（サルコペニア）は，合併症を発生する率が高く要注意である．ただし，体重は必ずしもあてにならない（標準以上であっても）．

### ❷ 栄養のルートと適応

　栄養経路は経腸投与が基本である：If the gut works, use it !（腸が使えるなら腸を使え！）
　経腸栄養の適応とならない病態は，重度の腸閉塞，重症腸炎，消化管穿孔，消化管出血，循環動態不安定（カテコラミン開始当初／増量中）である　嘔吐や逆流が問題となる症例では，幽門後経路を検討する．

### ❸ 開始

#### 1）経腸栄養

　重症例では 10〜20mL/h 程度の少量持続投与で開始する．小腸ルートは 100mL/h まで増量可能．胃内投与は，腹部所見に応じて 400mL/h 程度の間欠投与も可能である．24〜48h 以内に開始し，1週間かけて目標カロリー量まで UP する．

#### 2）経静脈栄養

　7日目以降に開始する（早期中心静脈栄養の有用性は否定された）．

## ❹ 必要カロリー量の推定

推定式：基礎代謝量 × 活動係数 × ストレス係数

### 1）基礎代謝量

日本人のための簡易式を示す.

男性：$14.1 \times W + 620$, 女性：$10.8 \times W + 620$    W：実測体重（kg）

以下の場合は誤差が大きいため間接熱量計を用いて測定を行う.

a）体組成の変化（浮腫, 低体重, 高度肥満など）

b）異化亢進状態（重症膵炎, 術後, 敗血症など）

☑ 侵襲下では, 内因性エネルギー供給が増大する
　→ 必要エネルギー量＝投与エネルギー量ではない

☑ 急性期においては, overfeeding が有害であるとの指摘あり
　→ 20〜25kcal/kg/day 程度のカロリー量が望ましい

### 2）活動係数（activity factor：AF）

活動状況が異なると, 同じ体重でも必要カロリー数は異なる（表3）.

表3　活動状況ごとの必要カロリー

| | |
|---|---|
| 寝たきり（意識低下状態） | 1.0 |
| 寝たきり（覚醒状態） | 1.1 |
| ベッド上安静 | 1.2 |
| ベッド外活動あり | 1.3〜1.4 |
| 一般職業従事者 | 1.5〜1.7 |

### 3）ストレス係数（stress factor：SF）（表4）

表4　ストレス係数

| | |
|---|---|
| 飢餓状態 | 0.6〜0.9 |
| 手術 | 軽度 1.1, 中等度 1.3〜1.4, 高度 1.5〜1.8 |
| 長管骨骨折 | 1.2〜1.3 |
| がん／COPD | 1.2〜1.3 |
| 腹膜炎／敗血症 | 1.2〜1.3 |
| 重症感染症／多発外傷 | 1.2〜1.3 |
| 熱傷 | 1.2〜1.3 |
| 発熱（1℃ごと） | 1.2〜1.3 |

## ⑤ 栄養素の割り振り

大原則は「体にとって必要な順に決めていく」こと（**表5**）.

### 1) 水分

30～40mL/kg/day 必要だが, 発熱, 下痢, イレウス（腸液の喪失）などがあれば適宜増量する. ただし, 投与ルートによりその量に耐えられるかどうかも考慮する. 腸管運動や心不全に注意する. 嘔吐すると, 誤嚥のリスクも生じてくる.

### 2) タンパク質

おおむね, 体重（kg）× ストレス係数＝必要タンパク量（g）である. 重症患者・急性期では 1.2～2.0g/kg/day の投与量が必要である.

### 3) 脂質

健常成人では投与総量の 20～25％が目安だが, 経静脈栄養では急速投与は不可である. 0.1g/kg/h 程度で投与する.

☑ 鎮静用のプロポフォールも脂肪栄養であることを忘れずに.

### 4) 糖質

投与エネルギー量からタンパク質, 脂肪のエネルギー量を引いたものが糖質量（タンパク質, 脂肪は, それぞれ 4kcal/g, 9kcal/g）.

### 5) ビタミン・ミネラル・微量元素の適宜追加

消化態・半消化態栄養剤の多くには含まれているが, 成分栄養剤や輸液製剤では含有されていない場合も, 特にビタミン $B_1$ 欠乏, セレン欠乏に注意する.

**表5 栄養管理の例**

| 60kg 女性 敗血症 |
| --- |
| 投与カロリーは 60（kg）×20-25（kcal）=1,200-1,500kcal |
| ①水分量は 40（mL/kg）×60（kg）=2,400mL+ 発熱による負荷分 |
| ②タンパク質 1.5（g）×60（kg）=90g（=360kcal） |
| ③脂質 1,200（kcal）の 25%=300kcal（約 33g） |
| ④糖質 1,200（kcal）-360（kcal）-300（kcal）=540（kcal）（=135g） |
| ⑤ビタミン, ミネラルを適宜追加する |

## ❻ 栄養剤の選択について

　栄養剤はスタンダードなもので十分．病態ごとに栄養剤を変える必要はない．可能な限り半消化態栄養剤を選択する（急性膵炎であっても）．

## ❼ 血糖管理

　栄養管理を開始すると同時に，血糖管理を開始する．血糖値が高い場合は，投与した糖が細胞に取り込まれていないか，カテコラミンなどの働きで肝から新生されている可能性も考える．特に，完全静脈栄養（total parenteral nutrition：TPN）では高血糖は必発と考え，インスリンを適宜使用する．また，逆に TPN 中断時には低血糖に注意する．低血糖，高血糖，血糖変動のすべてが予後を増悪させる．血糖管理の目標は，140～180mg/dL である．

## ❽ 栄養サポートチーム（nutrition support team：NST）

　栄養管理の中心的役割を持つチームで，多職種の構成員からなる．構成員としては，医師，看護師，管理栄養士，薬剤師，言語聴覚士，理学療法士，臨床検査技師，歯科衛生士，ソーシャルワーカーなど．カンファレンス，回診を通じて患者の栄養管理を行う．

## 4 出血と輸血，血栓症

### ① 出血傾向の原因と対処

- 出血傾向の原因には，術前の要因と術中・術後の要因がある.
- 術前の要因には，薬剤性と原疾患に起因するものがある.
- 術中出血に対しては，以下を念頭に置く.
  - ①外科的に止血可能か
    - 基本は圧迫. 止血剤を有効利用. 最も大事なのは，忍耐！
  - ②ガイドラインに先んじた輸血判断

術後出血は，原因を同定し，それに基づいた処置と血液成分の投与を行う. 出血部位は，手術創か消化管. 低体温にも注意しよう.

### 1）術前評価

血小板数と APTT（活性化部分トロンボプラスチン時間〈内因系〉），PT（プロトロンビン時間〈外因系〉）を調べておく. 出血傾向の疑いがある場合，フィブリノゲン（凝固系検査），FDP（線溶系検査）を追加する. 線溶系は，DIC を疑うときにチェックしておく. 大動脈瘤症例では，もともと消費性凝固障害のため，術前から血小板，フィブリノゲンの低下があり，術中の出血傾向の原因となり得る. 補充の準備をしておくこと.

### 2）抗凝固療法の中断

抗凝固，抗血小板薬は必ずチェックしておき，必要に応じて休薬する. 効果が切れるまでに時間を要する以下の薬剤は，入院前から休薬する.

アスピリン，チクロピジン塩酸塩（パナルジン®），クロピドグレル硫酸塩（プラビックス®），イコサペント酸エチル（エパデール®）など.

### 3）低体温

34〜36℃の軽度低体温でも出血が助長される傾向にあるので，術中は体温の維持に極力努めることが大切である（特に露出面の広い手術や輸液，輸血が多い手術）.

### 4）術中の出血傾向

出血に対する対処の原則は，「出血源を同定し，止血を行うこと」. 外科的止血なしに FFP，血小板を輸血しても，十分な効果は得られない. しかし，「出血傾向」が現れると，出血源が不明で，術野全体から湧き

出てくる出血がみられ，凝結塊が形成されずサラサラの血液が溜まってくる．このような場合には，一旦出血が止まる時間を作ることが大切である．ガーゼで乾かしつつ，血小板，FFPを一挙に投入する必要がある．このような状況では，縫合止血はかえって針穴出血を増やす可能性があることを念頭に置こう．出血傾向が強い場合，止血材や組織接着剤（フィブリン糊，タコシール®等）を用いると止血しやすくなることがある．これらは，効率よくピンポイントで使用するのがコツである．

## 5）術後の出血傾向

術後出血による消費性の出血傾向が起こった場合は，血小板，凝固因子の積極的な補充療法（輸血）が第一選択である．抗血小板剤服用後は，たとえ血小板数が十分でも血小板輸血が必要となる．この場合，抗線溶薬（トラネキサム酸，アプロチニンなど）の併用も考慮する．

術後出血は，外科的出血をまず考える．胸腔内，心臓，ドレーン刺入部など．原因不明の貧血進行は，消化管出血を一度は疑うこと．

## ❷ 輸血

- 輸血判断の基準：出血量・出血傾向・血行動態から判断
- 出血量の推定＝［循環血液量 × Δ Hb］／［Δ Hb/2］
  Δ Hb：もとの Hb−出血後の Hb
  体重 50kg，循環血液量 3,500mL（体重の 7%）とすると，Hb11.0 から 8.0 に低下する出血量は約 1,100mL である．

## 1）輸血の種類と内容（表6）

表6 輸血の種類と内容

| 製剤 | 貯蔵方法 有効期間 | 包装 | 適応 | 効果 |
|---|---|---|---|---|
| 照射赤血球濃厚液 -LR「日赤」 | 2～6℃ 21 日間 | 1 バッグ 280mL | Hb 値 7～8g/dL 冠動脈疾患，肺機能障害，脳循環障害では 10g/dL | 体重 50kg，1 バッグ投与での予測 Hb 上昇は 1.5g/dL |
| 照射新鮮凍結血漿 -LR「日赤」 | ≦ -20℃ 1 年間 | 1 バッグ 240mL | PT：INR ≧ 2，活性 ≦ 30% APTT：各施設による基準値の 2 倍，≦ 25% フィブリノゲン<100mg/dL | 凝固因子の血中レベルを 20～30%上昇させるのに必要な量は 8～12mL/kg |
| 照射濃厚血小板「日赤」 | 20～24℃ 振盪保存 4 日間 | 10 単位 1 バッグ 200mL | 5 万 / μL 頭蓋内・眼科手術では 10 万 / μL | 体重 50 kg，10 単位輸血後 3.8 万 / μL 上昇 |

最初の 10～15 分間は 1mL/min 程度，その後は 5mL/min 程度．

## 2）自己血回収血

　清潔手術（整形外科や心臓血管外科）で行う方法である．術野の血液を回収して，洗浄後に返血する．赤血球を 40％程度回収できるが，血小板や凝固因子が失われるため，大量に回収すると出血傾向が現れる．大量出血が予想される手術では，急速輸血装置の使用も選択肢とする．

## 3）クロスマッチ

　緊急手術でクロスマッチの時間的余裕がない場合，交差適合試験を省略し，ABO 同型血を使用する．万が一，同型適合血が不足する場合はABO 異型適合血を用いる．

## 4）凝固因子とタンパク

　止血効果を期待できる凝固因子最小活性値は，正常値の 20〜30％程度である．それを目安に新鮮凍結血漿を投与する．何を投与するかは，出血量で判断する．

- 循環血液量の 20〜50％の出血量➡人工膠質液の投与を推奨
- 循環血液量の 50〜100％の出血➡等張アルブミン製剤投与を推奨

　出血速度や量は症例により異なるが，大量出血で急速輸血を要する状況では新鮮凍結血漿や血小板濃厚液の投与を遅滞なく行う．出血が予測される手術では，可能であれば術前自己血貯血も積極的に行う．

## ❸ 輸血の合併症とチェックポイント

　輸血は「非臓器の移植治療」ともいわれ，合併症には十分注意する．輸血に伴う合併症には，血液に関するものとそれ以外のものがある．

### 1）輸血に関するもの

**①異型輸血**

　血液型（major と minor）の違い：ショック〜紅斑とさまざま．

**②移植片対宿主病（graft versus host disease：GVHD）**

　輸血中の白血球がレシピエントの体内で生着することによって起こる．最近は，血液への照射，白血球フィルタの使用でほぼ回避できている．

**③輸血関連急性肺障害（transfusion-related acute lung injury：TRALI）**

　輸血後に起こる急性肺障害である．早期発見，治療が大切である．

### 2）その他

**①フィルタへの感作**

　フィルタ表面の何らかの物質への感作により起こり，ショックに陥ることもある．この点については，なかなか解決策がない．きめ細かい観

察を行い，可能性があれば輸血を即中断する以外にない．

☑ 何はさておき，「出血のない手術」が一番！

## ❹ 深部静脈血栓症，肺塞栓症

- 深部静脈血栓症（DVT）は片側性・局所性が多いが，熱感・緊満感を伴う腫脹に注意．
- エコーで深部静脈評価，肺塞栓症（PE）が疑われる場合は，造影 CT．
- 治療は，出血性合併症の心配がなければ抗凝固療法を開始する．
- PE で血行動態不安定例は，急速に状態が悪化するため，ICU での厳密な管理と経皮的心肺補助法（PCPS）も念頭に置く必要がある．

周術期の DVT，PE は，何よりもまず起こさないことが大切である．

### 1）具体的な方策（表7）

表7　DVT，PE のリスクと予防法

| リスクレベル | 一般外科（胸部外科を含む）手術 | 予防法 |
|---|---|---|
| 低リスク | 60 歳未満の非大手術<br>40 歳未満の大手術 | 早期離床＋積極的な運動 |
| 中リスク | 60 歳以上か危険因子のある非大手術<br>40 歳以上か危険因子がある大手術 | 弾性ストッキング<br>間欠的空気圧迫法 |
| 高リスク | 40 歳以上のがんの大手術 | 間欠的空気圧迫法<br>低用量未分画ヘパリン |
| 最高リスク | 静脈血栓塞栓症の既往<br>血栓性素因のある大手術 | 低用量未分画ヘパリン＋<br>間欠的空気圧迫法<br>弾性ストッキング |

☑ 大手術とは，基本的に腹部手術あるいはその他の 45 分以上要する手術を指し，麻酔法，出血量，輸血量，手術時間などを参考として総合的に評価する．

☑ PE は腫瘍など血栓以外の塞栓子が原因となるものもあるため，DVT に関連したものを PTE ともいう．

①術前評価

深部静脈血栓をチェックする．血栓がないかあるいはあってもごく小さい場合，弾性ストッキングの着用程度でよい．数 cm の小さい血栓がある場合，血栓を形成しやすいと考え，弾性ストッキングの着用，間欠的空気圧迫法を行う．大きな血栓がある場合，比較的新鮮であればまず抗凝固療法を行い，器質化血栓であれば，弾性ストッキング＋間欠的空気圧迫法で対処する．

②術後評価

血栓が増大していないかチェックし，退院後の生活指導を行う．

### ❺ 下肢静脈の評価：エコー評価（図3）

検査部にオーダーしてもよいが，普段から自分でやってレポートで答え合わせをして慣れておけば，緊急症例のときなどに役立つ．

① Bモード：内腔に低輝度の血栓（図3）

深部静脈は急性期に拡大し，血栓は表面が平滑，低輝度で均一である．圧迫で静脈虚脱がないことも参考になるが，圧迫することによる血栓遊離に注意する．

②カラードプラモード：内腔の血流シグナル欠損

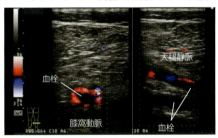

図3　DVT

☑ 骨盤内静脈の評価は難しいが，血流の呼吸性変動で推定する．

若手医師：DVT のチェックは，経験の多い技師さんに任せたほうがよいのではないですか．素人の私が中途半端にみるのは気が引けます．
先輩医師：日常診療ならそれでもよいかもしれないね．でも南海トラフで大地震となったら，技師さんは病院に来られるだろうか．待ったなしで診断が必要なことは，できるようになっておかないといけないね．

## ⑥ PE の評価

肺動脈内血栓を直接描出するのは困難である．以下の二次的な右心系負荷所見を評価する．

①右房，右室拡大，②心室中隔の左室側への偏位，平坦化．

## ⑦ 血栓症の治療

### 1）圧迫療法

DVT 急性期においても早期の弾性ストッキング着用が推奨されているが，血栓性静脈炎，蜂窩織炎，高度血行障害では，弾性ストッキングは避ける．

### 2）抗凝固療法の指標

ヘパリン：APTT 1.5〜2.5 倍，ワルファリン：INR 1.5〜2.5（目標 2.0）

Xa 阻害薬は，ヘパリンの初期併用療法が不要で，急性期から維持療法まで単独で治療可能という特徴がある．処方例を示す．

①注射薬：フォンダパリヌクス（アリクストラ®）

②内服薬：エドキサバン（リクシアナ®），リバーロキサバン（イグザレルト®），アピキサバン（エリキュース®）

### 3）PE の治療

血行動態が不安定な場合，血栓溶解療法，PCPS が必要になることもある．抗凝固療法不能例，PE を認める下大静脈や骨盤内静脈の浮遊血栓では，下大静脈フィルタを検討する．

## 5 周術期感染症

- 手術侵襲により免疫機能が低下するため,感染症発症に留意する.
- 発熱遷延,再燃の場合,感染症か感染症以外かの判断が大切.
- 対応遅れによる感染症をまず疑うが,それ以外も評価する.
  - 術後発熱:多くは術後1～2日で解熱(手術内容で変動)
  - 薬剤熱:発熱のわりに所見が不明瞭,薬剤をチェック
  - 血栓・塞栓症:下肢の診察や場合によってはCTも
  - 痛風・偽痛風:意外と多いため,関節の評価も

術後発熱をきたす病態は図4のように分類される.感染以外にも注意しつつ,感染を見逃さないことが大切である.

### 1 周術期感染症

①手術部位感染症(surgical site infection:SSI):手術操作が直接およぶ部位の感染
②遠隔部位感染(remote infection:RI):操作が直接およばない部位の感染
a) 肺炎
b) カテーテル関連血流感染(いわゆる「カテ感染」)
c) 尿路感染症
d) 抗菌薬関連性腸炎など

創傷治癒遅延・入院期間・医療費に大きく影響する(約2倍).

周術期感染症を引き起こさないためにも,感染のリスクを把握しておく必要がある.

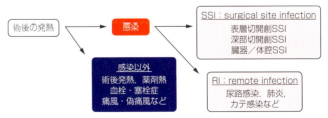

図4 術後の発熱

## ❷ 術後感染のリスク

①宿主要因による感染防御能の低下
　（全身状態・糖尿病・肝硬変・ステロイド・免疫抑制剤など）
②手術侵襲の大きさ（胆嚢＜消化管＜肝・胆・膵＜開心術）
③手術創の汚染度（清潔創＜準清潔創＜汚染創＜感染創）

これらリスクのコントロールが重要である．栄養状態によっては，手術を延期してでも栄養管理を行う．

## ❸ SSI：診断には外科医の判断が重要

### 1）SSI の分類：感染の深度による分類（図 5）
①表層切開創 SSI（皮下組織までの感染）
②深部切開創 SSI（筋肉・筋膜にまで至る感染）
③臓器／体腔 SSI（腹腔や胸腔，術中操作した臓器に起こった感染）

切開創 SSI は，皮膚のバリア機能が切開で失われることで発生する．臓器／体腔 SSI は，術野臓器の汚染や人工物の植え込みが原因となる．SSI は，手術患者の約 7.0％ に発生するとされる（2014 年の JHAIS〈Japan Health-care-Associate Infections Surveillance〉による集計）．

### 2）SSI の予防
#### ①手術創の汚染度：SSI に大きく影響
- 清潔創：汚染を伴わない手術．心臓や甲状腺・乳腺手術など
- 準清潔創：消化器・呼吸器・泌尿器などの手術創
- 汚染創：炎症部位や腸管内容により汚染された手術創
- 感染創：膿瘍や壊死組織を伴う感染術野での手術創

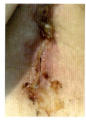 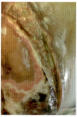 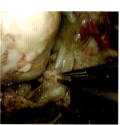

表層切開創 SSI　　深部切開創 SSI　　臓器／体腔 SSI（膿胸）

図 5　SSI

②術中操作のキモ

　愛護的操作により，感染源となる組織挫滅を少なくする．術野洗浄が基本．汚染創などでは，閉鎖前に創部の洗浄を行う．縫合には吸収糸を用い，必要に応じて皮下ドレーンを留置する．

③周術期予防的抗菌薬（表8）

　目的は SSI の予防であり，RI は対象ではない．ターゲットは皮膚常在菌となる．

### 表8　予防的抗菌薬の処方例

| 処方例 |
| --- |
| 　CEZ　1g を 3，4 時間毎に　術前 30 分ほど前から終了まで |
| βラクタムアレルギー例では |
| 　VCM　1g を術前 2 時間前から 1 時間かけて |
| 消化器手術では嫌気性菌もターゲットとする必要あり |
| 　CMZ　1g を 3，4 時間毎　術前 30 分前から終了まで |

④周術期管理のキモ

- 血糖は 140〜180mg/dL 以下を目標
- 術中の輸液は必要最少限
- 術中の体温保持
- 栄養状態の維持（早期食事摂取・胃管など早期抜去）を

## 3）SSI の治療（表9）

　患者の状態と感染の程度によって，治療法は異なる．皮膚表層の発赤程度なら，抗生物質で十分治癒が期待できる．

### 表9　SSI 治療の抗生物質処方例

| 処方例 |
| --- |
| CCL　250mg 3cap 分 3 |
| 　ドレーンなく排膿がある場合，切開ドレナージ |
| 　状態に応じて点滴抗生物質を |
| **処方例** |
| CEZ　1-2g 8 時間毎　や SBT/ABPC　3g 6 時間毎 |
| VCM　1g 12 時間毎（感染が高度で，MRSA 感染症もカ |
| 　　　バーする必要があるとき） |
| ・全身状態不良の場合 |
| TAZ/PIPC　4.5g　6 時間毎 |
| MEPM　　1g　　8 時間毎 |

## ❹ RI（remote infection）

診断の基本は，以下の 3 つである．
- ①胸部 X 線
- ②血液培養 2 セット
- ③尿検査＋尿培養

## 1）肺炎

長期臥床や喀痰排出困難により，無気肺からの肺炎や誤嚥に伴う肺炎が起こる．聴診・X 線によって診断する．予防は，早期離床，リハビリによる排痰促進，術前 1 ヵ月以上の禁煙！（表 10）

**表 10　肺炎治療の抗生物質処方例**

治療方針：誤嚥のあるなしに関連なく，広域に
口腔内連鎖球菌，嫌気性菌，クリンダマイシン耐性菌もカバー
➡　培養結果で de-escalation を

**処方例**

TAZ/PIPC　4.5g　1 日 4 回

## 2）カテーテル関連血流感染

診断は血液培養，予防は早期のカテーテル抜去！（表 11）

**表 11　血流感染治療の抗生物質処方例**

治療方針：原因菌は皮膚のブドウ球菌，耐性も考慮
➡　培養結果で de-escalation を

**処方例**

VCM　1g　1 日 2 回
全身状態が悪い場合，グラム陰性菌，真菌をカバー
処方例　VCM　＋　MEPM 1g 1 日 3 回　＋　MCFG 150mg 1 日 1 回

## 3）尿路感染症

尿検査，尿培養ともに陽性でも尿路感染症とは言い切れない．血液培養と同じ菌であれば可能性は高い（表 12）．

**表 12　尿路感染治療の抗生物質処方例**

治療方針：原因菌の多くは大腸菌
　エンピリックにいくなら　CAZ　1-2g　8 時間毎
　症状が軽ければ CEZ 1-2g 8 時間毎　効果がなければ escalation でも
基本的に治療は 2 週間．尿道留置カテーテルは早期抜去を

## 4）抗菌薬関連性腸炎（表13）

偽膜性腸炎や出血性腸炎など抗菌薬を元に発症した腸炎．偽膜性腸炎は *Clostridium difficile* が原因で，診断には CD toxin 検査を行う．

**表13　周術期感染治療の抗生物質処方例**

| 治療方針：現抗生物質を中止したうえで，治療は経口メトロニダゾール |
|---|
| **処方例** |
| MTZ　250mg 4T 分4　2週間<br>　　　効果が得られない場合は経口 VCM |
| **処方例** |
| VCM　125mg 1日4回　2週間 |

## 5）周術期感染症の予防

兎にも角にも早期離床とカテーテル類の抜去 !!

# D 外科的身体診察と検査

## 1 情報収集，問診，身体診察

- まず問診：過去の記録に新情報を加えて最新・最高の記録に.
- いわゆる「臨床推論」は多分に内科的．外科的疾患も見逃すな.
- 外科医のアキレス腱は，意外に他領域の「外科的疾患」かも.
- 情報収集，問診にもコツがある．それを鍛える方法は身近にある.
- 身体診察は外科医の基本．専門外の領域もリフレッシュしよう.
- 携帯エコーはすでに身体診察の一部．特に外科医には必須だ.

　問診をするときは，少なくともそれまでの記録には目を通しておこう．看護師が先に問診していたら，その内容を把握したうえで問診しよう．何人もが同じことを一から聞くと，連携ができていないと患者は感じる．すでに得た記録に肉付けし，最新で過去最高の記録を作ろう.

### ❶ 内科的「臨床推論」と「外科診断学」

　『総合診療医ドクターG』（NHK）をきっかけに知名度が高くなった「臨床推論」だが，多分に内科的な思考プロセスである．その手法は外科専門医にも役立つが，外科専門医は「外科的推論」も身につけよう．内科のように全領域を対象に疾患を見出すのと異なり，「外科治療の好機を逃してはならない疾患」を確定診断，除外診断する．手術を必要とする症例は内科医にとってはごく一部だが，その鑑別診断のなかには一刻を争うものもある．たとえば，腹痛を訴える場合，最初に腹膜炎を考えがちだが，さらに治療を急ぐ大動脈瘤破裂や非閉塞性腸管虚血（NOMI），大動脈解離による腸管虚血などをまず念頭に置く.

　外科医は，診断確定後の治療の段階でかかわることが多いため，初療から診断に至るプロセスすべてに触れるチャンスが多いうえに，診断が遅れてしまった症例を見る機会もあるだろう．このような知識と経験は，外科の思考を鍛え，急な転機を取る疾患を見抜く外科診断学を修得するために，大いに利用しよう．また，それらは症例報告などを通じて，内科医，総合診療医に還元すべきだ.

## ❷ 外科医のアキレス腱

外科専門医の盲点は，意外にも自分が目指すサブスペ領域とは異なる外科領域かもしれない．消化器外科医が循環器疾患を見逃したり，心臓外科医が消化器疾患の罠にはまるなどである．手術症例の高齢化に伴い，フレイルで多彩な既往症を持ち，治療に依存しながら日常生活を送っている患者の治療にあたることが増え，その傾向は今後ますます強くなるだろう．一方，どんな背景があっても，良好な成績が期待されているのが現実だ．少なくとも「見逃さない」ことが大切である．

## ❸ 診断，判断の考え方

臨床の現場では，診断の過程で以下のようないろいろな壁にぶち当たることがまれではない．その場合にどう考えるか，どうするかを示す．

①情報に矛盾がある➡どちらかが誤りである可能性が高い．
②うまく所見が取れない➡別の情報を集める（別の視点から）．
③情報が皆無に近い➡目の前の患者からとにかく情報を集める．

第二，第三の手法を持ち合わせ，能力に厚みを持たせよう．

問診では，患者が「今の病気と関係がある」と思っていなければ，自分からは話してくれない．尋ねてはじめて「そういえば」と口にする．それを引き出すことも大切で，そのためには限られた情報からいろいろなシナリオを想定する力を身に付けておくことが必要である．その力を養うには，個々の症例を読み解く習慣が必須である．ルーチンワークにのって表面だけなでるように仕事をこなしていくのでは，この力はつかない．症例数の多い施設ではこのピットフォールに陥らないように注意が必要だ．この能力は，症例報告を書いたり学会発表することでも鍛えられる．

## ❹ 身体診察とエコー

上でも述べたが，自分のサブスペ以外の領域に関する身体診察もリフレッシュしておこう．携帯エコーが登場して以来，エコーは特殊検査ではなくなり，すでに身体診察の一部となりつつある．外科医にとって，形態・機能的な異常を見抜く技能は必須である．今はまだ「すっかり身体診察」というわけではないが，後輩たちはきっとそんな状況で修練し，後から追い上げてくることを考えておこう．

## 2 超音波診断（ultrasonography）

- 外科医が接するのは，携帯エコーから上位機種までさまざま．
- 複合病態の管理を行うためには，全身のエコーが必要となる．
- エコーの特性やアーチファクトを把握し，診断能力を的確に．
- step-by-step のトレーニングでエコーの技術を身につけよう．

### ❶ 外科医にとってのエコー

外科医が関与するエコー装置には，いくつかの種類がある．
①臓器別エコー：検査部で行う詳細なエコー診断（予約制）
②ポータブルエコー：病棟などでの随時エコー➡診断用の情報収集
③携帯エコー：場所を選ばず聴診器なみに全身対象で行うエコー

エコーには，「診断」，「除外診断」，「手技のガイド」という 3 つの役割がある．外科専門医なら，自分で携帯エコーやポータブルエコーを使えなくてはならない．さらに，自分が目指すサブスペシャリティ領域の超音波評価では，技師が行うレベルに近い診断能力を身につけておけば，後で役立つだろう．たとえば，循環器領域では経食道心エコー（TEE）を使えれば，周術期管理や救急患者の受入れ時に力を発揮してくれるだろう．

### ❷ これからの外科医に求められるエコーとは

近年，「一症例一疾患」という構図がくずれつつある．複数の病態を抱えた状況で外科治療を行うことが日常化しつつあるため，自分の得意な分野だけでなく，他の領域もカバーしておく必要がある．特に救急では，外科疾患が原因であることも少なくない．エコーでわかる程度の疾患については，自分で診断できるようになっておこう．病態が体表から数 cm の深さにあるのに外からはまったく気付かず，エコーで見れば一目瞭然だったということもある．そんな恥ずかしいことにはならないようにしよう．

## ❸ 他の画像診断との違い

「見る人によって所見が異なる」ことがエコーの弱点とされているが，逆に言えばできる人にとっては強みとなることがおもしろいところだ．上達するにつれ，所見の差はなくなってくる．CTのように誰が撮ってもほぼ同じ画像が得られるのではなく，むしろ身体診察に近く，所見をとる能力が人により異なる．

その差が生まれる大きな原因はプローブやパネルの調整，アーチファクトである．エコーでは自分でプローブを走査し，パネル調整をする必要があり，これら一つで見えるものも見えなくなってしまうことも多い．また，超音波の特性のために生ずるアーチファクトがいくつもある．これらのために判断を誤ることのないように，超音波の基礎とアーチファクトを理解しておくことが大切である．

## ❹ できるようになるためには

### 1）基礎知識

教材は，たくさんある．超音波の基本，基本画像と解剖とのオリエンテーション，代表的な疾患のエコー所見の知識を得よう．

### 2）描出する技術

とにかく体で覚えるしかない．身体診察と同じである．エコー実習は，人を対象として，学会でのハンズオンや検査部での研修で行える．

最近では，すぐれたシミュレータがある（図1）．マネキンに，セクタプローブ，リニアプローブ，経食道心プローブをつけ，正常所見に加え異常所見を練習でき，わざと描出しにくい条件設定で自分を鍛えることもできる．

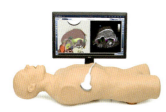

**図1 シミュレータ（バイメディックス）**

(写真提供：ガデリウス・メディカル)
高知大学医学部附属病院にも一台あり，学生，初期研修医を含め，自由に使ってもらっている．

## 3）頭のトレーニング

エコーは，いつ何を見にいくかを自分で決めなければならない．また，見えないときどうするかも知っておく必要がある．得られた情報を見れば，何を考えたか，技能が十分かが丸わかりとなってしまうという恐い面もある．

## 4）外科手技のガイド

中心静脈穿刺，胸腔・腹腔・心囊の穿刺・ドレナージを，エコーでガイドする．どう穿刺するかをエコーで見極めたり，針などを安全かつ確実に進めるために，トレーニングが必要である．

## ❺ 経食道心エコー法（TEE）

周術期管理や救急，集中管理を行うときに，体内情報を得るツールである．心臓血管外科では，術中の画像診断として方針決定にも用いる．画像診断としては，CT，MRI，造影検査などが標準だが，それが使えない状況では，ベッドサイドで得られる情報が貴重である．体のコアの部分にある食道から走査して，体表から遠い重要構造物を見る．体表からの処置（手術や心肺蘇生など）と並行して観察することもできるというメリットがある．術後に血圧低下をきたしたときに，原因を特定して対処する場合に用いるほか，心臓手術中に大動脈解離が発生した場合には唯一の診断となる．また，心臓マッサージ中に心停止の原因をトリアージするためにも使える．

## ❻ エコーと他の画像診断

CTなど他の画像診断の情報がある場合，エコー所見と照らし合わせて所見を見較べてみるとよい．さらに，手術中の所見も合わせて参考にすることで，エコーの修練が二重，三重に効率的となる．

## ❼ 指導医も，うかうかしてはいられない

実は，自分の専門領域でもエコーが満足にできない中堅〜指導医が決して少なくはない．今後，若手は全身のエコーができるようになってから指導を仰ぎに来るから，指導医はどんな場面でエコーを使い，いかに活用するかを知っておかないと，指導どころか，診断能力において若手に追い抜かれる恐れがあることを肝に銘じよう．

# 3 放射線検査

## ① 胸部放射線検査

- 全体をすばやく見られるよう，自分なりの読影手順を決めておこう．
- 異常を見落とさないために，過去の画像があれば比較しよう．
- 異常所見を発見あるいは否定できない場合，必ず上司に報告を．
- 胸部X線の読影力は，CTと対比することでぐんぐん鍛えられる．

### 1）胸部X線撮影（plain chest roentgenography）

外科専門医の胸部X線読影は，平常時と緊急時で微妙に異なる．

#### ①日常的な外科診療

すでに内科で診断が確定し，胸部X線も放射線科の読影結果がついている．それらは自分の読影力を確認するために利用したうえで，外科治療を行う際に留意しておくべき所見を自分で確認しておこう．たとえば肺の気腫性変化や肺うっ血，心拡大などである．それらをカルテに記載し，チームで共有しよう．

#### ②緊急症例

緊急時には，自分で読影する必要がある．特に，情報がほとんどない場合，胸部X線写真1枚から過去の手術歴がかなり読める．たとえば胸骨正中切開後のワイヤ，人工弁，上行大動脈のグラフトマーカ（冠動脈バイパス術〈CABG〉の既往）などである．さらに，患者に何が起こっているかも読み取ろう．

☑ 撮影条件：臥位と座位でも心臓の大きさや横隔膜の位置は変化．

☑ 可能なら，高精細モニタ，ビューワーソフトで読影する．

☑ 自分なりの読影順序を決めておこう．さっと読めて見落としを減らせる．見落としやすい骨や軟部陰影から読影を始めるのもよい．

☑ 過去の画像があれば，ぜひ比較しよう．異常が発見しやすくなる．検診で非常に見えにくい異常所見を見つけることができるのも，大勢の画像を見ているからだ．

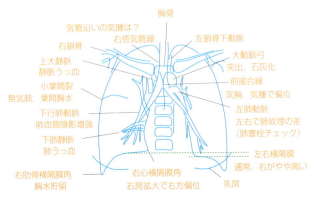

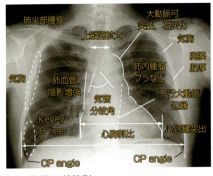

図2 胸部X線読影

具体的な読影のポイントを図2に示す．

☑ シルエットサイン
同等の密度の組織が接している場合，組織の境界が消失する現象．
例：左S6の無気肺によって，下行大動脈のシルエットが消失する．

☑ CT画像があれば，ぜひ比較を
単純撮影の画像は透過像なので，いろいろなものが重なるとどうしても見誤りやすくなる．たとえば，皮膚の縦じわによる線状影や腫瘤に見える鎖骨頭など，X線写真だけで病変の存在を否定するまでには至らない．CT画像があれば，比較しよう．

## 2）胸部 CT 検査

320 列 CT の登場で，息止めも不要なほど撮影時間が短くなった．被曝量は無視できないが得られる情報は豊富で，CT を撮らなかったら気づかない病変が数多く見つかっている（肺がんや大動脈瘤など）．ハイブリッド手術室で透視の合間に cone beam CT で断層像撮影も可能となった．当然，読影できなければ役に立たないが．

### ①単純 CT

食事の制限も不要で造影剤の副作用も気にかけず，迅速に撮影でき，得られる情報は多いので，活用しない理由はない．ただし，心臓，血管の描出には限界がある．逆に，単純 CT が撮れる状況なのに撮らなかったために疾患を見逃したり，単純 CT で写っている重要所見を見逃さないように注意しよう．

### a）縦隔条件

胸部大動脈全体で，瘤化がないかをチェックする．同時に壁の石灰化，粥腫などの性状も明らかとなる．解離が単純 CT でわかることもある．図 3 は，単純 CT と造影 CT を対比している．フラップや壁の石灰化の内方偏位は，解離が疑われる．また，冠動脈のあるべきスペースが石灰化で占拠されていれば，有意な冠動脈病変が存在する可能性も考えよう．心臓内の詳細はわからないが，各心腔の拡大や弁輪石灰化もある程度把握できる．縦隔，胸壁に腫瘍性病変がないかもチェックしておこう．

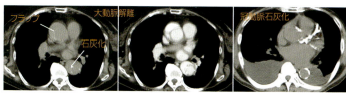

図 3　CT 画像

若手医師：放射線検査や内視鏡は，放射線科や内科にやってもらったほうが確実ではないですか．
先輩医師：そう思えるかもしれないが，後で役立つこともある．たとえば私が習った消化管内視鏡は，後で ICU での気管支ファイバーや TEE を学ぶのに役立った．修練で無駄なものは何一つない．無駄にするのは自分なんだよ．

## b）肺野条件

肺の異常（肺炎・肺腫瘍・無気肺・気胸・間質性肺炎など）をはじめ，胸水貯留，心陰影の拡大，心囊水貯留，縦隔腫瘍・リンパ節腫大・縦隔気腫など多くの情報が得られる．

## ②造影 CT，Dynamic CT

アレルギーのリスク，腎臓への負荷があるが，脈管系の情報が豊富．

- 肺動脈相：動脈を造影せず右心系のみを造影
  ➡右心系，特に肺動脈内の構造が明瞭
- 動脈相：動脈に焦点を当てて描出
  ➡特に，下肢動脈など末梢動脈の描出で十分な解像度．
    心電図同期を用いると，冠動脈を造影することも可能
- 静脈相〜平衡相：動脈，心腔，静脈を均等に造影
  ➡陰影欠損など管腔内にある構造物の描出に有用
  いずれも，外科の各領域においてさまざまな用途がある．

　得られた画像から，MPR（multiplanar reconstruction）でいろいろな断面の画像や 3D イメージを作ることも可能であり，最大限に活用しよう．ただし，外科専門医なら，水平断面をざっと流す間に頭の中で 3D 再構築ができるように，トレーニングしておこう．

☑ 粘度が高い造影剤の注入で，一時的な血圧上昇をきたすことがある．
☑ 呼吸状態が悪い人では，頻呼吸で末梢の肺野の画像がぶれて，診断が困難なこともある．

　所見は，それを見ただけで画像が目に浮かぶような表現で．例を**表**に示す．

### 表　所見の記載例

| 胸部 X 線（二次元情報） |
| --- |
| ①部位（上肺野，中肺野，下肺野；末梢，中層，肺門部） |
| ②大きさ（○×○ cm） |
| ③辺縁の形状，性状など |

| CT（三次元情報） |
| --- |
| ①部位（区域；末梢，中層，肺門部） |
| ②大きさ（○×○×○ cm） |
| ③辺縁の形状，内部の性状 |
| ④リンパ節など |

　自分で読んだ後，放射線科の所見と照らし合わせて二重チェックを．

☑ **できれば広い範囲の撮影を**

CTを撮る際に，平衡相でよいので広い範囲を撮っておこう．思わぬ病変が偶然発見され，それが命を救うこともある．たとえば，大動脈瘤などは，そのようにして見つかることが多い疾患である．

## 3）CTガイド下針生検

CTは，画像診断だけでなく，処置を行う際のガイドとしても用いられる．肺野末梢の異常陰影に対する経皮肺生検が，その例である．局所麻酔で穿刺する．22Gより細い針で穿刺吸引細胞診を行うが，組織が必要なら20G，18Gなど太いコアニードル生検針を用いることもある．細胞診で診断可能なら，リスクの高い組織生検を回避できる．

### ①手順

まずCT撮影で穿刺位置と体位を決める．術野を消毒し，23G以上の細い針で局所麻酔する．このとき，針とシリンジがCTと同じ面にあるように心がける．壁側胸膜まで局所麻酔を行う．

術者が22G針を病変部まで進めたら助手が吸引装置で陰圧をかけ，術者は穿刺針を前後に動かす．吸引をゆっくり解除して，穿刺針を抜き，針から標本をスライドグラスに噴霧・塗抹し固定する（術中迅速細胞診で異型細胞を確認）．

圧迫止血後，20Gか18Gの針で穿刺し，刺入部の皮膚を18G針でカットする．コアニードル生検針をCTの面に沿ってまっすぐに刺入し，組織を採取して圧迫止血する．病変部が採取できていることを確認し，ホルマリン固定する．

手技終了後，CTを撮影して，気胸・肺内出血がないことを確認する．手技終了後は2時間安静．刺入部は，1日以上フィルムで密封．気胸があれば，翌日X線でドレナージの要否を確認する．

### ②注意点

穿刺で肺胞・肺静脈間に交通が生じ，脳に空気塞栓を起こす可能性がある．頻度は0.1％程度と低いが，いくつか注意が必要である．

- 最低2人以上の医師でこの手技を行う．
- 穿刺後には，必ずCTで左房内のairを確認する．
- 空気が発見されたときには，頭低位として対応する（空気が血液中に溶解するまで，左室内にとどめておくため）．

☑ **エコーが役立つかも**
心臓血管外科では，心臓内の空気を確認するのにエコーを用いている．穿刺のときに，エコーで心臓を描出しておけば，空気の左心系への流入をリアルタイムに確認できるかも．こういう領域横断的な応用があってもいいのではないだろうか．

## ❷ 腹部放射線検査

- 腹部 X 線撮影では，腸管拡張，尿路結石に注目しよう．
- 急性腹症の診断には造影 CT が有用 ➡ 禁忌・注意を押さえよ！
- 急性虫垂炎，絞扼性イレウス，消化管穿孔の診断は必須である．
- 腸管の壁内気腫，門脈気腫は腸管壊死のサイン．見落とすな．
- 術前 CT は，術野を立体的にイメージしながら読む訓練を．

### 1）腹部 X 線検査（plain abdominal roentgenography）

軽度の腹部症状がある患者でスクリーニング検査としてまず行う検査である．腸管拡張，尿路結石に注目し，大腸の走行や便の貯留程度をチェックする．

ニボー（niveau）は立位のほうがわかりやすいが，術直後は臥位での評価となるので，術前検査では両方とも撮影しておく．入院患者では，イレウスのフォローとドレーンの位置確認が多い．CT と比べて情報量は少ないが繰り返し行える利点がある．

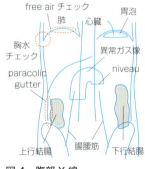

腹部 X 線で読み取れる所見
・niveau 形成，小腸ヒダを伴う拡張腸管
　➡ イレウス（仰臥位でも後者を認める）
・腸腰筋のラインが不明瞭化
　➡ 後腹膜に炎症，出血など
・傍結腸溝 paracolic gutter の開大
　➡ 腹腔内の液貯留（出血も含む）
　　（仰臥位で小腸ガスが正中に集まる）
・右横隔膜下にガス像 ➡ 腹腔内遊離ガス
　左側臥位で肝外側にガス像：もっと鋭敏
　しかし最も鋭敏なのは，エコー診断
・胸水や心拡大も見ておこう．

図 4　腹部 X 線

腹部 X 線撮影は，簡便で診療所でもできるが限界も多い（図4）．胸部における肺のような大きな含気臓器がなく，充実性臓器が前後に重なり境界がはっきりしない．それでも，いくつかの貴重なメルクマールが存在する．逆に充実性臓器が多いため，エコーが役に立つ部分が多い．両方のメリットを上手に活用しよう．

## 2）腹部 CT 検査

胸部 CT と同様，単純 CT と造影 CT がある．急性腹症の診断における造影 CT は大変情報量が多く，外科専門医としてはぜひ修得しておきたいが，実際は腎障害やアレルギーの懸念から単純 CT を撮ることも多い．逆に，単純 CT でも診断できることはしっかり押さえよう．鑑別診断のキモをあげる．

### ①超緊急疾患

1分1秒を争う疾患として，腹部大動脈瘤，腸骨動脈瘤などの破裂がある．後腹膜が拡大し，腸管が前方に押しやられる所見がある．

### ②緊急疾患

1時間を争う疾患として，腸管壊死がある．播種性血管内凝固症候群（DIC）から多臓器不全（MOF）をきたし，高率に死亡するため発症4時間がタイムリミットだ．原因となる上腸間膜動脈塞栓，NOMI，大動脈解離，絞扼性イレウスをチェックする．絞扼性イレウスの診断は腸管壁の造影不良，closed-loop sign（拡張腸管が収束），whirl sign（腸間膜の血管が巻く）などが決め手となるが，判断に苦慮することも多い．腸壁の壁内気腫，門脈気腫は腸管壊死に特異的なサインである．

### ③比較的緊急疾患

数時間を争う疾患として，腹膜炎がある．原因は急性虫垂炎，消化管穿孔などである．腹腔内遊離ガスの所見が仰臥位でも得られる．

## 3）腹腔内ドレーン造影検査

消化管手術後に縫合不全や胆汁漏，膵液瘻などが疑われる場合，ドレーンを介して腹腔内に造影剤を注入し，膿瘍腔の広がりやリーク部を同定する検査である．同時にガイドワイヤを用いてドレーンを交換することができる．ドレーンの位置や太さを変えて，リーク部を洗浄することで膿瘍腔を縮小し，縫合不全や胆汁漏，膵液瘻などを保存的に治療できる．ドレーンの位置は一般にリーク部に近いほどよい．持続洗浄では，ドレーン閉塞で逆に膿瘍腔を広げることがあるので，看護師および患者本人と協力して管理を徹底する．

## 4 消化管造影検査

### ❶ 上部消化管造影(upper gastrointestinal series)

- 内視鏡がメインとなった現在も，造影の基本知識は必要である．
- 造影剤にはバリウムと水溶性造影剤があり，使い分けを知ろう．
- 内科まかせではなく，外科での造影検査が必要となることがある．
- 担当患者が内科で検査するときには，立ち会わせてもらおう．

検査全般に共通するが，造影検査で大切なことは次の2つである．
①安全であること，②可能なかぎり豊富で正確な情報を得ること．

#### 1）検査前の注意

①前投薬：消化管運動を抑え明瞭な画像を得る目的

a）抗コリン薬：一般的に用いられるが，下記の疾患では禁忌．

　①重篤な心疾患（心拍数を増加させ，症状が悪化）

　②緑内障（眼内圧上昇）

　③前立腺肥大症（排尿障害増悪）

　④麻痺性イレウス（消化管運動を抑制し，症状が悪化）

　⑤出血性大腸炎（症状の悪化）

b）グルカゴン：上記のような症例に用いる

②消泡剤：壁を伸展し，壁内面の凹凸を明瞭にする

☑ 高齢者で有害事象が減少したという報告がある（浜辺順ほか . 日本消化器病学会雑誌 . 1981; 78: 1585. より）

#### 2）造影剤選択

①硫酸バリウム

病変の描出に有用だが，腹腔内に漏出すると除去困難となる．

②水溶性造影剤（ガストログラフィン®）

水溶性造影剤の用途は，以下の状況である．

　①穿孔が疑われる場合

　②狭窄による流出障害がある場合

　③術後早期の検査

　④縫合不全の疑い

ただし，ヨード過敏症，下痢，脱水（高浸透圧）に注意！

### 3）撮影のコツ

- 撮影部位：①胃前壁，②食道，③立位充盈像，④二重造影，⑤圧迫像
- 食道造影，立位充盈像の胃角正面視，全領域の二重造影像を．
- 穹窿部は台を 45°まで起こし，第二斜位として穹窿部，体上部付近を二重造影で撮影する（Schatzki position）．瀑状胃でバリウムが穹窿部に溜まり，二重造影にならないときは，上体を前屈してもらいバリウムを流すとよい．
- 最後に必ず圧迫撮影を！ これで初めてわかる病変もある．

### 4）外科における上部消化管造影検査の意義

#### ①術前：術前診断があるとき

a）胃の切離ライン決定

早期がんでは，内視鏡で病変近傍にクリップでマーキングした後，造影検査により病変の口側や肛門側の切離ラインを決定する．

☑ 自動縫合器による胃切離では，クリップを巻き込まないように注意．

b）壁深達度診断

集中皺襞の形状，癒合所見，接線方向の撮影で壁深達度を診断する．

#### ②術後

術後早期の造影検査は，水溶性造影剤を用いて行う．

縫合不全を認めたとき，ドレーンとの位置関係や広がりを観察する．

#### ③追跡造影：小腸病変を確認する目的で造影剤の流れを追う

典型的な胃透視像のシェーマ（図 5）

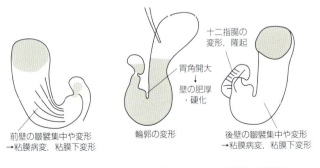

図 5　上部消化管造影検査

## ❷ 下部消化管造影（barium enema examination）

- 内視鏡が普及しているが，造影が必要となる場面もある．
- できるだけ少量のバリウムを効率よく注入するコツをつかもう．
- 自分で造影しなくても，画像を読影する力は持っておこう．

### 1）前投薬，造影剤選択
上部消化管造影検査と同じ．
### 2）撮影のコツ
#### ①少量のバリウムで短時間に盲腸まで造影
解剖学的位置関係を利用して造影する．
- 直腸，下行・上行結腸は背側に位置する（図6）．
- S状結腸，横行結腸は腹側に位置する．
病変を指摘できなくても全大腸を撮影する．

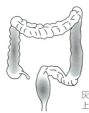

灰色の部分（直腸，下行結腸，上行結腸）は背側に位置

**図6　下部消化管造影検査①**

#### ②効率よくバリウムを注入（図7）
- 左側臥位 ➡ バリウムは脾弯曲部〜左側横行結腸に
- ここで腹臥位 ➡ バリウムが横行結腸へ
- さらに右側臥位 ➡ バリウムは肝弯曲へ
- 仰臥位 ➡ 肝弯曲を越えて上行結腸へ
- 立位 ➡ バリウムが盲腸へ
 スムーズに入らない ➡ ①軽く空気を注入，②ローリング，③頭低位
#### ③二重造影のコツ：直腸の余分なバリウムを抜く！
- バッグを床に ➡ 直腸内のバリウムをバッグ内に戻す（重力を利用）
- 空気を少量注入してはバッグを下ろす ➡ バリウムがさらに抜ける

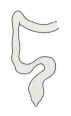 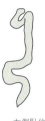 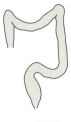

| 左側臥位<br>横行結腸左側まで<br>バリウムを注入 | 腹臥位<br>横行結腸中央から<br>右側まで進める | 右側臥位<br>肝弯曲から<br>一部上行結腸 | 仰臥位<br>上行結腸へ<br>進める |

**図7　下部消化管造影検査②**

### 3）詳細なレベルの指標
①仙骨を含めた側臥位の撮影➡直腸 Rs，Ra，Rb の位置関係
②立位で肛門を収縮，弛緩して撮影➡ Rb 病変と肛門挙筋の位置関係

### 4）外科における下部消化管造影検査の意義
- 病変による狭窄で病変以深の内視鏡検査が不可能な場合
- 技術的に全大腸内視鏡検査ができない場合
- 術前の大腸病変の位置確認
- 術後の吻合部狭窄，縫合不全の診断

# 5　内視鏡検査

## ① 上部消化管内視鏡検査（upper gastrointestinal endoscopy）

● 健診や内科の検査だが，外科医も所見を理解する知識は必要.
● クリップなど手術操作に影響する処置は，ぜひ知っておこう.

### 1）前投薬：造影検査の前投薬＋咽頭麻酔

抗凝固・抗血小板療法患者の検査：日本消化器内視鏡学会のガイドラインを参照（藤本一真ほか. Gastroenterol Endosc. 2012; 54: 2075-102.）

### 2）内視鏡挿入のコツ

①愛護的挿入

咽頭や食道の損傷を起こさないよう，注意深く挿入する.

②タイミング

嚥下し，一息待って食道入口部が開くときに挿入する．嚥下と同時に進めると，上部食道括約筋が締まり挿入できない.

☑ 意識障害，嚥下できない患者にも直視下に挿入する訓練が必要.

### 3）観察のコツ

①挿入時，抜去時いずれも，食道をちゃんと観察しよう！

②可及的に十二指腸，特に Vater 乳頭を観察すること.

③体上部後壁は接線方向で病変を見逃しやすい：送気前に十分観察

④胃角裏も見逃さないように内視鏡を反転した状態で観察.

### 4）外科における内視鏡検査の意義

術前に切除線を決定すること．幽門側胃切除では，口側切離の予定部位にクリップを 2〜3 個打つ．切除側に打てば，十分な口側マージンを確保できる.

☑ 複数のクリップを打つ：手術前に脱落しミスガイドとなるのを防ぐ.
☑ 完全鏡視下に自動縫合器で胃切離：クリップを巻き込んだ場合は開腹へ移行！
☑ クリップが触知できない場合➡術中の透視を併用する.
☑ 止血のためクリップを使用：あらかじめ用途，部位を確認しておく.
☑ クリップ使用から時間が経過：残っているか術前日に X 線で確認.

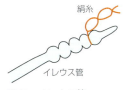

図 8　イレウス管

### 5）内視鏡を用いた処置
#### ①止血処置
a）薬剤局注（エタノール，エピネフリン添加高張食塩水）
b）止血クリップ
c）熱凝固（heater probe, argon plasma coagulation, bipolar, monopolar など）

クリップは確実だが，組織が脆弱な場合は組織損傷が加わる．局注や熱凝固のほうがよい場合もある．また，止血手技で出血を起こしたり，止血後に再出血する場合もある．過剰な局注液や過度の凝固により，潰瘍拡大や穿孔が起こり得る．

#### ②吻合部狭窄に対するバルーン拡張
#### ③イレウス管挿入：幽門輪通過が困難な場合

イレウス管先端に 1-0 より太い絹糸を結び付け，二重に輪を作る（図 8）．胃内に挿入し，内視鏡の鉗子で絹糸を把持し幽門輪に挿入する．鉗子で糸を把持しやすいように二重の輪にしておく．

## ❷ 下部消化管内視鏡検査（lower gastrointestinal endoscopy）

- 自分が実施した経験により，理解できる検査所見もある．
- 挿入から盲腸に達するまでの操作には，コツとピットフォールがある．
- 外科医は，病変部位のマーキングについて知っておく必要がある．

### 1）前投薬
88 頁「上部消化管造影」を参照．

## 2）挿入の一般事項とコツ

　以前は2名で透視下に行っていたが，現在は無透視・1人法が主流である．大腸の長さや屈曲には個人差があり，常に管腔を確認しつつ進める．右ひねりで大腸を伸ばさず短縮しながら挿入するのが理想だが，過長症や癒着などにより屈曲部の様子が異なる．Pushでループを描きながらある程度深部まで挿入し，主に右ひねり，ときに左ひねりでこのループを解除して直線化する．

　画面が赤くなったら，スコープが壁に当たっている．無理に挿入せず，いったん少し引き戻して管腔を再確認すべし．Pushしても視野が遠ざかる場合には，ループが大き過ぎて先端が抜けている．ループを小さくした後，腹部を用手的に圧迫する．

　ループを形成せずに直線化していれば，たいてい肛門〜脾弯曲部が40cm，スコープの先端位置は，腹部を軽く押して判断する．先端が脾弯曲部にあるとき，管腔を見失ったら仰臥位として横行結腸を開く．ループができていない限り，70cmで盲腸まで到達する．圧迫で画面が進むときにはループを形成しているので，ループが大きくならないよう圧迫して挿入する．圧迫により視野が近づいてくれば，正しい圧迫部位である．

## 3）外科における内視鏡検査の意義

　病変部位をマーキングするために行う点墨の手技を，図9に示す．
　穿刺針で粘膜下に生食を0.5mLずつ注入して，粘膜を膨隆させる．針を刺したまま滅菌墨汁入りの1mL注射針で0.2〜0.3mL点墨する．生理食塩水を0.5mLずつ注入し，墨汁で膨隆が黒くなることを確認．十分でない場合，墨汁を0.1〜0.2mL追加し，生食で押し注入する．

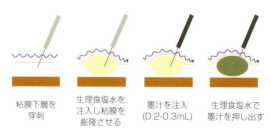

図9　下部消化管内視鏡検査における点墨

過剰な点墨や深い点墨は避ける．点墨が予想以上に広がったり，点墨が認識できないこともある．また，腹膜に点々と墨汁が広がったり，周辺組織が真っ黒になってしまう．病変の口側，肛門側 2 ヵ所の点墨より，肛門側と決めておくのがよい．一つが認識できないと，病変部位を誤認することがあるからである．必要に応じて術中内視鏡を用いる．

　鏡視下に自動縫合器を用いて大腸を切離する場合，術前マーキングにクリップを使用するときは注意が必要である．切離線上にクリップがあると，自動縫合器に巻き込まれ切離できず，開腹を余儀なくされることになる．

　近年，この検査は外科医が施行することは少なくなっているが，外科医としての幅が広がるので，ぜひ手技を習得しよう．

## 6 気管支鏡と EBUS

### ❶ 気管支鏡の要点

- 気管・気管支，肺の病変から組織，細胞，細菌などを採取する．
- 気管支内腔に腫瘍が見えない場合には，生検鉗子を透視で標的へ誘導する．
- CT を利用した仮想気管支鏡画像ナビゲーションも併用する．
- 末梢の腫瘤へ到達するには，radial type EBUS を挿入して確認し，残したガイドシースから生検鉗子やブラシを挿入して細胞を採取する．

#### 1）細胞の採取

①穿刺吸引細胞診：気管支壁を貫き，肺実質の病変を採取する．

②生検：鉗子で病変の一部（組織）をつまみ取る．

③擦過細胞診：病変の一部をブラシで擦り取る．

④気管支肺胞洗浄：50mL の滅菌生理食塩水を気管支～肺に注入，気管支鏡を通して軽い陰圧をかけ，ゆっくり注入した液を回収する．

#### 2）気道内出血に対する対応

気管支検査の終盤には，気道内に出血がないか観察する．

検査終了時には，気胸が起きていないか透視で確認して終了する．

#### 3）合併症

施行後は，必ずチェックしておこう．

①気道出血，②気胸，③発熱や肺炎，④麻酔薬によるアレルギーや中毒，⑤喘息，⑥呼吸不全，⑦心血管系障害．

## ❷ EBUS-TBNA

- EBUS は，先端にコンベックス型プローブとバルンを備える気管支鏡を用いる方法である．
- 先端のバルンに生理食塩水を入れて，気管壁に押し当て，超音波で壁外リンパ節や腫瘍を可視化する．
- TBNA は，中縦隔のリンパ節や腫瘍を穿刺し，組織を採取する．

　EBUS は，気管支内から行う超音波検査で，気管，気管支に接した腫瘍やリンパ節などを観察する（図 10）．また，エコーガイドにより穿刺吸引細胞診も可能である．EBUS は内視鏡に平行な走査面で，穿刺時に針を描出するのに適している．

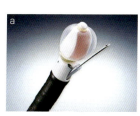 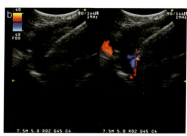

図 10　内視鏡の先端画像（a）と穿刺時のエコー画像（b）
(a 写真提供：超音波気管支ファイバービデオスコープ BF UC260FW〈オリンパス〉)

### 1) 本検査の意義
　①原発性肺がん：縦隔リンパ節への転移を判定し，手術適応を決定．
　②肺がん以外の病気（サルコイドーシスや縦隔腫瘍など）の診断．

### 2) もしこの方法を使わなかったら
　代替検査法として，全身麻酔下の縦隔鏡検査，胸腔鏡検査が必要となる．ただし，これらの方法では細胞診ではなく，組織や縦隔リンパ節を採取できる．目的によって使い分ける．

**Column**

### 腹部の診察は会陰部まで

　私がまだ 2 年目の研修医だった頃の話です．腸閉塞の患者さんが ER に紹介となり，私一人で診察に行きました．比較的若い男性でした．腹部を診察して手術瘢痕がないことや腹部 X 線写真を確認してから，指導医に「原因はわかりませんが，確かに腸閉塞です」と報告しました．すると指導医に「鼠径部はみたの？」と言われてハッと気がつき，慌てて再度診察に行くと，みごとな鼠径ヘルニアの陥頓でした．若い頃は患者さんへの気兼ねもありなかなかできませんが，着衣を陰部まで下ろして診察することの重要性を初めて教わった症例でした．

　また直腸指診も重要な診察方法の一つです．内科の研修医が「直腸指診で直腸がんがあります」と言うので行ってみると，ただの便だったこともあります．普段から直腸指診をして「正常」を知っておかないと，このようなことがおきてしまいます．直腸・肛門の病変のみでなく，便の色や性状，ダグラス窩，前立腺など直腸指診は情報が豊富です．

　「腹部の診察は会陰部まで」と肝に銘じておくべきです．

　　　　　　　　（八木 健：社会医療法人近森会 近森病院，平成元年群馬大学卒）

# E 「外科専門医」の広い基盤作り

## 1 化学療法（chemotherapy）

- 補助化学療法は期限付きの治療であることを念頭に置こう．
- 進行・再発がんに対する化学療法は，使える薬を使い切る．
- 化学療法中に発熱をみたら，好中球数をチェックしよう！

### ❶ 抗がん薬の種類

#### 1）殺細胞薬

効果も毒性も用量依存性である．作用機序は DNA の合成阻害が多いため，共通する有害事象として骨髄抑制，粘膜障害，脱毛などがある．

#### 2）分子標的治療薬

がんの増殖・進展にかかわる分子を標的とする治療薬である．効果および毒性は用量に依存しない．

- a）低分子標的薬：細胞内のシグナル伝達分子を標的とする．
- b）モノクローナル抗体薬：細胞表面の抗原に作用する．

☑ 心毒性，腎毒性，間質性肺炎などの重篤な有害事象もある．

### ❷ バイオマーカーとプロトコル，評価

いくつかの薬剤は，バイオマーカーで薬効を予測可能である．バイオマーカーによる予測が必ずしも的中するわけではないが，first line の治療法を選択するうえで重要な位置を占める．治療効果を判定して，化学療法の継続・変更・中止を決定する．その際，患者の負担も考慮する．レジメンは臓器やがんの組織型により異なる（136 頁「食道がん」，140 頁「胃がん」，157 頁「大腸がん」の項を参照）．

### ❸ 化学療法の有害事象とその対策

有害事象とは化学療法中のあらゆる好ましくない徴候，症状であり，必ずしも薬剤との因果関係は問わない（有害事象共通用語規準〈Common Terminology Criteria for Adverse Events：CTCAE〉参

照），重症度を客観的に評価し，情報共有，減量・休薬の判断に利用する（表 1）．

表1 CTCAE

| Grade | 1<br>（軽症） | 2<br>（中等症） | 3<br>（重症） | 4<br>（危険） | 5<br>（死亡） |
|---|---|---|---|---|---|
| 好中球減少 | 1,500/μL〜 | 1,000〜<br>1,500/μL | 500〜<br>1,000/μL | 〜500/μL | - |
| 血小板減少 | 7.5万/μL〜 | 5〜7.5万/μL | 2.5〜5万/μL | 〜2.5万/μL | - |
| AST 増加<br>対基準値 | 〜3倍 | 3〜5倍 | 5〜20倍 | 20倍〜 | - |
| Cre 増加<br>対基準値 | 〜1.5倍 | 1.5〜3倍 | 3〜6倍 | 6倍〜 | - |

　がんの増殖，進展を抑えるためには有害事象と引き替えという面もあるが，その目的を最大にするためには，次の2点が重要である．

## 1）防ぎ得る副作用の回避（表2）
　壊死性抗がん薬の薬剤漏れは，重篤な皮膚潰瘍を起こし得る．薬剤投与時に点滴刺入部を観察し，膨隆・痛みを観察する．点滴漏れが疑われたら，投与を中止し，局所を冷却し，ステロイド外用薬塗布を行う．アントラサイクリン系抗がん薬の場合，解毒薬としてサビーン®（デクスラゾキサン）がある（高知県では大学病院に常備）．

## 2）副作用のモニタ，適切な対処

表2　副作用の回避法

| アナフィラキシーショック：投与5〜10分以内 |
|---|
| 咳嗽・急激な血圧低下・意識障害が出現し，ショック状態となる．<br>対処：投与中止，心電図・SpO₂，血圧モニタ装着，救急カート準備，エピネフリン筋肉注射，酸素吸入，ICU 搬送など． |
| 骨髄抑制 |
| 最も多いのは好中球減少症➡ G-CSF 適正使用ガイドライン |
| 食思不振・嘔気・嘔吐→日本癌治療学会制吐療法診療ガイドライン |
| 脱水により腎障害を発症し得る．<br>体重測定などの適切なモニタリング |
| 間質性肺炎 |
| 化学療法中突然の発熱・空咳・呼吸困難を生じる例では，昼夜問わず早急に対応が望まれる． |

## ❹ B 型肝炎ウイルスの再活性化

免疫抑制のために HBV が再活性化すると，劇症化することが多い．化学療法前に HBs 抗原を全例スクリーニングすることが大切である．次の 2 つの場合，核酸アナログ投与を考慮する．

　① HBs 抗原陽性
　② HBs 抗原陰性でも HBc 抗体または HBs 抗体陽性

## ❺ 高齢者における化学療法

加齢に伴って身体・生理機能が低下することから，臨床試験の適合基準には年齢制限がある．治療効果にあまり差はないが，高齢者では毒性の発現頻度が高い．個々の肝腎機能，予後予測，本人の希望を総合的に判断して化学療法の適応を決定する必要がある．

## 2 緩和ケア (best supportive care)

### ❶ 緩和ケアの目標 ➡ QOL の維持・向上

がん治療の目標は，①治癒や予後延長と② QOL の維持・向上だが，QOL 向上により予後が改善し，補い合う関係である（包括的がん医療モデル）(図1)．なかでも，痛みのコントロールは QOL 向上の大切な要素である．

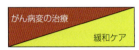

診断時　　　　　　　　　　死亡時　図1　治療とケアのバランス

> 若手医師：私は手術などでもくもくと手を動かすのは得意なのですが，患者さんや家族との会話がどうも苦手です．どうしたらよいでしょうか．
> 先輩医師：コミュニケーションは字の書き方と一緒で，繰り返し練習するのが一番．王道はないが，一番大切なのは「もし自分が相手の立場だったら」と常に考えること．医療全体に共通する．先輩がどんなふうに話しているのかを聞くことや，気のおけない仲間とのロールプレイが役立つだろうね．

### ❷ 痛みの種類を知ったうえで評価を（表3）

表3　痛みの性状と分類

| 侵害受容性疼痛 | 内臓痛 | 腹部腫瘍の痛みなど 局在が曖昧で鈍い痛み，ズーンと重い | オピオイドが 効きやすい |
|---|---|---|---|
| | 体性痛 | 骨転移など局在が明瞭な 明確な痛み，ズキッとする | 突出痛に対するレスキューの 使用が重要になる |
| 神経障害性疼痛 | | 神経叢浸潤，脊髄浸潤など 電気が走る・痺れる・じんじん | 難治性で鎮痛補助薬を 必要とすることが多い |

量的評価に，Numerical Rating Scale（NRS）を用いる（図2）．「痛みがまったくないときを0，これ以上の痛みはないというときを10とすると，今日の強さはどれくらいになりますか？」とたずねる．

その他，Visual Analogue Scale（VAS），Faces Pain Scale（FPS）などがある．

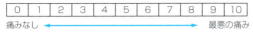

図2 痛みの量的評価

## ❸ 緩和ケアはチーム医療

一人だけが緩和ケアに特化しても，治療チームのなかで浮いてしまう．互いに連携するためには，密なコミュニケーション力が必要である．情報を共有しあって，足りない部分は補い助け合うことが重要である．

## ❹ がん性疼痛治療における基本原則（WHO方式）(表4)

表4 がん性疼痛治療の基本原則

| | |
|---|---|
| by the mouth | 経口投与を基本とする |
| by the clock | 時間を決めて服用する |
| by the ladder | 痛みの強さに応じて薬剤を選ぶ |
| for the individual | 患者ごとの個別的な量で |
| with attention to detail | 細かい配慮をする |

WHOの除痛ラダーを図3に示す．

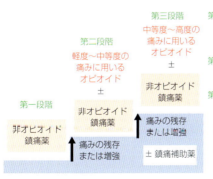

第一段階
非ステロイド性抗炎症薬（NSAIDs）かアセトアミノフェンの薬剤を定期投与
第二段階
第一段階の薬剤に，弱オピオイドの追加投与
第三段階
第一段階の薬剤に，強オピオイドの追加投与
鎮痛薬の副作用対策と鎮痛薬に反応しにくい特殊な痛みに対する治療薬（鎮痛補助薬）をどの段階で併用するかを検討

図3 WHOの除痛ラダー

## ❺ 実際の使用方法（図4）

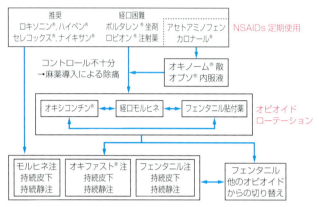

図4 緩和ケア：鎮痛薬の使い方

①非オピオイド鎮痛薬の開始と注意点（表5）．
②十分に痛みが取れない➡ WHOの三段階除痛ラダーに沿ってオピオイドを導入する（表6）．

### 表5 非オピオイド鎮痛薬の注意点

代表的なNSAIDs
　　ロキソニン®　　1回60mg　1日3回
　　ハイペン®　　　1回200mg　1日2回
血中濃度の半減期が約8時間で，1日2回の投与で鎮痛が期待できる
　　ナイキサン®　　1回200mg　1日3回：腫瘍熱に対しても有効
胃粘膜障害，喘息，血小板数低下に注意：PPI，$H_2$ブロッカー併用
　　アセトアミノフェン　1回600mg　1日3〜4回
NSAIDsと異なり臨床上は安全性が高いが，鎮痛効果を期待するためには高用量使用する必要があり，肝障害に注意

表6 オピオイドの導入

```
まずは以下の処方から開始する
    オキシコンチン® 10mg 2錠分2（8時，20時）
    オキノーム® 散 2.5mg（レスキューとして）
    1包疼痛時（1時間あけて繰り返し使用可）
経口摂取困難であれば塩酸モルヒネ10mg／dayで開始
    塩酸モルヒネ注10mg 1A（1mL）
    生理食塩水 47mL
    総量 48mLとして2mL/hで開始
レスキューは1時間量を早送りする（30分空けて反復可能）
その他フェンタニル注，オキファスト®注を使用する方法もある

オピオイドの副作用（嘔気・嘔吐，便秘，眠気）への対策
    ノバミン® 5mg 3錠分3
    プリンペラン® 5mg 3錠分3（30mgまで可）
    酸化マグネシウム 1.5g分3
眠気の対処としてオピオイド減量，オピオイドローテーションなど
```

オピオイド導入のポイントは，
- 非オピオイド鎮痛薬は基本的に中止しない．
- 体格が小さい，高齢者，全身状態不良の場合は少量から．
- 患者の状態や副作用などを考慮してオピオイドの種類を選択．

## ❻ オピオイドローテーション

鎮痛が不十分または副作用があるとき，オピオイドの種類を変更．力価換算表にしたがって，新しいオピオイドの投与量を決める（図5）．

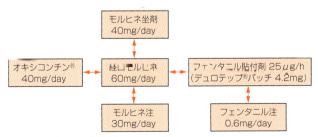

図5 オピオイド換算例

## ❼ がん性疼痛治療の目標

- 第1目標：痛みに妨げられない夜間の睡眠
- 第2目標：安静時の痛みの消失
- 第3目標：体動時の痛みの消失
  ※痛みが残存する場合
    　突出痛➡レスキューを使用
    　持続痛➡定期オピオイドの増量
    　基本的に dose を50％増量（例：オキシコンチン®20mg ➡ 30mg）
  ※鎮痛補助薬：オピオイドに抵抗性の特殊な痛みに使用
    　抗うつ薬，抗不整脈薬，抗不安薬，ステロイドなどがあるが，専門
    　家へのコンサルテーションが勧められる．

## ❽ がん性腹水

　腹腔穿刺➡再貯留で苦痛，タンパク喪失で栄養状態悪化，腹水貯留加速
治療の目標：腹部膨満感，呼吸困難，食欲低下など苦痛の緩和（**表7**）

**表7　がん性腹水の治療および対応方法**

| ①利尿剤 |
|---|
| 　フロセミド 20mg ＋スピロノラクトン 25mg　1日1回少量から開始し漸増 |
| ②腹腔穿刺：症状改善のため |
| 　腹水ろ過濃縮再静注法（KM-CART）：循環血漿量や栄養分の喪失を抑える方法 |
| ③輸液の減量：過剰輸液は腹水を増悪 |
| 　経口摂取がほとんどない状況であれば 500～1,000mL/day とする |
| ④ステロイド |
| 　ベタメタゾン　1回2～8mg　1日1～2回　鎮痛効果，抗炎症効果を期待 |

**One Point**

## KM-CART

CART（Cell-free and concentrated ascites reinfusion therapy：腹水濾過濃縮再静注法）は，貯留した腹水などを抜いて濾過濃縮し，腹水中のタンパクを回収して患者に返す治療ですが，濾過膜が目詰まりしやすく大量処理ができませんでした．高知大学第二外科出身の松崎圭祐医師は，目詰まりした濾過膜を洗浄する機能を持たせ，一気に 10L 以上の腹水を処理する方法を開発し，KM-CART と名付けました（ちなみに "KM" は彼のイニシャル）．この方法により，余命数ヵ月という多くの患者さんが帰宅でき，化学療法も行えるようになりました．さらに，濾過膜の洗浄で回収したがん細胞を，免疫細胞療法や創薬に役立てようと，国立がん研究センターと共同研究を行い，がん細胞バンクを作る取り組みも行っています．若かりし頃に学んだ体外循環技術が，その後進んだ消化器外科で役立っている一例です．

## 3　災害と外科

災害には，次の2つがある.
　①自然災害（地震や津波：高知では南海トラフ巨大地震など）
　②人為災害（航空機・列車事故やテロなど）
外科医としては，自然災害に対する心と知識の備えをしておくべき.

### ❶ 災害時の外科診療（被災地内の病院における診療）

　震災医療の問題は，「負傷者数と医療対応能力の不均衡」である. 大規模自然災害では，被災した医療機関に患者が殺到するが，日常診療とはまったく発想を変え，次の2点に留意すべきである.
　①集中治療が必要な患者を，限られた環境で治療
　②心肺停止の蘇生は断念，軽傷者への治療は最小限に
　現実的に必要になる作業を**表8**に示す.

**表8　災害時に必要となる作業**

| ①全傷病者にトリアージを施行→4種類のカテゴリーに分ける |
| --- |
| 緊急治療群　準緊急治療群　非緊急治療群　死亡群 |
| ②病院の被災状況を把握し，院内で行える医療レベルを確認 |
| ライフライン，医療資源材，マンパワー |
| ③被災地内外の医療施設と連携 |
| ➡集中治療が可能な治療施設と搬送ルートの確保 |
| ④広域大規模災害の被災地内医療機関は二次トリアージの場 |
| ➡集中治療を要する重症例は，原則として収容しない |
| ⑤全身麻酔を必要とする手術は被災地外の病院で行うべき |
| 外科手術としては，ダメージコントロール以上は行わない |
| ⑥災害時には医療資源を節約する必要がある |
| ➡創傷処置は水道水で洗浄，止血，被覆で応急的に |
| ⑦ Preventable Deaths（救命し得たはずの死）を減らす |
| 致命率が低い外傷：四肢・軟部組織・脊柱外傷<br>致命率が高い外傷：クラッシュ症候群，臓器損傷を伴う<br>　　　　　　　　頭部・胸部・腹部外傷（救命可能な最重症例） |

## ❷ 外科診療（手術）中に災害が起きたら（表9）

### 表9 外科診療（手術）中の災害への対応

**起こり得ること（現場で発生するイベント）**
- 棚から物が転落
- 患者が手術台から転落
- 機器が移動・転倒
- 天吊り機材が落下
- 天井が落下，空調の不調による術野の汚染
- 停電後，非常用電源に切り替わらない

**まず行うべきこと（現場の対処で重要なこと）**
- 患者・スタッフの安全確保が最優先
- 手術の継続・中止を判断しなければならない

**行い得ること（現実的な対策や行動）**
- 災害前の病院の耐震化
- 移動時以外の医療機器のキャスターロック
- 術野に清潔な布をかぶせる
- 手術室からの避難ルートを確保
- 患者搬送用の担架を準備

## ❸ 災害対応マニュアルの整備と訓練

　想定以上の激甚災害も含めたマニュアルを作ることは，とうてい不可能である．むしろマニュアル作りや災害訓練を通じて組織の柔軟性を構築する．震災時に地震や火災，津波などの情報を入手するシステムを作る．現場のリーダーが冷静に現場をリードしていくことが重要．手術室に切迫した危機が迫っている場合の患者のトリアージは倫理的に難しい問題もあり，今後議論していくべき課題である．

### One Point

**アマチュア無線の活用**

　東日本大震災で発生直後の通信手段として役立ったのは，衛星携帯電話とアマチュア無線だけだった経験から，高知県医師会ではコストや運用で難がある衛星電話ではなく，アマチュア無線の活用に取り組んでいる．免許取得促進のため2012年から免許講習会を開催し，すでに100名以上が免許を取得している．医師会内にもハムクラブを設立した（コールサイン：JR5YDT）．

**若手医師**：いざ災害となると，院内に誰がいるのか予想がつきません．外科医が居合わせず，病院にも来られないということもありますよね．

**先輩医師**：だからこそ，普段からの備えが大切なんだ．外科をローテートする初期研修医やポリクリの学生には，さりげなく災害時の創縫合や処置のコツを伝授しておいてくれよ．

# F 麻酔と救急，集中治療

## 1 麻酔とペイン

### 1 局所麻酔，浸潤麻酔

- 局所麻酔は外科の基本であり，災害時に最も多用される．
- 麻酔薬は，その場ごとに求められる要件に合わせて選択する．
- リドカインは中毒に注意！ ➡ 早期発見・治療が大切．

#### 1）局所麻酔薬（図1）

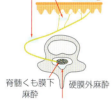

| 麻酔薬 | 使用濃度 (%) | 最大量 (mg) | 持続時間 (分) |
|---|---|---|---|
| リドカイン | 1.0-2.0＊ | 500 | 120-240 |
| ブピバカイン | 0.25-0.50 | 225 | 360-720 |
| レボブピバカイン | 0.25-0.75 | 225 | 360-720 |
| ロピバカイン | 0.20-0.75 | 250 | 360-720 |

＊表面麻酔では，2.0-4.0%

図1　麻酔の種類

リドカインは即効性がある．他は長く効き，術後痛管理によい．

- 痛みの少ない浸潤麻酔のコツ
  ① ていねいに十分説明
  ② 局所麻酔薬テープ（小児など）
  ③ 細い針
  ④ 常温・低濃度の薬剤
  ⑤ 緩徐に注入
  ⑥ 皮内ではなく皮下に注入

#### 2）局所麻酔薬中毒（図2）

- 増悪因子に注意：低酸素，アシドーシス，高齢，妊婦，腎障害
- 中毒時の心抑制は蘇生困難：神経症状の段階で発見・対処が重要

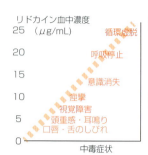

**図2 局所麻酔中毒**

## ❷ 脊髄くも膜下麻酔・硬膜外麻酔

- 少量の麻酔薬で広い範囲を麻酔でき,手術の強い味方である.
- 脊髄くも膜下麻酔・硬膜外麻酔は,両者の特徴を理解し選択する.
- いずれも合併症があり,早期に診断し対処することが重要である.

### 1) 麻酔の概要と特徴(図3)

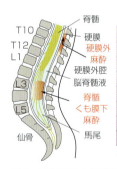

### 脊髄くも膜下麻酔と硬膜外麻酔の違い

|  | 脊髄くも膜下麻酔 | 硬膜外麻酔 |
| --- | --- | --- |
| 穿刺部位 | L2/3以下 | 全領域可能 |
| 効果の強さ | 完全鎮痛,筋弛緩 | 比較的弱い |
| 麻酔薬の量 | 1-3mL | 5-20mL* |
| 効果発現→持続 | 1-2分→2時間 | 5-20分→長時間 |
| カテーテル | 使用しない | 使用→術後鎮痛 |
| 血圧低下 | 急速,高度 | 緩徐,軽度-高度 |
| 適応 | 下腹部以下の手術 | 支配領域の手術 |

＊局所麻酔薬中毒の可能性あり

**図3 脊髄麻酔と硬膜外麻酔**

- エビのような側臥位胸膝位➡肥満,妊婦,脊椎変形では穿刺困難.
- Jacoby線(L4棘突起),肩甲骨下端(T7)を目安に穿刺部を決定.
- 硬膜外針で硬膜穿刺すると,高率(50%以上)に頭痛を発症.
- 穿刺条件:血小板数≧10万/mm$^3$,PT-INR＜1.5,APTT正常範囲内.

## 2）合併症の症状，機序と診断（表 1）

### 表 1　注意する合併症と対処法

| | |
|---|---|
| ①血圧低下（あくび，悪心・嘔吐） | 輸液負荷，昇圧剤，下肢挙上 |
| ②徐脈（交感神経心臓枝の遮断） | アトロピン（0.25-0.5mg）静注 |
| ③高位・全脊麻（呼吸停止，意識消失） | 人工呼吸，昇圧剤 |
| ④脊髄・神経根穿刺（穿刺で放散痛，注入痛） | 全身麻酔へ移行 |
| ⑤硬膜穿刺後頭痛（起立性頭痛） | 輸液，カフェイン，ブラッドパッチ |
| ⑥硬膜外血腫（針，カテ抜去時の血管損傷） | MRI，手術 |
| ⑦硬膜外膿瘍（発熱，背部痛，穿刺部発赤・圧痛，進行性の神経症状） | MRI，抗生物質，手術 |

## ❸ 全身麻酔導入時の気道管理

- 全身麻酔では確実な気道確保が必要：失敗は心停止・死亡の原因．
- 術前にきちんと気道評価を行い，戦略を立てておくことが大切．
- 気管挿管は困難もあるが，一方策として声門上器具がある．

　全身麻酔に気道確保は必須だが，容易でない場合も稀ではない．麻酔導入時に気道確保を失敗すると，死亡につながる．術前に気道評価を行い，気道確保戦略を立てることは重要である．気道管理困難を予測する 12 の術前評価項目（Kheterpal model）が用いられる（表 2）．

### 表 2　気道管理困難

危険因子

| |
|---|
| 男性　≧46 歳　あごひげ ≧BMI 30kg/m² 　太い首 睡眠時無呼吸 マランパチⅢ，Ⅳ 歯牙の存在 短い甲状−頤間距離 下顎の前方移動制限 頸椎の不安定・可動制限 頸部放射線後，頸部腫瘤 |

直視型喉頭鏡による喉頭展開と
フェイスマスク換気の両方が困難な確率

| 術前予測危険クラス（危険因子数） | 発生頻度 | オッズ比 |
|---|---|---|
| Ⅰ：0-3 | 0.18% | 1.0 |
| Ⅱ：4 | 0.47% | 2.56 |
| Ⅲ：5 | 0.77% | 4.18 |
| Ⅳ：6 | 1.69% | 9.23 |
| Ⅴ：7-11 | 3.31% | 18.4 |

（Kheterpal, S. et al. Anesthesiology. 2013; 119: 1360-9.）

気道確保困難，誤嚥の危険性大の場合，意識下挿管を選択する．
予期しない困難➡『気道管理ガイドライン』のアルゴリズムで対応（図 4）

| | |
|---|---|
| 第1段階 | (green zone) フェイスマスク換気 |
| 第2段階 | (yellow zone) 声門上器具挿入 |
| 第3段階 | (red zone) 外科的緊急気道確保 |

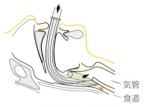

i-gel：カフを膨らませる必要なし
ラリンジアルマスク・チューブなど

**図4　気道管理アルゴリズム（左）と声門上器具（右）**

- SpO₂ 低下より，換気可能か否かが重要
- 換気不能 ➡ 速やかに次の段階に
- 同一施行者による操作は3回以内に

## ❹ 全身麻酔に使用する薬剤

- 全身麻酔では吸入麻酔薬と静脈麻酔薬をうまく組み合せて使う．
- 吸入麻酔薬には，揮発性とガス性があり，それぞれに特徴がある．
- 静脈麻酔薬も使いやすいが，注意点を十分理解して用いる．

### 1）吸入麻酔薬（表3）

最小肺胞内濃度（minimum alveolar concentration：MAC）は，吸入麻酔の強さを示す．

**表3　吸入麻酔薬の特徴**

| | 揮発性 | | | ガス性 |
|---|---|---|---|---|
| | イソフルラン | セボフルラン | デスフルラン | 笑気 |
| 最小肺胞濃度（%） | 1.15 | 1.71 | 6 | 105 |
| 導入・覚醒速度 | やや遅い | 速い | 非常に速い | 非常に速い |
| 鎮痛作用 | ++ | ++ | ++ | ++ |
| 筋弛緩作用 | ++ | ++ | ++ | − |
| 呼吸抑制作用 | + | + | + | + |
| 血圧降下作用 | + | + | + | − |
| 特徴 | 心保護効果 | 小児の導入に | 気道刺激性 | 閉鎖腔膨張 |

## 2）静脈麻酔薬（表4）

- プロポフォール：作用発現が速く持続時間が短い➡持続注入可能
  - 目標制御注入法（target-controlled infusion：TCI）を用いる
  - 鎮静度は BIS モニタ™（コヴィディエンジャパン）でモニタリング
  - 高用量・長期使用でプロポフォール注入症候群発現（乳酸アシドーシスと循環不全）➡小児の人工呼吸中に鎮静で使用してはならない
- 麻薬：持続投与時の蓄積性：レミフェンタニル＜フェンタニル
  - レミフェンタニルは鎮痛の調節性が最も優れた麻薬．

### 表4　静脈麻酔薬の特徴

| 一般名 | 商品名 | 特徴 |
|---|---|---|
| プロポフォール | ディプリバン® | 導入・覚醒が速い，蓄積性小，麻酔維持に使用可 |
| ミダゾラム | ドルミカム® | ベンゾジアゼピン誘導体，健忘作用，循環抑制少 |
| チオペンタール Na | ラボナール® | 超短時間型バルビツール酸誘導体，蓄積性あり |
| ケタミン HCl | ケタラール® | NMDA 受容体拮抗薬，麻薬指定，鎮痛作用あり |
| デクスメデトミジン HCl | プレセデックス® | 中枢性 $\alpha_2$ 受容体刺激薬，鎮静・鎮痛作用あり |

## 5 筋弛緩薬・筋弛緩モニタ

- 筋弛緩薬は，術中のバッキング予防や良好な術野確保に有用．
- よく用いるのは，スキサメトニウムとロクロニウムである．
- 適切な筋弛緩維持のため，TOFで筋弛緩モニタリングを行う．
- スガマデクスは，筋弛緩拮抗薬で筋弛緩作用を消失させる．

### 1）筋弛緩薬の種類（表5）

表5　筋弛緩薬の種類

| 種類 | 脱分極性 | 非脱分極性 |
|---|---|---|
| 一般名（商品名） | スキサメトニウム塩化物水和物（スキサメトニウム®） | ロクロニウム臭化物（エスラックス®） |
| 挿管時使用量 | 1mg/kg | 0.6-1.0mg/kg |
| 作用発現時間➡持続 | 1分➡10分 | 1分➡1〜1.5時間 |
| 代謝・排泄 | 血清コリンエステラーゼ | 肝 |

- スキサメトニウム：発現時間が短く，緊急気道確保時に使用
  副作用として徐脈，高カリウム血症に注意
- ロクロニウム：未変化体で肝排泄のため腎不全患者にも使用可
- 筋弛緩作用の拮抗薬：スガマデクス（ブリディオン®）
  ロクロニウムを包接することにより筋弛緩拮抗作用を発揮する．

### 2）筋弛緩モニタ（四連刺激〈train-of-four：TOF〉）（図5）

TOFに対する反応（TOFカウント）で筋弛緩状態を評価する．
手術終了時に再クラーレ化や残存筋弛緩➡スガマデクス投与．
TOF比（T4/T1）＞0.9となれば，筋弛緩から回復したと判断．

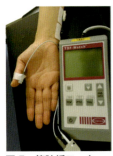
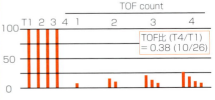

図5　筋弛緩モニタ

## 術後痛管理

> - 投与法には,静脈注射,持続静脈注射,硬膜外腔投与などがある.
> - 各薬剤,投与法の特徴を知った上で,個々の症例で選択する.

### 1) 術後痛管理の薬剤 (表6)

表6 術後痛管理の薬剤

| 薬剤(商品名) | 使用方法 |
|---|---|
| フルルビプロフェン アキセチル (ロピオン®) | 50mg を緩徐に静注⇒必要に応じて反復投与. 1日4回6時間毎.腎機能障害患者には使用しない. |
| アセトアミノフェン (アセリオ®) | 300-1,000mg を 15 分で静注.1日総量 4,000mg まで. 肝障害(特にアルコール性)患者に使用しない. |
| 塩酸モルヒネ | 1-5mg 痛みが軽減するまで 5-10 分毎に反復静注. 静脈内 PCA:ベースなし,ボーラス 1-2mg,ロックアウト 10 分. 硬膜外投与:1日 1-3 mg.遅発性呼吸抑制に注意. 腎不全では作用が遷延することに注意. |
| フェンタニル | 静注後数分で効果,10 分で最大,30-60 分持続. 静脈内 PCA:ベース 0.4μg/kg/h ⇒ボーラス 0.4μg/kg, ロックアウト 10 分. 硬膜外投与:0.4 μg/kg/h ⇒年齢や状態に応じて増減. 代謝産物は非活性型で,腎不全でも作用が遷延しない. |

基本は多角的鎮痛法:オピオイド,区域麻酔,NSAIDs などを併用.

### 2) 患者自己調節法 (patient-controlled analgesia:PCA) (表7)

表7 PCA:静脈内と硬膜外の違い

| | 利点 | 欠点 |
|---|---|---|
| 静脈内 PCA | 投与経路確立が容易,適応が広い. 効果発現が早い. | 内臓痛に有効だが体性痛には弱い. 消化管機能の回復が遅延する. |
| 硬膜外 PCA | 体動時痛に効果が高い. 呼吸器合併症が比較的少ない. | 手術部位や抗凝固療法で適応限定. 穿刺に技術を要し,合併症も存在. |

オピオイドで悪心・嘔吐⇒ドロペリドール (10-20μg/kg) 静注.
呼吸抑制が生じた場合,オピオイドの減量・中止を検討する.
重篤な場合,ナロキソンを少量ずつ静注 (1回量 0.01~0.02mg)
(半減期が短いため,30~60 分ごとに追加投与する必要がある).

# 2 ショック (shock), 心停止 (CPA)

## ❶ 心肺蘇生法 (CPR)

〜意識・呼吸・脈のない人をみたら〜
➡ 人と物を集めろ！：緊急コール，救急カート，除細動器か AED
➡ とにかく胸骨圧迫！：胸の中央，胸骨の下半分を垂直に
　100〜120 回／min，深さ 5〜6cm で圧迫後は recoil
➡ VF，pulseless VT をみたら，すぐ除細動！

### 1) 人工呼吸のポイント (図 6)

- バッグバルブマスク (bag valve mask：BVM) ➡ 胸骨圧迫：人工呼吸＝ 30：2（同期）
  気道を確保（頭部後屈，あご先挙上），EC 法でマスクホールド
  1 秒／回 ×2 回，胸が軽く上がる程度（過換気は予後を悪くする）
- 気管挿管（BVM 換気ができないとき・人工呼吸管理が必要なときなど）：10 回／min で換気（非同期）
  チューブの径と深さ（門歯）の目安：男性 8mm（21〜24cm），女性 7mm（19〜22cm）

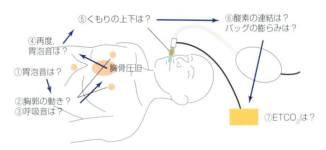

図 6　挿管の確認

## 2）除細動

二相性：150J，単相性：360J

放電時は安全確認！

- 適応：心室細動（VF）と無脈性心室頻拍（pulseless VT）
- 禁忌：心静止（asystole）と無脈性電気活動（PEA）

### 3）静脈路確保のポイント

末梢から，できるだけ太い針で，生食または乳酸リンゲル液

☑ 確保できないとき→骨髄路：脛骨粗面から骨髄針で．
（中心静脈路〈central venous line：CV〉ではない）

### 4）薬剤投与のポイント

アドレナリン 1mg ワンショット静注⇒生理食塩水 20mL で後押し
⇒上肢を 20 秒挙上⇒アドレナリンは 3～5 分毎．極量なし．

### 5）ETCO$_2$

質の高い CPR，自己心拍再開（ROSC），後評価に有用．

ETCO$_2$ が 10mmHg 以上を保つように胸骨圧迫する．ROSC が得られると急激に上昇する．急低下は，再心停止と DOPE を考える．

D：挿管チューブの位置の異常

O：チューブの閉塞

P：気胸

E：機器の異常

### 6）ROSC したら

- ・バイタルサインチェック ・呼吸と意識の確認 ・各種血液検査
- ・12 誘導心電図 ・画像検査（エコー，胸部 X 線，CT など）
- ・必要に応じて，PCI，脳低体温療法

### 7）ROSC しなかったら

何らかの原因がある：蘇生のスタートが遅かったとばかりは言えない．
⇒原因についての情報がほしい：CPR-TEE（121 頁参照）

☑ アンビューバッグ™ と BVM™って違う？
アンビューバッグは Ambu という会社の BVM です．
正式名称は「アンブ蘇生バッグ ®」．BVM は一般名です．
最近は、BVM も使い捨て（ディスポーザブル）になってきています．

## ❷ ショック患者の診断

- エコーがないとき ➡ Nohria-Stevenson 分類（身体診察）を使え．
- エコーがあるとき ➡ 左室短軸像から鑑別しよう．

### 1）Nohria-Stevenson 分類（表8）

#### 表8　Nohria-Stevenson 分類

|  |  | うっ血所見 |  |
|---|---|---|---|
|  |  | −（dry） | ＋（wet） |
| 低灌流所見 | −（warm） | dry-warm | wet-warm |
|  | ＋（cold） | dry-cold | wet-cold |

うっ血所見　起坐呼吸，頸静脈拡張，浮腫
低灌流所見　小さい脈圧，四肢冷感

### 2）エコー診断（図7）

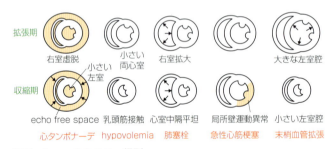

図7　ショックのエコー鑑別

　バイタルサインチェックでは，収縮期血圧（拡張期血圧は不要！），血圧計がなければ触診で収縮期血圧推定，経時的にモニタ可能である．
（頸動脈 ➡ 30mmHg，大腿動脈 ➡ 60mmHg，上腕動脈 ➡ 80mmHg）
原因に限らず静脈路確保，輸液開始と同時進行で診断を進める．
　超緊急で治療を要する外科的疾患（3つの acute syndrome）を判別．
① acute cardiac syndrome：急性心筋梗塞
② acute aortic syndrome：大動脈瘤破裂，大動脈解離
③ acute pulmonary syndrome：肺塞栓

## 3）CPR-TEE（心肺蘇生中の TEE）

心拍動が再開しない場合，再開しない原因があるはずであり，それを解決する手立てが必要である．原因を知らなければ次の手が打てない．VT，VF ではカテ診断，CT 診断はできないが，CPR 中でも TEE は可能である．心停止に至る代表的な疾患，病態の TEE 所見を図 8 に示す．

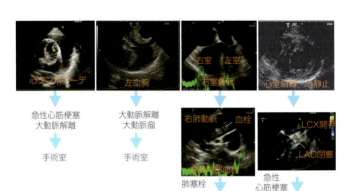

図8　CPR-TEE

TEE 所見から必要となる治療へのロードマップを描ける．心静止の場合，体外式・頸静脈ペーシングで心拍再開することがある．バルーン付ペーシングリードを TEE ガイドで右室に誘導し（胸骨圧迫で順行性血流が生まれる），ペーシングする．

若手医師：心エコーは難しいし，TEE はとてもできそうにありません．画像が撮れても自分の診断が正しいかどうか自信がないのですが，どうすればいいですか．
先輩医師：心エコー程度は初期研修でマスターしておきたかったね．今からでも遅くないし，今はエコーシミュレータが強い味方だ．後輩たちはできるようになって追いかけてくるよ．外科で大切なことは，急に必要になる手技や知識を普段から勉強しておくことだよ．

# 3 多発外傷（multiple injury）

~防ぎえた「外傷死」を減らせるか~
- 急性期のショック：出血性ショック，非出血性ショックに分類
- 90％以上が出血性ショック！ 非出血性は閉塞性が重要！
- 第一印象 ➡ primary survey ➡ 安定化 ➡ secondary survey

## ❶ 第一印象

救急車～初療室の間で，簡便な方法で緊急度を判断！

## ❷ Primary Survey（生理学的評価）…ABCDE アプローチ（表9）

全脊柱固定 ➡ unpackaging は必ず頭から！
バイタルサインをチェック ➡ 崩れていれば安定化を図る！

### 表9 ABCDE アプローチ

**A（Airway）：発語があれば気道は開通**
閉塞時は吸引，下顎挙上法で気道確保，頸椎保護に努める！
気管挿管 ➡ ダメなら輪状甲状靭帯穿刺・切開（気管切開ではない）

**B（Breathing）：頸部と胸部**
頸部の診察：頸静脈怒張，皮下気腫，気管偏位
胸部の診察：視診，聴診，触診，打診，呼吸回数，SpO₂
外傷死の 1/4 は胸部外傷が原因，多発外傷の 1/2 は胸部外傷を合併

**C（Circulation）：「SHOCK」+ FAST +胸部X線+骨盤X線**
S：Skin：皮膚の蒼白冷感湿潤
H：Heart Rate：末梢動脈触知，強弱，タイミング，不整
O：Outer Bleeding（活動性外出血）➡ すぐ圧迫止血
C：Capillary Refill Time（毛細血管充満時間）：正常く2秒
K：Ketsuatsu（血圧）：ショック＝血圧低下ではない！

**D（Dysfunction of CNS）：生命を脅かす中枢神経系の評価**
GCS または JCS で評価．以下は，「切迫する D」
①GCS 8 点以下（JCS 30 点以上）
②急速にレベルが悪化（GCS 合計点が 2 以上の低下）
③瞳孔不同，片麻痺，Cushing 徴候など脳ヘルニアを疑う所見
➡気管挿管の適応，脳外科 call，Secondary Survey の最初に頭部 CT

**E（Exposure and Environment）：脱衣と体温管理**
・体温管理と保温
・脱衣による外傷の確認

☑ 内出血の検索方法
　　胸腔：胸部ポータブルX線で大量血胸，多発肋骨骨折，強い肺挫傷，気胸をチェック
　　腹腔：FAST（図9）
　※ EFAST（Extended FAST）：FASTに加え気胸も評価（表10）
　　後腹膜…骨盤ポータブルX線で不安定骨盤骨折の有無をチェック
　➡ 必要なら輸液，輸血，緊急止血術
　　　（damage control surgery，肝動脈塞栓術〈TAE〉）
☑ 外傷で体温＜34℃は救命困難！➡ 保温（低体温は凝固能を悪化）

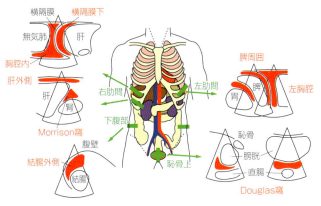

図9　FAST

表10　TAFXXX：Primary Survey で蘇生が必要となる超緊急事態

| 損傷・病態 | 異常 | 蘇生処置 |
|---|---|---|
| T：Cardiac Tamponade（心タンポナーデ） | C | 心嚢穿刺，心膜開窓術 |
| A：Airway Obstruction（気道閉塞） | A | 確実な気道確保 |
| F：Flail Chest（フレイルチェスト） | B | 陽圧補助換気 |
| X：Tension Pneumothorax（緊張性気胸） | B, C | 胸腔穿刺，胸腔ドレナージ |
| X：Open Pneumothorax（開放性気胸） | B | 創閉鎖，胸腔ドレナージ |
| X：Massive Hemothorax（大量血胸） | B, C | ドレナージ，止血術 |

その他：腹腔内出血，不安定骨盤骨折，両側大腿骨骨折 ➡ 止血術，創外固定等

## ❸ Secondary Survey（解剖学的評価）

バイタルサインが安定，あるいは安定化が図れたらチェック．
身体診察：頭の先〜つま先，すべての穴，背面も観察．神経診察
➡必要に応じて CT

### 1）切迫する D（表 9 参照）

まず頭部 CT を，そして同時に pan-scan CT を撮影する．

### 2）全身診察の前に AMPLE 聴取（表 11）

#### 表 11　AMPLE 聴取

| | |
|---|---|
| A | Allergies（アレルギー） |
| M | Medication（内服薬） |
| P | Past Medical History／Pregnancy（既往歴／妊娠） |
| L | Last meal（最終の食事） |
| E | Events & Environment（受傷機転・受傷現場状況） |

### 3）Trauma pan-scan CT

①頭頸部 X 線，②頭蓋底〜骨盤造影早期，③胸部〜骨盤：造影後期
第 1 段階（FACT）：緊急処置が必要な項目だけを評価…迅速性
第 2 段階：適切な治療方針を決定するための評価…適切性
第 3 段階：見落としのない正確な再読影…正確性

## ❹ 感染予防

徹底した洗浄，デブリ．6 時間以上経過した創は一次縫合しない．また，破傷風予防を行う．
①成人で破傷風トキソイド歴不明，最終接種より 10 年以上
　➡破傷風トキソイド筋注
②破傷風トキソイド歴不明か最終接種より 10 年以上
　➡破傷風ヒト免疫グロブリンを考慮
抗菌薬は，開放骨折，広範囲軟部組織損傷，管腔臓器損傷，穿通性外傷などの場合，グラム陽性球菌に有効な抗菌薬を短期間使用．

## 4 動脈穿刺

- 周術期には観血的血圧測定のために動脈穿刺を行うことが多い.
- 血行動態の不安定な急患でも, リアルタイムモニタとして有用.
- 観血的血圧測定 (A line〈動脈ライン〉) では, 血圧だけでなく, 波形のパターンから心拍出量や血管内容量が推定できる.
- 動脈穿刺において, 確実で素早い留置にエコーは有用である.

### 1 動脈穿刺の目的

OR や ICU (集中治療室) で A line (arterial line) を橈骨動脈に留置する. 主な目的は, ①血圧の連続モニタ, ②動脈血採取 (ガス分析), ③大動脈内バルーンポンプ (IABP) や経皮的心肺補助装置 (PCPS) の設置などである. 血圧を連続モニタする主な対象は, ①心臓手術や大量出血が予想される手術, ②ショック状態や心不全の患者の管理である.

### 2 穿刺部位と方法

橈骨動脈を使うことがほとんどだが, 穿刺しにくい場合, 尺骨動脈, 上腕動脈, 大腿動脈, 足背動脈, 後脛骨動脈, 浅側頭動脈も用いる. 穿刺する際には, 意識のある患者では疼痛緩和のため 26G などの細い針を用い, リドカインで局所浸潤麻酔を施行してから行うほうがよい.

穿刺は触診法で可能だが, 低血圧や肥満, 小児などでは困難な場合もある. エコーガイドは, 穿刺の成功率を高め, 穿刺に適した場所を選択できる利点がある. 携帯エコーでも図 10 に示す程度の画像は得られる.

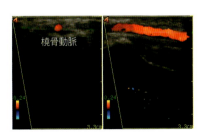

図 10 橈骨動脈 (携帯エコー画像)

### ❸ 動脈穿刺の合併症

重症な症例を管理するうえで不可欠な動脈穿刺，A line だが，穿刺時，留置後に起こり得る以下の合併症に注意が必要である．

#### 1）出血，血栓閉塞
穿刺部位からの出血で，血腫をつくったり動脈の血栓閉塞をきたす．また感染，仮性動脈瘤など．

#### 2）手指の虚血
手掌での橈骨動脈，尺骨動脈の弓状交通が不十分な場合，手指の虚血をきたすことがあるため，穿刺前にアレンテストで確認しておくことが必要である．はっきりしない場合は，snuff box 法で確認する．

#### 3）神経障害，疼痛
並走する神経の障害で，疼痛をきたす．

#### 4）医原性動静脈瘻
穿刺時に浅層にある静脈を貫通した結果，抜去後に瘻孔を生じる．

☑ **A line から得られるのは圧情報だけではない！（図11）**
- 圧ラインが大きく呼吸性変動 ➡ 循環血液量不足
- 緩やかな波形の立ち上がりと駆出時間の延長 ➡ 大動脈弁狭窄
- 一拍毎に波形の大小を認める（交互脈）➡ 左室不全
- 波形の収縮期部分の面積から心拍出量を推定できる
 （連続的に評価できるモニタも市販されている）

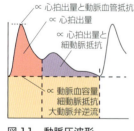
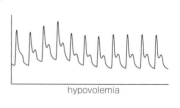

図11 動脈圧波形

## 5 中心静脈路（central venous line）

- 中心静脈路確保は，致命的な合併症もあることに留意すべきである．
- 外科専門医は，エコーを上手に使い，ミスゼロで施行しよう．

### ❶ 中心静脈路確保の目的と穿刺部位（表12）

表12　中心静脈路の目的とルート

| 中心静脈路の目的 | 中心静脈路のルート |
|---|---|
| ・輸液，薬剤投与のルート | ・内頸静脈 |
| ・中心静脈栄養 | ・鎖骨下静脈 |
| ・中心静脈圧測定 | ・大腿静脈 |
| ・透析用のブラッドアクセス | ・尺側皮静脈や橈側皮静脈 |
| ・肺動脈カテーテル用のシース | 　（PICCカテーテル） |

☑ Tips：
・「急速輸液に20cmのトリプルルーメンカテーテル」は誤り．
・「短く太い」ルートのほうが滴下スピード大（ポアズイユの法則）．
・急速輸液なら，16Gの短い末梢留置針がよい（留置も迅速）．

### ❷ 合併症

　エコーガイドが普及したが，それでも致命的な合併症が起こっている（表13）．今後の課題である．モニタを必ず準備（心電図，パルスオキシメータ，血圧計など）．「いつもと何か違う」と感じたら，そのまま進めないこと．「ガイドワイヤが進まない，抜けない，進めるのに抵抗がある，血液が引けない」などは，合併症の警告サインかも．

表13　中心静脈路確保による合併症

| | |
|---|---|
| 動脈誤穿刺 | 血腫形成，出血 |
| 血栓閉塞 | 複数回穿刺により |
| 血胸 | 鎖骨下動脈穿刺により |
| 気胸 | 肺を誤穿刺し空気漏出 |
| 空気塞栓 | 肺の誤穿刺により，肺胞－静脈交通が起こるため |
| 迷入 | 上大静脈，内頸静脈など |
| 感染 | 長期留置で起こりやすい |

Ⅰ 総論

F 麻酔と救急，集中治療

### ❸ エコーを活用しよう！ただし適切に

「エコーなしでも，まず大丈夫」と言う先輩もいると思うが，「まず」ではなく，「100％一発成功かつ合併症ゼロ」をめざせ！ただ，エコーを用いても合併症，死亡事故は起きることがある．エコーをきちんと使えていないことを示している．エコーの役割は，次の2つである．
　①穿刺前の評価：位置，開存，動脈との重なり，蛇行，径など
　②穿刺時の評価：確実に内腔を捉えたことを確認

☑ 短軸法のエコーガイド下穿刺のピットフォール
　「針の先端はどこか」「針の向きはどうか」に注意し，針が入り過ぎたり，動脈のほうに向いていないか確認しながら行う（図12）．

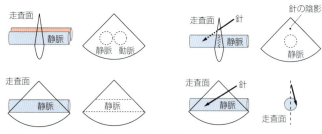

図12　短軸法（上段）と長軸法（下段）

☑ 陰圧で針を進める手技のピットフォール
　陰圧をかけ過ぎると，壁に吸い付き，内腔を捉えられない（図13）．

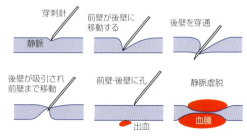

図13　針の貫通

## 6 呼吸管理

### ❶ 呼吸管理とレスピレータ

- レスピレータを用いる呼吸管理では，適切なモニタリングを．
- 気道管理は，肺炎や他の合併症を防ぐためにも必須である．
- レスピレータのモード，設定条件などをきちっと理解しておこう．

#### 1）モニタリング
##### ①酸素化
- パルスオキシメータで酸素化を連続モニタ：95％以上
- 動脈血ガスで $PaO_2$ を間欠的にチェック：60mmHg 以上を維持
  ➡ $FiO_2$，PEEP などを調整
##### ②換気：分時換気量（自発呼吸）100mL/kg/min 以上必要
- 挿管中は $ETCO_2$ で連続モニタできる
- 動脈血ガスで $PaCO_2$ を間欠的にチェック

#### 2）非挿管での気道管理
　半覚醒状態では舌根沈下に注意し，必要に応じエアウェイを使用する．ファウラー位にすると，横隔膜が下がり，換気がいくぶん楽になる．

　気道内分泌液は，体位ドレナージや squeezing など理学療法で喀出を促す．効果不十分なら，簡易気管切開法（ミニトラックなど）や気管支ファイバースコープによる吸引が有効である．

☑ 高齢者では，早めの積極的な処置が大切

☑ 気管・気管支周囲の広範なリンパ節郭清後や気管支形成術の術後迷走神経枝切断で咳嗽反射が弱い➡喀痰排出に補助が必要

　2～4 週間以上の挿管管理が必要なら，気管切開に変更

#### 3）人工呼吸導入の基準
　①室内気吸入下で $PaO_2$ が 50mmHg 未満
　② $PaCO_2$ が 60mmHg 以上（または平常時＋ 20mmHg）
　③ $PaO_2/FiO_2$ < 200mmHg
- 導入時の設定
　① $FiO_2$：1.0 で開始➡ $PaO_2$ ≧ 80mmHg を維持しつつ 0.1 ずつ下げる
　②1 回換気量：7-10mL/kg（予想体重）

Ⅰ 総論

F 麻酔と救急、集中治療

**129**

⇒ pH（7.35-7.45），$PaCO_2$（35-45mmHg）を目標に
酸素化，換気が改善しない場合，必ずその原因がある．
原因を突き止め解決の手立てを ⇒「維持」より「改善」「解決」

### 4）呼吸の初期設定

1 回換気量 TV 6-10mL/kg（kg は理想体重あたり）

理想体重　男性：50.0 + 0.9×〔身長（cm）-152〕

　　　　　女性：45.5 + 0.9×〔身長（cm）-152〕

TV は 10mL/kg（正常：5-8mL/kg）を超えないように，Pinsp（1 回吸気圧）：10-15$cmH_2O$ から始めて，目標 TV を目指す．PS を付加する場合は 5-20$cmH_2O$．Tinsp（吸気時間）1.0-1.5 秒，f8-12／min，PEEP（呼気終末陽圧）3-5$cmH_2O$

### 5）換気モード

表 14 から，その状況に適したモードを選択．

**表 14　換気モードの選択**

① A/C：assist-control ventilation
　吸気努力を感知し，設定した 1 回換気量または圧を送り込む．
　Savina®（ドレーゲル社）では，圧での A/C を BiPAP，量での
　A/C を IPPV と呼ぶ．
② SIMV：synchronized intermittent mandatory ventilation
　（同期式間欠的強制換気）：普通 PSV と併用される
　吸気努力を感知し設定数だけ換気量／圧を送り込む．
③ PSV：pressure support ventilation
　吸気努力を感知し，圧を供給することで助ける
④ CPAP：PEEP のみ
⑤ CMV：controlled mechanical ventilation（調節人工呼吸）
　　　　A/C と同義

## ❷ 気管切開（tracheostomy）

● 気管切開には，外科的切開法と経皮的挿入法の 2 種類がある．
● 後者はセルジンガー法による挿入法と鉗子を使用する方法がある．
● いずれも，外科医なら必要時に手際よく実施できる必要がある．
● 一人で実施することもあるので，チームの教育も大切である．

## 1）外科的な気管切開

仰臥位で肩枕を入れ，頸部伸展，触診で甲状・輪状軟骨の位置を確認する．腫瘍などで偏位している場合もあることに注意する．切開部位は，胸骨切痕から1.5横指頭側，約3cmの水平切開線である．

## 2）手順 **Web**

①1％リドカインで浸潤麻酔後，皮膚切開し，電気メスで皮下を切開．
②筋を左右に分け，気管前面に到達．甲状腺狭部は頭側に避ける．
③第2〜4気管輪の気管前壁を露出，固定糸をかけモスキートで把持．
④固定糸を軽く牽引し，糸の頭側で気管正中を尖刀で5mm程切開．
　メッツェンバウムの片刃を切開部に引っ掛けて逆U字型に切開．
⑤内腔を確認し，気切チューブを挿入し，気管チューブを抜去する．
⑥内筒抜去，カフ拡張：気管内を吸引し，人工呼吸器と接続する．
⑦皮膚切開部は両端をチューブの太さに合わせて縫合閉鎖する．
⑧気管切開チューブにYガーゼを巻きつけ，紐で頸部に固定する．

## 3）経皮的気管切開　専用鉗子を使う方法（図14）

第1〜2または第2〜3気管軟骨間の靭帯レベルにマーキングする．$FiO_2$ 1.0とし，心電図，$SpO_2$モニタなどをベッドサイドに配置する．気管チューブを移動し，カフが声門の真上にくるようにする．穿刺予定部の皮膚を局所麻酔し，そのまま局麻穿刺針で気管穿刺する．空気の吸引を確認し，針を浅くして全層に局所麻酔する．チューブの太さに合わせて皮膚切開し，専用の留置針で穿刺する．空気の逆流を確認し，尾側に留置カニューラ（外筒）挿入．カニューラからガイドワイヤを気管に挿入，自由に動くことを確認し，Seldinger法で拡張後，鉗子を閉じた状態で気管内腔に挿入する．鉗子の挿入抵抗がなくなりガイドワイヤが自由に動くことを確認する．両手で鉗子を開いて気管壁を拡張する（しっかりと拡張操作を行う）．

キシロカインゼリーをつけた気管切開チューブを挿入し，ガイドワイヤとオブチュレータを抜去し，カフを膨らませる．気道内の分泌物を吸引，手技の成功を確認し，換気を開始する．気管支鏡でチューブが気管にあることを確認．

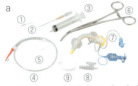
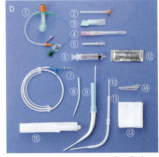

(写真提供:スミスメディカル・ジャパン)

(写真提供:コヴィディエンジャパン)

### 図14 経皮気管切開キット

a パーキュティニアス・トラキオストミー・キット
①スカルペル，②14G静脈留置針・カニューレ，③シリンジ（10mL），④ガイドワイヤ，⑤プラスティックダイレータ，⑥ガイドワイヤ・ダイレーティング鉗子，⑦ガイドワイヤ対応カフ付気管切開チューブ，⑧コントロールバルブ，⑨ネックテープ

b Neo-Perc™ 経皮気管切開セット：セルジンガー法
①気管切開チューブ，②インナーカニューラ，③スカルペル，④OTNカニューラ，⑤フーバー針，⑥シリンジ，⑦ガイドワイヤ，⑧1次ダイレータ，⑨2次ダイレータ，⑩ガイディングカテーテル（2本），⑪オブチュレータ，⑫ゼリー，⑬ガーゼ（3枚），⑭バキュームブレーカ™，⑮ネックホルダー

**Column**

## 気管切開のコツは，最後まで気管切開しないこと

穿刺法による経皮的気管切開の機会が増えました．難易度は体格・首の長さ・皮下組織の厚さ，甲状腺の大きさによってさまざまです．皮下組織の厚い症例では「たかが気管切開」と侮らず，手術台で通常の気管切開を施行することを勧めます．手術台は病床ベッドに比較して幅が狭く，気管切開の視野がよく，深い術野でも無影燈の光が入ります．私が気管切開を教えるとき研修医に必ず言うことは，

「気管切開のコツは，最後まで気管切開しないこと」

一瞬 "!?" という顔を見るのが楽しみの謎掛けです．真意は，「気管軟骨を露出し，気管壁に一針糸をかけた状態の，完成された術野ができあがるまで，焦って気管切開しないこと」です．ひとたび気管にメスを入れると咳嗽反射を引き起こし，体動は激しくなり，同時に気道内の痰が術野に噴出します．気管は思ったより深く，研修医が気管チューブを一回でうまく挿入できない場合，多くは気管前壁より浅い層にチューブ先端を挿入してしまいます．よって，気管前壁を十分露出し，支持糸をかけておくことが重要です．静脈・動脈ライン確保等の手技にも共通して言えることですが，肝心の穿刺や切開に至るその瞬間までに，適切な術野を完成させているか否かで成功の是非はすでに決まってしまっているのです．また，気管内挿管の困難な状況で緊急気道確保の必要性に迫られた場合は，迷わず輪状甲状靱帯切開を選択しましょう．

(穴山貴嗣：高知大学医学部外科学（外科二），平成 8 年高知大学卒)

# II

# 各論

# A 消化管と腹部内臓

## 1 食道がん（esophageal cancer）

- 食道がんでは，手術が最も「根治」の可能性が高い治療である．
- 標準術式は，食道亜全摘，3領域リンパ節郭清，胃管再建である．
- 切除郭清範囲や再建法は，病変部位や進行度，体力により決定．
- 最近行われている「腹臥位での胸腔鏡下食道亜全摘術」にも注目．

### ❶ 基本的事項

『食道癌診療ガイドライン』，『臨床・病理 食道癌取扱い規約』を参考に，占居部位の名称，壁深達度，所属リンパ節，リンパ節郭清，stageと進行度，TNM分類などを押さえておこう．

### ❷ 治療方針

ステージにより異なる（表1）．

表1　がんステージごとの治療法

| | |
|---|---|
| 早期がん（T1a） | 内視鏡的粘膜下層剥離術（ESD） |
| Stage I（T1b，N0，M0） | 化学放射線治療も有効 |
| T1b以深 | リンパ節転移を考慮し手術適応を決定<br>（他臓器浸潤，転移などをチェック） |

手術では胸部，腹部両方へのアプローチが必要で，侵襲を最小限にする工夫が大切である．合併症回避の観点からみると，胃管の灌流が手術成功のキーとなる．患者の多くは喫煙者で，心血管系，呼吸器系の疾患が潜んでいるかもしれない．心電図，心エコー，CT（冠動脈石灰化），術後の呼吸器合併症に注意しよう．

☑ 周術期管理，臓器灌流を含め，循環器，呼吸器の知識も大切である．腹腔動脈起始部の狭窄があると，胃管の血流に影響するかもしれない．

☑ 再建術式の経路には，胸骨前，胸骨後，後縦隔経路があるが，前2者は心臓血管外科医泣かせであり，治療のリスクも高くなる．この経路を選ぶ場合は，ぜひ心血管疾患の発症予防に力を入れてほしい．

## ❸ 手術の流れ

### 1) 腹臥位で胸腔鏡下縦隔郭清(図1) Web

　低侵襲,良好な視野で確実な手術操作を行える.腹臥位で肋間からトロッカーを挿入し,胸腔内に$CO_2$を注入し肺を虚脱する.

☑ トロッカーによる可動制限があるためセッティングが重要となる.

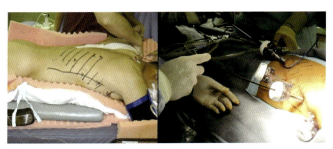

図1　腹臥位胸腔鏡手術の体位とトロッカー留置部位

　食道周囲,縦隔,反回神経の郭清では,反回神経の損傷に注意が必要で,反回神経の走行を認識しておくことが大切だ.神経の熱損傷や物理的損傷に留意して,愛護的操作が必要である(図2).

☑ 神経保護も重要だが,周囲臓器の保護はより重要である.

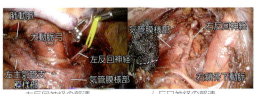

図2　左右反回神経郭清と周囲臓器

### 2) 仰臥位で腹腔鏡下胃管作製

　胃小弯と膵上縁郭清を行う.右胃大網動脈と胃壁内血管網を温存する.拍動触知や色調,ICG(indocyanine green)蛍光法で血流を評価し,胃管を作製する(図3).左右大網動脈の交通や胃壁内の血管網は個人差があるため,各症例での評価が重要.結腸,空腸も用いられる.

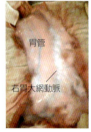

図3 ICG蛍光法を用いた血流の
よい胃管作製

### 3）頸部吻合

最も血流が不足しやすい部分である．吻合は丁寧，かつ確実に行う．

## ◆ 従来手術（右開胸手術）との違い（表2）

表2 内視鏡手術の利点・欠点

| | |
|---|---|
| 利点 | ①創が小さく痛みが少ない<br>②拡大視効果で出血を最小限に抑えられる<br>③麻酔管理が側臥位より安定している |
| 欠点 | ①手術時間が長い（手術時間も侵襲に影響）<br>②器具のコストがかかる（腹腔鏡＋胸腔鏡）<br>③万が一の心停止の場合，胸骨圧迫ができない<br>　➡ 術前に緊急側臥位開胸のシミュレーション |

## ◆ 術後管理の要点

経腸栄養，離床，リハビリは早期に開始する（特に高齢者）．術後に注意すべき合併症（発生時期）は，①術後出血（〜翌日），②肺炎（〜1週間），③縫合不全（5〜7日目）である．

1週後に内視鏡で吻合部を確認し，食事を開始する．反回神経麻痺があっても食事は可能だが，誤嚥には十分注意する（特に高齢者）．開胸の侵襲が加わっており，肺炎は回避したい．

## ◆ 化学放射線治療

適応となるのは，次の症例である．
　①遠隔転移，他臓器浸潤で根治切除不能症例
　②根治切除可能だが手術を希望しない症例

多門照射や強度変調放射線治療（intensity modulated radiation therapy：IMRT）により有害事象は軽減されるが，遺残・再発症例で救済手術が必要になると，根治の評価が難しく再発も多い.

手術適応は適切に検討すべきである．治療として以下を行う.

　①分割照射（当院では30回分割，総線量60Gyが多い）

　②化学療法（CDDP＋5-FU〈S1〉またはCDDP＋5-FU＋docetaxel）

注意すべき障害として急性期は放射線食道炎，皮膚炎，肺臓炎，骨髄抑制，晩期は肺炎，穿孔，脊椎壊死，胸水貯留，心嚢水貯留などがある.

遺残や再発に対して救済手術が必要となることもある．根治的化学放射線療法（≧50Gy）の後に行うが，R0手術が達成できなければ予後は厳しい．縫合不全や気管壊死など重篤な合併症が発生することも多く，予防的気管周囲郭清は省略することも多い.

☑ 新しい試み：光線力学療法（photodynamic therapy：PDT）
レザフィリン®と半導体レーザーを用いて行う，化学放射線治療後の遺残・再発症例の治療として承認された.

## ❼ 化学療法

### 1）根治切除可能例に対する術前補助化学療法

- Stage Ⅱでは5-FU+CDDP（FP）を2コース
- Stage Ⅲではdocetaxel + CDDP + 5-FU（DCF）を2コース

### 2）遠隔転移などで根治不能または再発症例に対する化学療法

　症状緩和と生存期間の延長が目的である

## ❽ 姑息的手術

根治手術ができない場合の症状緩和目的に行う手術で，食道バイパス術，食道ステント留置術がある.

☑ 新たな治療2種
　①ワクチン療法（術後補助療法）：第Ⅲ相試験が進行中
　②免疫チェックポイント阻害薬：第Ⅱ相試験での奏効率は低い
　　進行再発食道がんの二次治療（対照：タキサン）として第Ⅲ相試験が現在進行中である.

☑ 大動脈周囲への浸潤による破裂に対し，大動脈ステントグラフト治療が致命的な状況を回避する一つのオプションとなってきた.

## 2 胃がん（gastric cancer）

- いくつもの技やコツを理解したうえで，うまい手術を．
- 切除後の再建は，おのおのの特徴と術後QOLを考えて決定する．
- 周術期合併症や術後後遺障害に対する対策も，理解しておこう．

### ❶ 押さえておくべき基本的事項

- 部位の名称，壁の層構造，血管系とリンパ節
- 肉眼的分類と表在型の亜分類，TNM分類，壁深達度

### ❷ 病変の部位と胃切除術

病変の部位で切除範囲を決定するが，主な切除術は図4の4つ．

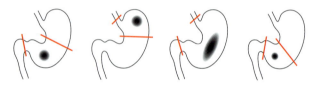

図4　胃切除術（gastrectomy）

　大切なことは，①きっちり安全に切除すること，②術後のQOLを高める再建法の工夫，③合併症への対処，の3点．腫瘍遺残を回避するためsafety marginをとって切除するときは，進行度や性状を考慮する．
➡早期がん 2cm，進行がん（限局）3cm，進行がん（浸潤）5cm

### ❸ 技とコツ，そして理論

#### 1）胃の発生を意識した手術を

　一見，胃には腸間膜がないように思えるが，発生過程では腸間膜構造が存在している．胃の回旋や腸の回転など発生の過程を遡って胃の腸間膜化を行い，目標とする諸血管の基部を見出し，処理を進めていく．

## 2）電気メスと膜の剝離・止血操作 Web

電気メスは，高周波のアーク放電で限られた範囲に熱を発生する．組織間にわずかな隙間を作れば，精緻な膜の剝離，止血が可能になる．

## 3）手術野の受けを構える

ケリー鉗子で剝離するとき，「入り口と出口（術野の受け）」を作るのがコツ．例えば膵上縁のリンパ節郭清では，左横隔膜脚の腹側縁をあらかじめ露出し，胃の後壁を少し剝離しておく．腹腔鏡下胃全摘では，網囊内から脾上極の無血管野を先行切開する．

## 4）助手2点，術者1点で作る剝離用トライアングル

予定切離線に絶妙な緊張をかけて電気メスを当てて剝離すると，線維性結合組織に綿菓子様の層（angel hair zone）が現れる．大網を横行結腸から外すとき，腹膜，腹膜下筋膜，脂肪，fusion fascia の層を意識し，結腸間膜から結腸にいく血管と，胃から大網にいく血管を分けるように剝離する．

## 5）左胃静脈（胃膵ヒダ内）の走行（図5）：術前 CT で確認

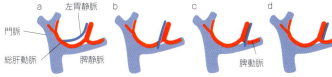

図5 左胃静脈の走行

## 6）リンパ節郭清は outermost layer で剝離

膵上縁のリンパ節郭清では，残す動脈の周囲にからみつく神経は温存し，その外側（outermost layer）で剝離する．総肝動脈の頭側を走行する神経を温存するときは，鑷子で把持し適度な緊張をかけ，総肝動脈幹前上部リンパ節（8a）を郭清する．炎症性癒着やリンパ節外浸潤で剝離困難なら，血管を剝くように進むこともある．

## ❹ 胃切除後の各種再建法とその特徴

各切除術ごとに再建法が異なり，それぞれ長所，短所がある．

### 1）幽門側胃切除後の再建法（図6）

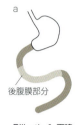
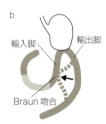
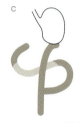

**Billroth Ⅰ 再建**
生理的，機能的再建法．食物は十二指腸を通過し，膵液や胆汁と混和される．緊張がかかるときには，縫合不全に注意する．

**Billroth Ⅱ 再建**
十二指腸，膵頭部周辺の再発の危険性がある場合．吻合部の緊張を軽減する．輸入脚と輸出脚を吻合する Braun 吻合を行うことも．

**Roux-en-Y 再建**
縫合不全，残胃炎，逆流性食道炎が少なく，近年採用する施設が増加．

図6　幽門側胃切除後再建法

### 2）噴門側胃切除後の再建法（図7）

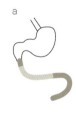
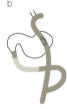
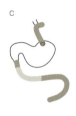
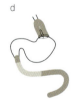

**食道胃吻合**
残胃の観察は容易．逆流性食道炎が発生しやすい．

**Double tract 法**
近年，採用する施設が増加．

**空腸間置術**
逆流性食道炎の予防効果あり．

**空腸嚢間置術**
逆流性食道炎の予防効果に加え，貯留機能を期待．

図7　噴門側胃切除後再建法

### 3）胃全摘後の再建法（図8）

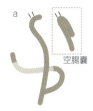 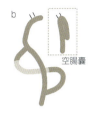 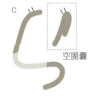

**Roux-en-Y 再建**
上部空腸を切離し，肛門側断端を挙上し，食道断端と端側吻合．切離空腸の口側断端を挙上空腸に端側吻合．十二指腸断端は盲端．逆流性食道炎防止のため吻合間は約40cm 離す．

**Double tract 法**
Roux-en-Y 再建に加え空腸と十二指腸を吻合．食物は空腸と十二指腸に二分流する．空腸嚢を作製することで食物貯留能や減圧作用の機能再建を組込む工夫もなされる．

**空腸間置術**
生理的な形となる．食道と十二指腸の間に約40cmの空腸を間置．食物は十二指腸を通過し胆汁，膵液の逆流による食道炎も防止できる．空腸嚢で貯留機能を持たせる工夫もされる．

**図8　胃全摘術後再建法**

## ❺ 周術期合併症への対策

### 1）膵液瘻
　膵周囲のリンパ節郭清で発生することがある．層を意識して操作し，圧迫を避けることが大切．良好なドレナージに努め，膵液瘻が疑われたらドレーンから造影検査を行う．チューブ交換，洗浄処置などのチューブ管理が重要．発生頻度を減らすため，精緻な手術手技を心がける．

### 2）縫合不全
　器械吻合で発生率は低下しているが，発生の可能性は念頭に．
☑ CTで腹腔動脈入口部に石灰化がある場合，腹腔動脈血流に注意を．

### 3）肺炎（術後疼痛も関与），腹壁創感染（糖尿病に注意）
　術後出血，血栓症（抗凝固薬など），腸閉塞，肺塞栓症（術後リハビリ）を起こさないよう，予防すること．

## 🔶 胃切除後症候群（post-gastrectomy syndrome）

　術後の生活を少しでもよくするために注意すべきことであり，患者への生活上の指導も大切．他領域の外科治療を行う際にも，配慮が途切れないように．

### 1）ダンピング症候群（dumping syndrome）：特に B-Ⅱ
☑️ ダンプカーが一気に土砂を落とすイメージ

**①早期ダンピング症候群（early dumping）：食後 30 分以内**
- 全身症状：冷汗，動悸，めまい，失神，顔面紅潮，顔面蒼白など
- 腹部症状：腹鳴，腹痛，下痢，嘔気，嘔吐，腹部膨満など

　高張な食物が上部空腸に急速排出されると，腸管内へ水分が移動し，循環血液量が減少し，血管運動神経反射が引き起こされる（セロトニン，ブラジキニンなど）．

　治療は，食事療法が主となる．高蛋白，高脂肪，低炭水化物の食事を小刻みに摂取すること．薬物療法として，抗セロトニン薬，抗ヒスタミン薬，抗コリン薬，粘膜表面麻酔薬，自律神経遮断薬など．

**②晩期ダンピング症候群（late dumping）：食後 2～3 時間**
　インスリンの過剰分泌で起こる低血糖．糖の摂取で軽快する．

### 2）貧血

**①小球性低色素性貧血：鉄欠乏性貧血，比較的高頻度**

　鉄は，$Fe^{3+}$ が胃酸，アスコルビン酸の存在下に $Fe^{2+}$ に還元されて吸収される．Billroth Ⅱ法による再建で起こりやすく，Billroth Ⅰ法や空腸間置法では起こりにくい．治療は，鉄剤投与，アスコルビン酸併用．制酸剤の併用に注意．

**②巨赤芽球性貧血：$B_{12}$ 吸収障害（図 9）**

　ビタミン $B_{12}$ は胃酸，ペプシンで遊離型となり，内因子と結合し吸収される．全摘後は内因子が完全欠落し，ビタミン $B_{12}$ の吸収障害をきたす．肝臓に貯蔵されていたビタミン $B_{12}$ が 1，2 年で枯渇して発生する．治療は，ビタミン $B_{12}$ の注射（経口投与は無効）．

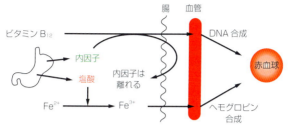

図9 胃全摘後の貧血

3) 逆流性食道炎
4) 輸入脚症候群 (afferent loop syndrome)
　輸入脚内に胆汁,膵液が貯留し,内圧上昇で胆汁性嘔吐が起こる.
5) 盲管症候群 (blind loop syndrome)
　輸入脚内に食物が停滞し,細菌叢の異常増殖,消化吸収障害が起こる.
B-ⅡからB-Ⅰへの変更,あるいはRoux-en-Y法がよい.
6) 吻合部潰瘍等

☑ 外科以外の専門領域の人も,胃切除後の患者を診るとき,消化器外科医にそのつど相談しなくてもいい程度の知識は持っておこう.

## ❼ 化学療法(総論Eから)

### 1) 術後補助化学療法
- S-1, 4週投与, 2週休薬を1年間.
- Stage Ⅱ/Ⅲ (T3N0を除く) の術後に適応.

### 2) 全身化学療法
- S-1 または capecitabine + CDDP または oxaliplatin.
- HER2陽性例(約20%)では trastuzumab が適応となる.
- 二次治療は PTX + ramucirumab. 症状緩和と生存期間の延長が目的.

## 3 炎症性腸疾患 (inflammatory bowel disease)

> ● クローン病は全消化管に起こる. 小腸切除が必要になった場合, 短腸症候群の管理が生涯にわたり必要かつ大事となる.
> ● 内科から外科への引き継ぎのタイミングを適切に決定する.
> ● 潰瘍性大腸炎は, 手術で合併症を回避し, QOL 向上を図る.

炎症性腸疾患には, クローン病と潰瘍性大腸炎がある. いずれも若年者〜働き盛りの人に起こり, 著しく QOL を落とし, 仕事にも影響し得る疾患である. 原因不明で根治治療もないため, 病勢を抑える内科治療と QOL を低下させる病態に対する外科治療との連携が大切である. 心理面や社会的なサポートにも目を向け, チームとして治療するなかで外科医としての役割をきっちり果たそう.

☑ 他領域の医師は, 本症を見逃して治療の好機を逸しないことが大切. また, 本症の既往をもつ人が他領域での手術を要することもあるので, 治療に関する知識は必要である.

### ❶ クローン病 (Crohn's disease)

#### 1) 疾患の特徴

消化管全体に起こる慢性肉芽腫性炎症をきたす炎症性疾患. 厚労省から特定疾患に指定されている. 若年者 (20 歳前後) に好発し, QOL に大きく影響するため, 管理が重要となる.

#### 2) 外科医の役割

外科治療の目的は, 内科治療に抵抗する合併症の除去と QOL 維持である. 手術適応は, 肛門病変や狭窄, 瘻孔に対する治療で (表3), 短腸症候群の回避など長期的な QOL 向上を考慮し症例ごとに選択する.

小腸病変では腸管温存が原則で, 合併症の責任病変部の小範囲切除, 限局性狭窄に対して狭窄形成を行う (図10). 大腸病変では病変部の小範囲切除が原則で, 直腸の著しい狭窄・瘻孔には人工肛門造設も考慮する. 肛門部病変では, 難治性痔瘻に対し局所治療 (seton 法など), 改善しない場合は人工肛門造設を考慮する.

☑ 短腸症候群では経静脈栄養が必須で，感染やルート閉塞に注意を．
☑ 炎症がある状態での手術や再開腹などの手術操作を学ぼう．
☑ Seton 法は，入口と出口がある究極のドレナージ法である．

### 表3 手術適応

| 絶対的手術適応 | 相対的手術適応 |
| --- | --- |
| ・穿孔<br>・大量出血<br>・中毒性巨大結腸症<br>・がんの合併<br>・内科治療で改善しない腸閉塞や腹腔内膿瘍，後腹膜膿瘍 | ・難治性腸管狭窄・瘻孔<br>・内科治療無効<br>・小児の成長障害<br>・難治性肛門部病変<br>　(痔瘻，直腸腟瘻など) |

Heineke-Mikulicz strictureplasty

Finney strictureplasty

Jaboulay strictureplasty

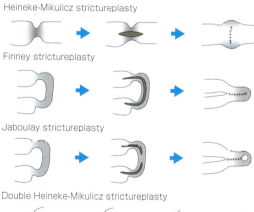

Double Heineke-Mikulicz strictureplasty

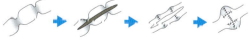

Side-to-side isoperistaltic strictureplasty

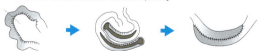

図10 クローン病に対する狭窄形成術

### 3）周術期管理

薬物治療で用いる薬剤の知識が必要である．他疾患治療にも影響する．

5-ASA（ペンタサ®），ステロイド，アザチオプリン，インフリキシマブ（レミケード®），アダリムマブ（ヒュミラ®）など

腸管病変では，貧血や低アルブミン血症など栄養障害があれば，術前に補正しておく．ステロイド投与例では，術後にステロイドカバーが必要となる．副腎機能不全に留意しながらステロイドを減量していく．

☑ これらの薬物は，B型肝炎再活性化の可能性に留意する．

## ❷ 潰瘍性大腸炎（ulcerative colitis）

20歳代にピーク．大腸粘膜に炎症を起こし，直腸からび漫性に上行する．再燃，寛解を繰返し，病勢に応じた治療を要する．10年以上経過した症例は，がん化にも留意する必要あり．基本は内科治療である．用いる薬剤は，5-ASA（5-アミノサリチル酸：ペンタサ®，サラゾピリン®），プレドニゾロン，シクロスポリン，タクロリムス，インフリキシマブなど．

### 1）手術適応（表4）

**表4　手術適応**

| 絶対的手術適応：緊急手術 | 相対的手術適応 |
| --- | --- |
| ・穿孔，中毒性巨大結腸症，出血<br>・重症型，劇症型で内科治療が無効な場合<br>・大腸がん，high grade dysplasia | ・内科治療の効果不十分でQOL低下，重篤な副作用が発現<br>・小児の成長障害，<br>・狭窄，瘻孔<br>・low-grade dysplasia |

### 2）術式の選択と周術期管理

大腸全摘後の再建によるQOL維持が目標である．標準術式は図11-a，bで全身状態，年齢，腸管合併症，治療薬剤の副作用などを考慮して選択する．

強力な免疫抑制治療（ステロイド，シクロスポリンなど）によって，周術期に感染症（日和見感染による肺炎など）を併発することがある．術前ステロイド投与例では，術後にステロイドカバーを行って副腎機能不全に留意しながら，ステロイドを減量していく．回腸人工肛門造設例は小腸液の排液が多いため，水分・電解質管理が大切である．

a
リザーバー機能
(回腸嚢炎のおそれ)

b
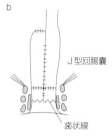
J型回腸嚢

歯状線

**大腸全摘,回腸嚢肛門吻合術**
**(IAA:Ileoanal anastomosis)**
直腸粘膜抜去し,大腸全切除,回腸嚢作製し肛門(歯状線)と吻合.通常一時的回腸人工肛門を造設する.

**大腸全摘,回腸嚢肛門管吻合術**
**(IACA:Ileoanal canal anastomosis)**
回腸嚢と外科的肛門管を吻合.直腸粘膜は少し残存する.便失禁は少ないが,肛門管の炎症再燃やがん化の可能性がある.

c
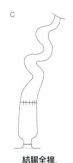

d
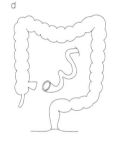

e
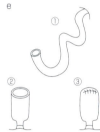

**結腸全摘,**
**回腸直腸吻合術**
直腸の炎症が軽度,高齢者で行う.術後排便機能は良好だが,残存直腸の炎症再燃,がん化の可能性あり.

**大腸全摘,**
**回腸人工肛門造設術**
肛門温存不能で進行下部直腸がん合併,肛門機能不良,高齢者などに行う.

**回腸人工肛門造設術(①),**
**S状結腸粘液瘻(②),**
**Hartmann手術(③)**
低侵襲のため,全身状態不良例で肛門温存術施行前の分割手術の一期目として行う.歯状線を残せば弁失禁は軽減するが,残存粘膜の炎症再発や発がんのリスクを残す.

**図11 潰瘍性大腸炎手術**

# 4 腸管の虚血性疾患 (intestinal ischemia)

- 腸管の虚血性疾患は，診断・治療が遅れがちである．
- 急速に悪化するため，治療のタイミングを逃さない注意が必要．

## 1 小腸の虚血性障害

主な原因は，以下の４つである．原因疾患の治療も同時進行で行う．

①上腸間膜動脈への動脈塞栓

②急性大動脈解離

③ NOMI (non-occlusive mesenteric ischemia)

④絞扼性イレウス

早期診断が大切だが，実際にはなかなか難しい．

### 1) 診断とピットフォール

#### ①身体所見

筋性防御は緊急開腹を要する状況を示す所見だが，壊死に至るまでははっきりしない．腸蠕動低下により腸雑音は減弱・消失するが，他部位の腸雑音を聴取する可能性もある．また，腸管内にガスがなければ腸雑音は生じにくい．

#### ②血液所見

トランスアミナーゼや CPK などが指標として用いられるが，これらは腸管壊死により遊出するため，早期診断には必ずしも役立たない．

#### ③ X 線画像：gasless ileus

ニボー形成が典型的な所見だが，ガスがない gasless ileus もあるため，ニボーがないからといって腸管虚血を否定することはできない．

#### ④エコー所見

腸管拡張，蠕動消失があれば，腸管虚血を疑う．逆にしっかり蠕動がある部分には，虚血はまずない．キーボードサインや腹水は，壊死を示唆する所見である．腸管虚血が進行すると，腸管粘膜のバリアが破壊され，門脈気腫がみられることがある．

☑ これらはポケットサイズの携帯エコーでも確認できる所見である．今後はチェックしたか否かがこの疾患を念頭に置いていたかどうかを示す証となってくるかもしれない．

⑤ CT 所見

造影 CT は最も客観的で確定診断に近い情報が得られる診断法だが，「腹痛があれば，まず CT」というのも非現実的である．エコーである程度スクリーニングするのが適切だろう．

## 2）治療

壊死腸管の切除が必要である．広範に切除すると短腸症候群となり栄養管理が困難になるが，治療が遅れると播種性血管内凝固症候群（DIC），多臓器不全（MOF）をきたすため予断を許さない．虚血が限局性で壊死に至っていなければ，上腸間膜動脈末梢に大伏在静脈でバイパスすることもある（ドナー血管は外腸骨動脈など）．

☑ 「疑わしきは開ける」が鉄則！　特に他領域が専門の外科医は注意を．
☑ 腸管がまだら状に色調不良で，どこまでが虚血かわかりにくい場合，近赤外線を用いた ICG（indocyanine green）蛍光血管造影（血管造影＋灌流造影）が有用である．

## 3）術後管理

腸管壊死の程度によっては，肝機能障害や急性呼吸窮迫症候群（acute respiratory distress syndrome：ARDS）をきたすことがある．DIC や MOF をきたした場合，適切な集中治療を行う．

---

**Column**

### 腸閉塞の手術

腸閉塞の手術では，待機手術から緊急手術までさまざまな経験をされた先生方も多いのではないでしょうか．腸閉塞はさまざまな原因で起こりますが，消化器外科医にとって最も一般的なのは手術創への腸管の癒着で発症する単純性腸閉塞です．術直後に起こるものから何十年も経て発症するものまであり，また手術創の大きさに関係なく起こり得ます．私は，20 数年前に行った虫垂炎の手術による腸閉塞を経験しました．治療は，胃管またはイレウス管挿入ですが，比較的早期に治るものから最終的に手術になる症例までさまざまです．手術症例が難しいのは，通常の胃切除術などと異なり，手

術手順というものがないことです．まず開腹，すなわち腹腔内に到達するまでに難渋した経験は消化器外科医であれば誰でもあると思います．また，腹腔内に無事に到達できても，一部の癒着の剥離で終わる症例もあれば，癒着が広範囲で剥離操作に時間を要する症例（時間経過の短い症例は剥離操作が易しいように思えます），腸管の一部を切除する症例までさまざまです．そして，閉腹しても再度腸閉塞を発症することもあり，いろいろな意味で外科医にとって難しい手術です．

　最近は内視鏡手術による手術創の縮小，腸管の癒着を防ぐ特殊なフィルムシートの使用により腸閉塞は減少していると思いますし，手術に際しても癒着していないと思われる部位から内視鏡を挿入することにより，より適切な手術方法の選択が可能となっています．

　腸閉塞自体は，臨床症状（嘔吐，腹痛，排便困難など），画像診断（腹部 X 線，エコー，CT など）から比較的診断に迷う症例は少ないですが，やはり特殊な疾患による腸閉塞の診断，単純性腸閉塞の手術判断，絞扼性腸閉塞の診断などで判断に困った経験がある先生方（私も含めて）もおられると思います．

　最後に，少しでも皆さまの手助けになればと思い，腸閉塞についての私見（実際に経験したことや実践していること）を述べます．

1) トライツ靱帯への嵌頓では，腸管内に液体のみ貯留しニボーを形成しないことがある．

2) イレウス管挿入後，少しずつ大腸に空気が移動する症例は，開腹手術になる確率が高い．

3) 絞扼性イレウスの診断には，腹水の存在と拡張した腸管内の腸液の動きが確認できるエコー検査が優れている．

（大森義信：医療法人須崎会高陵病院，昭和 58 年高知大学卒）

## ❷ 虚血性大腸炎

　高血圧，糖尿病などで血管病変により血液供給が減少するのに加え，便秘により内圧が上昇し，主に粘膜が傷害される．急性では壊疽から穿孔をきたし，慢性では狭窄して通過障害をきたす．高血圧，動脈硬化性疾患など基礎疾患がある患者に多いが，便秘後の急性発症という形で若年者にもみられる．

### 1）診断

　腹部の急激な激痛と下痢・下血を呈する．

### 2）治療

　虚血性大腸炎は，ほとんど数日でおさまり，壊死まで進行するのは稀である．輸液・抗生物質を投与し，絶食にて腸管を安静にする．壊死や大腸狭窄が進行している場合は外科手術が必要となる．

## 5  急性虫垂炎（acute appendicitis）

● 外科専攻医がはじめて経験する手術となることが多い疾患である.
● 病歴聴取，身体所見，血液・画像検査など診断の基本に加え，結紮切離剥離など術式の基本，術後管理の基本を学ぼう.

### ① 分類

• 経口抗生物質で加療可能：①カタル性
• 手術治療が推奨される：②蜂窩織炎性，③壊疽性虫垂炎

### ② 診断

#### 1）症状
　典型的には，心窩部に始まり，数時間後に右下腹部に限局する痛み，嘔気・嘔吐・発熱も伴うことが多い.

#### 2）身体所見
①圧痛点
• McBurney 点（右上前腸骨棘−臍の外 1/3）
• Lanz 点（左右上前腸骨棘を結ぶ線の右外側 1/3）
② Blumberg 徴候（反跳痛）や筋性防御は，腹膜炎の存在を示す.

#### 3）血液所見
　白血球増多（10,000/ $\mu$L 以上），CRP 陽性

#### 4）超音波検査（図 12）
　虫垂の腫大や壁肥厚，腹水や膿瘍，糞石などをチェックする. 非侵襲的に反復して施行でき，経時的変化もみることができる.

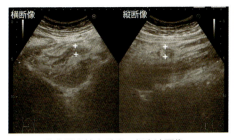

図 12　蜂窩織炎性虫垂炎の超音波画像

### 5) CT 検査

被曝を考慮し，適応は慎重に決定する．結腸憩室炎疑診例や膿瘍形成例，イレウス合併例，肥満例の超音波診断困難例などでは，CT の追加を考慮する．

## ❸ 治療

### 1) 保存的治療

腹部所見と白血球数から急性虫垂炎が疑われるが超音波で虫垂腫大を認めない場合，まず抗生物質で経過観察し，翌日再評価の方針とする．

### 2) 手術的治療

腹部所見陽性で白血球数増多，超音波で虫垂腫大があれば，手術適応と考えてよい．実臨床では，患者側の要因や社会的な事情も考慮する．

#### ①開腹手術

- 切開法：交叉切開法，傍腹直筋切開法，正中切開法
- 虫垂切除：順行性（間膜切離先行），逆行性（根部切離先行）

#### ②腹腔鏡下手術（図 13）

3 孔式と単孔式がある．虫垂間膜や根部の結紮切離，断端埋没縫合も可能だが，病巣の状態や術者の技量により，超音波凝固切開装置，エンドループ，ステイプラー等を使い分け，安全確実に手技を完遂することが肝要である．

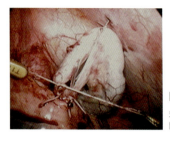

**図13 腹腔鏡下虫垂切除術**
虫垂を吊り上げ,良好な視野で虫垂間膜と根部を体内結紮.

## ❹ 術後合併症

　皮下膿瘍,腹腔内膿瘍,術後イレウスの発生に注意する.壊疽性や穿孔性の虫垂炎で,術後膿瘍発生が術中に危惧されるときにはドレーンを留置する.

## ❺ 特殊例

- 小児:訴えが不確実,薄い虫垂壁➡診断遅れ,穿孔しやすい.
- 妊婦:虫垂の偏位による診断遅れで,壊疽性,穿孔性の頻度が高い.妊娠リスクが増大するので,産婦人科医としっかりと連携する.
- 高齢者:非典型的な症状で診断遅れ,心疾患,肺疾患など併存疾患,抗凝固薬内服中などしっかりとリスク評価をする必要あり.

> 若手医師:虫垂炎といっても,いろいろな程度,治療法があり不安です.
> 先輩医師:急性虫垂炎は千差万別なので,外科専攻医は最初の100例で,診断,治療,手術記録を整理してファイリングしておこう.101例目以降は100例までのどれかと類似しているので,自信をもって手術に臨めるようになるよ.

# 6 大腸がん（colorectal cancer）

- 大腸がんは罹患率が最も高く，がん死亡の第2位を占める．
- 大腸がんの治療は，手術＋化学療法の組み合わせで計画する．

## 1 基本的知識を押さえよう

- がんの肉眼分類
- がんの進展様式：直接浸潤，播種性，リンパ行性，血行性
- 進行度 stage 0〜Ⅳ

☑ 原因不明の貧血をみた場合，原因の一つとして念頭に置くべき疾患である（特に高齢者，抗凝固療法中の患者など）．

### 1）治療法選択

- M（粘膜内がん）〜一部の SM（粘膜下層がん）：内視鏡的粘膜切除
  ➡病理組織診断
- リンパ節転移の危険因子があれば（**表5**），追加腸切除が必要．

**表5 リンパ節転移の危険因子**

①垂直断端陽性
②深達の距離 1,000 $\mu$m 以上
③脈管侵襲陽性（ly+v+）
④組織型：低分化腺がん・未分化がん，印環細胞がん
⑤浸潤先進部：間質内に浸潤（budding Grade 2/3）

☑ 内科／外科治療の境界領域の症例もあるが，どの診療科に紹介されたかによって治療方針を決めるのではなく，内科，外科のチームで検討し，最適な治療方針を立てていくことが望ましい．「低侵襲」治療も，無理をして合併症を起こせばかえって侵襲は大きくなる．

### 2）手術方法

　手術で大切なことは，①再発のない確実な病巣切除，②合併症回避，③QOL である．外科医は，最小の侵襲で再発のない手術をめざすべきである．手術の基本は，原発巣の切除とリンパ節郭清（早期がん〈D2〉，進行がん〈D3〉）（**図14**）．リンパ節郭清の原則は以下のとおり．

　①術前・術中診断でリンパ節転移を疑った場合は D3 を行う．
　②M がんはリンパ節転移がないためリンパ節郭清の必要はないが，

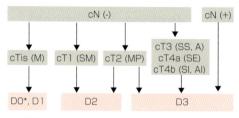

＊直腸がんでは直腸局所切除を含む．

図14　Stage 0-Ⅲ大腸がんの手術治療方針

　術前深達度診断の正診率が100％ではないのでD1が無難．
　③SMがんでは約10％にリンパ節転移があるが，ほとんどが中間リンパ節転移までのためD2で十分．
　④MPがんはD2で十分だが，主幹リンパ節転移もあり，D3も許容．
　開腹手術の安全性は確立され，腹腔鏡下手術も方法は確立されてきた．
　腸管切除では，壁在リンパ節転移を考慮し，腫瘍から距離をおいて切離する（結腸がん：10cm，直腸がん：肛門側直腸間膜，RS〈直腸S状部〉，Ra〈上部直腸〉がん：3cm，Rb〈下部直腸〉がん：2cm）．直腸がんは側方転移率が15〜20％あるため，側方郭清を行う．腫瘍下縁が腹膜反転部より尾側で，リンパ節転移陽性または壁深達度がA以深，骨盤神経叢に浸潤がなければ自律神経は温存する．

### 3）手術手技：腹腔鏡と開腹は，アプローチは違うが内容は同じ
#### ①結腸がん手術
　腸管を後腹膜から授動し，幹動脈（回結腸，右結腸，中結腸，左結腸，S状結腸）を根部で切離するとD2．上腸間膜動脈周囲，下腸間膜動脈周囲リンパ節を郭清すればD3．がんから口側，肛側10cm離して腸管を切離し断端どうしを吻合する．

#### ②直腸がん手術
##### a）前方切除術の場合
　S状結腸，直腸を後腹膜より授動する．上直腸動脈で切離すれば，D2．下腸間膜動脈周囲リンパ節郭清すれば，D3．肛側に鉗子をかけ，残存直腸内を生理食塩水で洗浄（吻合部再発予防）する．自動縫合器で直腸切離閉鎖，S状結腸と直腸を自動吻合器で吻合する．

### b）直腸切断術の場合

直腸を肛門側に剝離する（前立腺，腟後面や肛門挙筋が見えるまで）．血管処理は前方切除と同じ．会陰側より肛門を巾着縫合で閉鎖．皮下脂肪，肛門挙筋を切離して直腸を肛門と一緒に摘出し，左下腹部にＳ状結腸単孔式ストーマを造設する．

## 4）術前管理

術中の便汚染や縫合不全予防のため，腸管内洗浄を行う（施設による）．結腸がんでは，入院後低残渣食，下剤毎日，前日マグコロールＰ．直腸がんは縫合不全のリスクが高いため，腸管内洗浄を十分行う．入院後は低残渣食とし，前日に食事中止しマグコロールＰを服用．

## 5）術後管理

翌日から歩行開始．翌日より飲水・内服許可．術後３日目から３分粥を開始し，順次普通食へ．抗生物質は，第２世代セフェム系を術中のみ投与．

## 6）合併症

出血や肺炎など全身麻酔手術の一般的合併症に加え，以下も大切．

### ①縫合不全：結腸がんでは数％だが，直腸がんでは 10〜15％と高め

吻合部後面にドレーンを留置し，縫合不全から腹膜炎になるのを防ぐ．ドレーンが効いて汎発性腹膜炎が保存的に軽快することもあり，逆行性感染のデメリットより留置によるメリットが大きい．ドレナージが効かず腹膜炎，敗血症をきたすと，腹腔内洗浄・ストーマ造設術が必要となる．タイミングを誤ると致死的となるので，十分な患者観察が必要．

☑ 高血圧がある症例では，内腸骨動脈の閉塞があるかもしれない．

### ②腸閉塞：約 10％に生じる

腹腔鏡手術では，開腹術に比べて腸閉塞が少ないとされている．絶飲食で軽快することが多いが，改善しなければイレウス管を留置する．5〜7 日間見ても軽快しなければ，手術で腸閉塞解除術を行う．

### ③性機能・膀胱機能障害：直腸がんの手術の際，特に注意が必要

現在，自律神経温存が主流だが，腫瘍浸潤のため止むを得す合併切除する場合には，術後に性機能・膀胱機能障害が起こる．神経の温存程度で障害の度合いは違うが，詳細は成書を参考に．

☑ 下腹部の手術後は，腹部大動脈瘤の開腹手術が難しくなる．すでに大動脈拡大がある場合は優先順位を検討し，経過観察とする場合は途切れないフォローアップを．

## ❷ Stage Ⅳの治療方針

緩和ケアチームと合同で,総合戦略を立てよう.

### 1)治療の原則:転移巣をコントロールしつつQOL保持(図15)

**①遠隔転移巣(肝や肺)と原発巣がともに切除可能な場合(表6)**

原発巣に対してはリンパ節郭清を伴う腸切除を行い,遠隔転移巣に対しては同時切除または異時切除を行う.

**②遠隔転移巣は切除可能だが原発巣は切除不可能な場合**

原発巣および遠隔転移巣は切除せず,他の治療法を選択.

**③遠隔転移巣は切除不可能だが原発巣は切除可能な場合**

狭窄症状や出血による貧血がある場合は,原発巣を切除.これらがなければ,原発巣切除は必ずしも行わない.切除する場合も,リンパ節郭清には重点をおかない.切除困難な場合は,ストーマ造設.

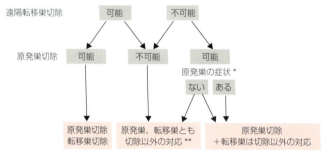

＊原発巣の症状:大出血,高度貧血,穿通・穿孔,狭窄などによる症状.
＊＊切除以外の対応:原発巣緩和手術,化学療法,放射線療法ならびに血行性転移に対する治療方針などを参照.

**図15 Stage Ⅳ大腸がんの手術治療方針**

**表6 転移病変の治療**

| | |
|---|---|
| 肝 | 肝切除(根治切除可能で,耐術可能)<br>化学療法,肝動脈内注入,熱凝固(マイクロ波,ラジオ波) |
| 肺 | 肺切除(切除可能で耐術可),化学療法,放射線 |
| 脳 | 他の転移と合併のことが多い<br>手術(神経症状,頭蓋内圧亢進症状の軽減),全脳照射 |

## 2）放射線治療

①補助放射線療法：術後の再発抑制や術前の腫瘍減量・肛門温存

②緩和的放射線療法：切除不能転移・再発大腸がんの症状軽減

　それぞれに照射計画，線量などの推奨量が示されている．

## 3）化学療法

### ①術後補助化学療法

治癒切除症例に対し，再発を抑制し予後を改善する目的で実施する．

Stage Ⅲ に関しては再発抑制と生存期間延長が示されている．再発高リスク Stage Ⅱ に術後補助化学療法を行う場合もある．推奨される療法（日本での保険適用収載順）は，表 7 のとおり．

### ②切除不能転移・再発大腸がんに対する化学療法（表 8）

腫瘍増大を遅らせて症状を緩和し，生存期間を延長させる目的で行う．

Best supportive care より化学療法のほうで生存期間が有意に延長（PS 0〜2 の症例を対象とした第Ⅲ相試験）．

各薬剤の注意すべき副作用については，患者に指導できる程度の知識は持っておこう．

☑ B 型肝炎はチェックした？

| 表 7　推奨される術後補助化学療法 |
| --- |
| 5-FU + LV 注 |
| UFT + LV |
| FOLFOX（5-FU+LV+oxaliplatin） |
| Cape（capecitabine） |
| CapeOX（capecitabine+oxaliplatin） |

| 表 8　適応基準 |
| --- |
| ① PS 0〜2 |
| ②各種臓器機能が保たれている |
| ③転移・再発巣が画像にて確認可能 |

II 各論

A 消化管と腹部内臓

## 7 直腸肛門疾患（anorectal diseases）

- 痔核，痔瘻，裂孔，直腸脱が含まれ，QOL に大きく影響する．
- 前線病院で治療することが多いが，他領域でもしばしば遭遇する．
- 内痔核は，脱出度（Goligher 分類）に応じて治療を選択する．
- 痔瘻は，部位，範囲に応じて治療を選択する（隅越分類）．

### ❶ 必須の基礎知識

直腸，肛門の区分と周囲構造，血行支配，リンパ流路．

### ❷ 痔核（hemorrhoid）

静脈叢の瘤状変化，治療は血管処理．

#### 1）内痔核の外科治療

脱出度の病期（Goligher 分類〈表 9〉）に応じて選択する．
① 結紮切除術（ligation and excision：LE）：Ⅲ - Ⅳ度（外痔核も）
② ゴム輪結紮療法：～Ⅲ度
③ 硬化療法
   5% phenol almond oil（PAO）：～Ⅲ度
   硫酸アルミニウムカリウム・タンニン酸（ALTA）：Ⅱ - Ⅳ度（脱出）
④ PPH（procedure for prolapse and hemorrhoids）：Ⅲ度
⑤ 分離結紮法：Ⅲ - Ⅳ度（外痔核も：局所除痛薬の併用が必要）

☑ 嵌頓痔核：初期治療の基本は保存的治療
☑ 原因不明の貧血がある場合，意外に痔核が原因ということが多い．

表 9　内痔核の Goligher 分類

| Grade | 膨隆，脱出 | 還納 |
|---|---|---|
| Ⅰ | 排便時に肛門管内で膨隆のみ | |
| Ⅱ | 排便時に肛門外に脱出 | 自然還納 |
| Ⅲ | 排便時に肛門外に脱出 | 用手的還納が必要 |
| Ⅳ | 常に肛門外に脱出 | 還納が不可能 |

## 2）外痔核

血栓性外痔核は基本的に保存的治療だが，以下は早期手術を考慮する．
①血栓が大きい，②疼痛が強い，③血栓の穿破で出血

## 3 痔瘻 (anal fistula)

痔瘻から始まり，肛門周囲膿瘍を形成して痛みを伴い，日常生活にも影響する．膿瘍で初診となることも多いが，膿瘍治療の原則は切開排膿とドレナージである．

### 1）Goodsall の法則（図 16）

外瘻孔の位置で内瘻孔の場所を推測できる．

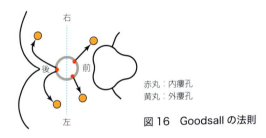

赤丸：内瘻孔
黄丸：外瘻孔

図 16　Goodsall の法則

- 外瘻孔が前方 ➡ 内瘻孔は直線的に前方に
- 外瘻孔が後方 ➡ 内瘻孔は曲線的に後方正中に

これをもとにして，エコー，CT，MRI などで瘻孔の全体像をつかむ．

## 2) 痔瘻の外科治療

隅越分類に沿って，治療方針を決定する（図17）．

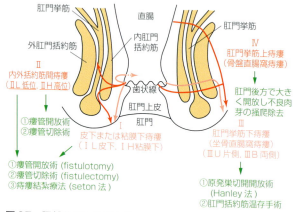

**図17 隅越分類と治療方針**

### ※壊疽性筋膜炎（Fournier's gangrene）

会陰部，外陰部に発生する劇症壊死性感染症．急速に進行し予後不良．高齢者や易感染宿主（compromised host）では，エンドトキシン吸着なども考慮．

## ❹ 裂肛（anal fissure）

肛門上皮の裂創により発生し，痛み，出血を伴う．12時，6時方向が多い．創は短期間で治癒するが，持続したり繰り返すと潰瘍を形成し，外に見張りいぼ，内にポリープができることがある．便秘後の排便で歯状線下の過伸展が起こると，内肛門括約筋の過緊張を起こし，血流減少をきたす．

治療の基本は排便コントロールだが，軽快しない場合には手術が必要となる．手術の目的は，狭窄解除と潰瘍に対する治療である．

## 1）狭窄に対する手術（図18）

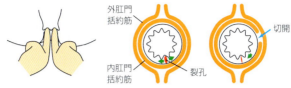

図18 狭窄に対する手術

## 2）潰瘍に対する治療（図19）

ポリープや潰瘍，見張りいぼを切除　　傷を横方向に拡張肛門外側に切開　　皮膚を肛門内に引き込んで縫合

図19 潰瘍に対する肛門皮膚弁移動術（sliding skin graft：SSG）

# ❺ 直腸脱（rectal prolapse）の外科治療

## 1）経肛門的手術
① Gant-三輪-Thiersch法：侵襲が最も少ないが，再発が多い印象
② Delorme法：脱出直腸を縫い縮める
③ Altemeier法：超音波切開凝固装置で出血が軽減

## 2）経腹的手術
①開腹手術（Ripstein法）
②腹腔鏡下直腸固定術（Wells法）

## 8 肝臓の外科

● 肝臓外科のキモ：①出血量減少，②残肝機能温存，③感染症対策．
● 脾臓外科のキモ：病態に応じ適切な術式を選択すること．

　肝機能は手術のリスク評価の要であり，その肝に対する外科治療であるため，治療は確実な切除と出血，残肝機能などとのせめぎ合いとなる．

### ❶ 肝区域切除（hepatic segmentectomy）

#### 1）Couinaud 分類（図 20）
　S1〜S8 の区域を基本として，肝切除を設計する．肝静脈が後・前・内側・外側区域の境界，門脈右枝・左枝が上下の境界となる．

#### 2）主な肝区域切除（表 10，図 21，図 22） **Web**
　Pringle 法（肝十二指腸間膜の圧迫）で肝動脈，門脈の血流を減じて出血を制御しながら切離する．常温 30 分以内あるいは間欠的 10〜15 分の阻血なら，有意な肝障害は起こらない．超音波粉砕吸引装置（CUSA）や止血鉗子による clamp-crush method で実質を崩しながら，残った血管を結紮していく．

#### 3）肝予備能
　肝がんは主に経門脈的に進展するため，担がん門脈域を一括切除する系統的切除で長期成績向上を目指す．肝予備能がキモになる．エビデンスに基づき，肝障害度 A，B が肝切除の適応とされる（図 23）．

#### 4）的確な肝切除のための肝切除範囲決定
　幕内基準（図 24）は，安全性が高く，広く用いられている．

### ❷ 周術期管理

　①術前：栄養管理と腹水コントロールに主眼を置く．
　②術後：出血，腹水，胸水，肝不全に注意する．
　☑ 残肝に虚血をきたさないよう，Hb 値，酸素化，肝血流をチェック．腹腔動脈起始部の石灰化病変にも注意を．

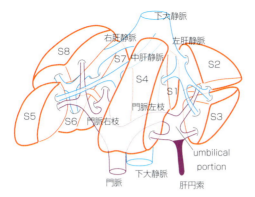

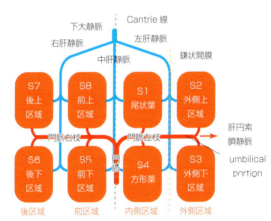

**図 20 Couinaud の肝区域分類**

表 10　肝区域切除

| | |
|---|---|
| ①亜区域切除（S1〜S8 それぞれ） | |
| ②左外側区域切除（S2+S3） | umbilical portion（UP）より左側 |
| ③右前区域切除（S5+S8） | 右肝静脈＋中肝静脈の露出（図 21） |
| ④右後区域切除（S6+S7） | 右肝静脈の露出 |
| ⑤右葉切除（S5〜S8） | 中肝静脈の露出（図 22） |
| ⑥左葉切除（S2〜S4） | 中肝静脈の露出 |
| ⑦右 3 区域切除（S1+S4〜S8） | UP より右側の切除 |
| ⑧左 3 区域切除（S1〜S5+S8） | 右肝静脈の露出 |

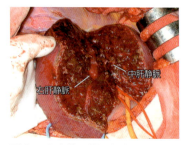

図21 肝右前区域切除（S5+S8）後

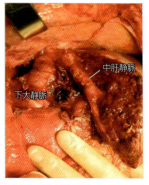

図22 肝右葉切除（S5～S8）後

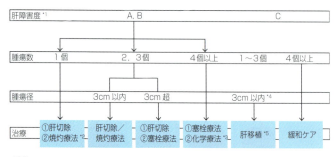

追記
・脈管侵襲を有する肝障害度Aの症例では，肝切除・化学療法・塞栓療法を選択する場合がある．
・肝外転移を有するChild-Pugh分類Aの症例では，化学療法が推奨される．

(注) *1：内科的治療を考慮するときは，Child-Pugh分類の使用も可
　　 *2：腫瘍径3cm以内では，選択可　　*3：経口投与や肝動脈内注入などがある
　　 *4：腫瘍が1個では，5cm以内　　*5：患者年齢は65歳以下

図23　肝障害度別治療

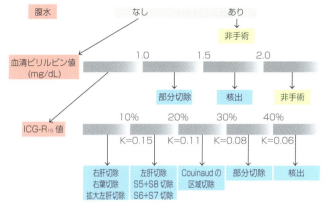

図24　幕内基準：肝機能からみた肝切除の適応

### ❸ 化学療法

切除不能肝細胞がんには，sorafenibを用いる．胆道がんでは，切除不能胆道がんにgemcitabine ± CDDPまたはS-1単独を投与する．

### ❹ 肝膿瘍ドレナージ術

肝膿瘍は，感染により肝内に膿が囊状に貯留した状態である．細菌性（E. coli〈Escherichia coli〉が多い）とアメーバ性（赤痢アメーバ）がある．治療が遅れると敗血症となり，悪寒・戦慄を伴う高熱を起こす．さらに悪化すると，血圧低下，意識障害，敗血症性ショックとなる．抗菌薬投与で改善しない場合，膿のドレナージが必要となる．超音波ガイドやCTガイドで，経皮経肝的ドレナージ術（図25）を行う．

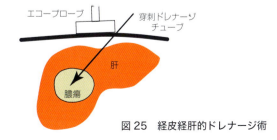

図25　経皮経肝的ドレナージ術

## 9 胆・膵・脾の外科

- 胆囊炎，胆管炎を包含は，急性増悪することがあるため経過に注意すべき．
- 胆道系腫瘍で，合併切除を要するときには全身管理が大切である．

### ❶ 基本的な事項

肝外胆道系の区分，肝門部領域胆管の区分，乳頭部の解剖．

### ❷ 胆道結石症の治療方針

**1）胆囊結石症（cholecystolithiasis）**
無症状なら経過観察，有症状は腹腔鏡下胆囊摘出術の適応となる．

**2）総胆管結石（choledocholithiasis）**
無症状でも治療適応となり，内視鏡的総胆管結石除去術あるいは外科的総胆管結石手術を行う．

**3）胆囊結石を合併する総胆管結石**
腹腔鏡下胆囊摘出術と内視鏡的総胆管結石除去の二期的治療を行う．
☑ 前線病院で比較的多い疾患である．特に内科系に進む人は，症状と所見，画像診断，術中所見などをしっかり見ておこう．

### ❸ 急性胆囊炎（acute cholecystitis）

軽症であれば抗菌薬投与など保存的加療でよいが，中等症以上の場合は胆管ドレナージ（内視鏡的，経皮経肝的，外科的）を行う．発症後72時間以内の胆囊摘出術が推奨される．基本的に腹腔鏡下胆囊摘出術を行うが，状況により開腹移行も考慮する（止血困難や胆管損傷リスクが高い場合）．

全身状態不良の重症胆囊炎では，緊急胆囊ドレナージを行い，炎症が軽快してから待機的胆囊摘出術を行う．経過中に発生し得る急性閉塞性化膿性胆管炎に注意する．エンドトキシン血症から敗血症性ショックを引き起こし，多臓器不全（multiple organ failure：MOF）になる危険もある．

☑ 判断が遅れると致死的にもなり得る．注意深い管理が大切である．

## ❹ 胆道に対する外科的再建

表11にあげる手術で胆道再建が必要となる．

表11 胆道再建を要する手術

・肝拡大右葉切除
・肝拡大左葉切除
・肝外胆管切除
・膵頭十二指腸切除
・膵全摘
・胆嚢摘出術後胆管損傷
・外傷など

標準的な再建法は，胆道–空腸吻合である．肝内胆管・空腸吻合は，胆管二次分枝まで吻合可能である．胆管径に合わせて縫合糸を選択する．
胆管径≧5mmなら，4-0モノフィラメント吸収糸を用いる．両端に糸をかけ，後壁，前壁の順に結節縫合10針以上で縫合，後壁前壁をそれぞれ連続縫合で再建してもよい．胆管径<5mmの場合，6-0モノフィラメント吸収糸を用いて同様に再建する．節つき膵管チューブを短く切ってロストステントを置く．胆管空腸の後壁側は，結紮点が内腔になってよい（図26）．

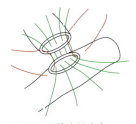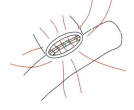

図26 胆管空腸吻合

## ❺ 胆道がん（biliary tract cancer）

遠隔転移や広範囲リンパ節転移，門脈・肝動脈への浸潤を伴うことがあるが，術前評価で脈管浸潤を完全に診断することは困難で，開腹してはじめて確認できることもある．術式はがんの進展範囲により異なる．

1) **遠位胆管がん**：膵内胆管への進展の程度で切除範囲を決定
   進展がないもの：肝外胆管切除＋胆嚢摘出術
   進展があるもの：膵頭十二指腸切除を付加
2) **肝門部領域胆管がん**：Bismuth分類を用いる（図27）

　リンパ節郭清，肝管空腸吻合再建（Roux-en-Y法）を行う．拡大右葉切除，右3区域切除，左3区域切除が必要な場合は，術前に残肝容量を評価する．必要に応じ，切除肝の門脈塞栓術を施行し，残肝の肥大を待ち，切除を行うこともある．

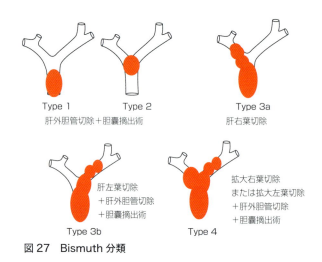

**図27　Bismuth分類**

## 6 胆嚢がん（gallbladder cancer）

　唯一の根治治療は外科手術だが，進行例も多い．胆嚢は，消化管と異なり粘膜のすぐ下が固有筋層であるため，筋層浸潤の有無が臨床的に大切である．10mm以上の胆嚢ポリープは，胆嚢がんを考える．粘膜内にとどまる胆嚢がんは胆嚢摘出術が標準術式である．

　胆嚢がんでは開腹胆嚢摘出（図28）を選択するが，追加が必要となることもある．
　①筋層浸潤あり➡肝床切除を伴う拡大胆嚢摘出＋肝門部リンパ節郭清
　②胆嚢管断端の術中迅速病理診断で断端陽性➡胆管切除を付加

漿膜浸潤や周辺臓器浸潤を伴う胆嚢がんでは，腹膜播種や遠隔転移を認め，切除不能となることが多いが，局所に限局していれば，拡大右葉切除や膵頭十二指腸切除を付加し，根治切除が可能か症例ごとに検討する必要がある．

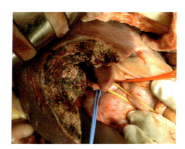

図 28　胆嚢がん

### ❼ 膵頭十二指腸切除（pancreaticoduodenectomy：PD） Web

適応疾患を表 12 に示す．

悪性腫瘍では，リンパ節郭清を行う（図 29）．膵がんでは膵管断端，胆道がんでは胆管断端にがんがないかを術中迅速病理診断で確認する．門脈浸潤症例は，合併切除して再建することも可能である．総肝動脈浸潤症例における切除再建の是非は，結論が出ていない．

術後膵液瘻により，胃十二指腸動脈や下膵十二指腸動脈の断端に仮性動脈瘤を形成することがあり，致死的な合併症となり得る．

#### 表 12　膵頭十二指腸切除を要する疾患

- ・膵頭部に主座を置く膵がん
- ・膵嚢胞性腫瘍
- ・膵神経内分泌腫瘍
- ・遠位胆管がん
- ・十二指腸乳頭部がん
- ・十二指腸がん

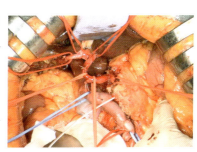

図 29　膵頭十二指腸切除（PD）

## 8 膵消化管再建の要点

膵消化管再建方法としては，膵空腸吻合または膵胃吻合が行われる（図30）．膵頭十二指腸切除や膵中央切除では，膵消化管再建が必要となる．膵消化管再建は，2層に吻合して再建する（表13）．

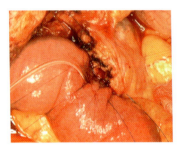

図30 膵空腸吻合

表13 膵空腸吻合の工夫

①膵被膜膵実質－空腸漿膜筋層：後壁 4-0 モノフィラメント非吸収糸
②膵管膵実質－空腸全層：後壁 6-0 モノフィラメント吸収糸
③膵管膵実質－空腸全層：前壁 6-0 モノフィラメント吸収糸
④膵被膜膵実質－空腸漿膜筋層：前壁 4-0 モノフィラメント非吸収糸
　膵管－空腸全層吻合は1周12針を均等に吻合する

## 9 膵体尾部切除（distal pancreatectomy）

適応疾患は，表14のとおりである．

表14 膵体尾部切除を要する疾患

・膵体尾部に主座を持つ悪性腫瘍
・膵体尾部に主座を持つ良性腫瘍
・膵体尾部の繰り返す慢性膵炎

悪性腫瘍では，膵体尾部切除に加えてリンパ節郭清（脾門部リンパ節を含む）と脾摘を行う．リンパ節郭清を伴う手術は開腹が基本となる．

良性腫瘍を含む良性疾患では，腹腔鏡下手術や腹腔鏡補助下手術を行う．可能なら，脾動静脈を含め脾温存の膵体尾部切除術を選択する．脾動静脈が温存困難なら，単胃動静脈のみ温存し脾臓温存する Warshaw 手術も選択できるが，部分的な脾梗塞を認めることもある．

膵断端処理では，①自動縫合器を用いる方法と②膵管断端と膵断端をそれぞれ縫合閉鎖する方法があるが，術後合併症の頻度などで結論は出ていない．膵断端に空腸を縫合する方法もある．

## 10 膵全摘（total pancreatectomy）（図31）の要点

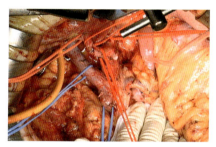

図31　膵全摘

適応となる疾患は，表15のとおりである．

表15　膵全摘を要する疾患
- ・膵頭部から体尾部に広がる膵がん
- ・主膵管型膵管内乳頭粘液性腫瘍
- ・膵全体におよぶ神経内分泌腫瘍

膵液瘻，腹腔内膿瘍，仮性動脈瘤破裂の合併症のリスクは少ないが，膵全摘術後は100%膵性糖尿病となる．最重症の糖尿病モデルであるBrittle Diabetesを呈し，高血糖，低血糖に加え，それらを繰り返す激しい血糖変動も問題である．

術後長期的には患者のQOLを低下させることになるが，膵全摘でしか切除できない悪性腫瘍症例もあり，そのような症例では根治切除をあきらめるべきではない．

☑ 膵にメスを入れる手術では，術後管理で膵液瘻に特に注意をする．ドレーン排液の観察は，毎日の大切な業務である．

## 🔴 脾摘出術（splenectomy）

適応を表16に示す．脾を摘出しても日常生活に大きな影響はないが，稀に細菌感染症が重症化する可能性があるため，摘脾後には，肺炎球菌ワクチンの接種を推奨する．

### 表16 脾摘出術の適応疾患

| | |
|---|---|
| ・悪性脾腫瘍 | ・ポルフィリン症 |
| ・特発性血小板減少性紫斑病 | ・膵臓体尾部切除に伴う合併症 |
| ・遺伝性球状赤血球症 | ・外傷性脾損傷 |
| ・術中合併症（脾損傷） | ・巨脾 |
| ・脾嚢胞性疾患（上皮性脾嚢胞など） | ・門脈圧機能亢進症 |

- 外傷性脾損傷の治療は，次の2つである．
  ①脾動脈塞栓術
  ②手術
- 次の状況では，手術が望ましい．
  ①日本外傷学会の脾損傷分類（図32）でⅢc型以上
  ② AAST（The American Association for the Surgery of Trauma）の脾損傷スケール（spleen injury scale）（表17）で grade Ⅲ以上

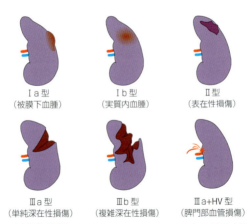

**図32 脾損傷分類**（日本外傷学会臓器損傷分類委員会．脾損傷分類2008〈日本外傷学会〉．日本外傷学会雑誌．2008; 22: 263. より作成）

### 表17 脾損傷スケール（AAST）

| Grade | 状態 |
| --- | --- |
| I | 裂傷の深さ＜実質 1cm or 被膜下血腫＜全体の 10% |
| II | 裂傷の深さが 1-3cm or 被膜下血腫が全体の 10-50% |
| III | 裂傷の深さ＞実質 3cm or 被膜下血腫＞全体の 50% |
| IV | 区域 or 脾門部血管に至る裂傷で 25%以上の血行障害 |
| V | 脾の完全粉砕 or 脾全体の血行障害を伴う脾門部損傷 |

## ⑫ 脾縫合術・脾部分切除術（図33）

脾摘出後の免疫機能低下を懸念し，脾温存を図る試みが増加している．
- 脾縫合術：主に外傷性脾損傷で止血術として活用される．
- 脾部分切除術：外傷性脾損傷の止血に加え，良性脾腫瘍，仮性脾嚢胞など再発リスクの低い疾患でよい適応となる．いずれも，病態に応じた的確な判断力が求められる．

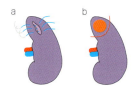

図33 脾縫合術（a）と脾部分切除術（b）

☑ 他領域の治療を行う場合でも，既往歴に脾摘がある症例では，感染症の重症化に十分注意する．念には念を入れよ．

## 10 成人鼠径ヘルニア修復術

- 最近は，Direct Kugel 法が行われることが多い．
- 解剖学的に理に適っており，従来の前方アプローチに慣れた外科医であれば比較的容易に行える修復法である．

### ❶ ヘルニアの基礎知識

ヘルニア門，ヘルニア囊，嵌頓，還納

### ❷ Direct Kugel 法（図 34，図 35）

解剖学的に理に適った術式である．前方アプローチに慣れた外科医であれば比較的容易に行える修復法である．パッチは，自己拡張する非吸収性の人工繊維布である（ポリプロピレン）．形状記憶リングがパッチを安定化し，適正位置に留置しやすい．オンレイパッチは必要に応じて使用する．

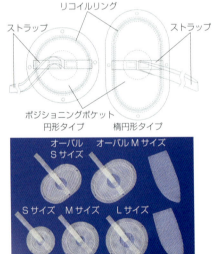

図 34　Kugel patch（写真提供：メディコン）

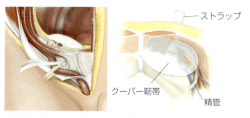

**図 35 Kugel patch の留置**(写真提供:メディコン)

## ❸ 手術手順

若手が早い時期に執刀の機会を得る術式の一つであり,かつ外科の大切な基本手技の多くを含んでいる.さらに高度な手術に進むためにも,この手術は確実に修得しておこう.

### 1) 皮膚切開

術前にマーキングした外鼠径輪から外側に 4〜6cm の斜切開を置く.外腹斜筋腱膜を切開し,鼠径管内を開放する.

☑ 皮膚切開から,皮下組織の層構造を理解して剝離を進める.

### 2) ヘルニア嚢の剝離と処理:内鼠径ヘルニア(図 36-a)

精索を挙上し,ヘルニア嚢を Hesselbach 三角の基底部まで剝離する.横筋筋膜を輪状切開し,腹膜前腔へヘルニア嚢を還納する.

### 3) ヘルニア嚢の剝離と処理:外鼠径ヘルニア(図 36-b)

精索を挙上して精巣挙筋を線維方向に開く.ヘルニア嚢を高位剝離.精管と精巣動静脈が分岐するレベルまで剝離する.ヘルニア嚢は内鼠径輪から腹膜前腔へと還納または高位結紮切除.

☑ 層の表面に沿って剝離を進め,一つの構造を露出する手技である.

### 4) 腹膜前腔ポケットの作製(図 36-c, d)

横筋筋膜を切開し,アンダーレイパッチのポケットを腹膜前腔に作製.ガーゼ 1〜2 枚をヘルニア門から挿入して腹膜前腔を剝離していく.次にガーゼを取り出した後,下腹壁動静脈を確認し,挙上する.必要に応じて示指で剝離を加え,腹膜前腔ポケットを広げる.

### 5) パッチの挿入(図 36-e)

鉗子等を用いて,パッチを「タコスのように」谷折りに畳む.このとき,ストラップがパッチに包まれないよう,外に出しておく.下腹壁動静脈を挙上しながら畳んだパッチをポケット内で展開する(内側は恥骨

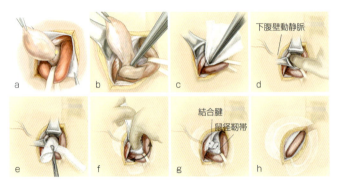

図 36　Direct Kugel 法 （写真提供：メディコン）

結節の方向へ挿入し，外側は上前腸骨棘へ向けて）．パッチは下腹壁動静脈より深い層で，精索と腹膜の間に位置する．扁平鉤に沿わせて，パッチの挿入を行うのも有用である．

☑ 異物を体内に植込む初めての経験となるだろう．

### 6）パッチの留置・伸展（図 36-f）

　ストラップを牽引しつつ，示指をポジショニングポケットに挿入する．全周的になぞらせ，形状記憶リングの力でパッチを開かせる．パッチが確実に展開したことを確認する．十分開いていない場合は剥離不十分なので，パッチ周囲に沿って示指を走らせ剥離を追加する．なおスペースが足りないなら，いったんパッチを取り除いて，剥離操作を繰り返す．

### 7）パッチの固定（図 36-g）

　ストラップを固定する場合は内腹斜筋に縫合固定する．このとき，下腹壁動静脈や神経付近での固定は避けること．余分なストラップは切り取って廃棄する．

### 8）オンレイパッチの留置（任意）（図 36-h）

　キーホールを作製する．精索を通しテール部を 1，2 針縫合する．恥骨と内鼠径輪を約 2cm オーバーラップするよう鼠径管後壁に留置．オンレイパッチを周辺組織へ縫合固定する必要はない．鼠径部全体を覆えるサイズを使用した場合，オンレイパッチは不要．

# B 乳腺，内分泌，体表

## 1 乳腺外科

- 乳腺外科は診断・薬物治療も含む「乳腺総合診療科」である．
- 乳がんでは QOL と長期予後を見据えた診断，治療が必要．
- 女性にとって臓器以上の意味を持ち，形成外科との連携が重要．

### ❶ 乳腺良性疾患

#### 1）陥没乳頭

外観の悩みだけでなく，授乳困難や感染の原因となり得る．悩みに答え，対症療法を行い指導するとともに，必要に応じ形成外科での治療オプションを呈示する．また，乳頭直下の乳がんによる乳頭陥凹との鑑別に注意が必要である．

#### 2）乳腺症：30～40歳代に好発，閉経後には減少

乳房の腫脹，疼痛を自覚し，硬結や腫瘤，乳頭からの異常分泌を伴うことがある．乳がんの発見遅れに注意が必要．触診で鑑別困難ならマンモグラフィや超音波を用いる．不安に対する心身両面のケアと確実な鑑別診断が求められる．

#### 3）良性腫瘍

##### ①乳腺線維腺腫：10～30歳代に好発

緩徐に増大し，ときに巨大線維腺腫となる．触診で良性と察しは付くが，マンモグラフィや超音波検査，穿刺吸引細胞診で診断する．

##### ②乳管内乳頭腫：30～50歳代に好発

血性乳汁分泌で受診することが多い．乳がんとの鑑別が必要で，画像診断や分泌液の細胞診などで鑑別を試みるが，がんとの鑑別は困難なため，乳管腺葉区域切除術（microdochectomy）を行うことがある．

##### ③葉状腫瘍：30～50歳代に好発

悪性も20%台と稀ではなく，予後も安心できない．急速増大する場合，切除し病理組織検査で診断する．断端陰性（マージン ≧ 1cm）が大切なため，乳房切除まで必要なことがある．

**181**

## ❷ 乳がん（breast cancer）：女性でがん罹患数第1位

2/3が65歳未満で発症し，治療後かなりの長期生存が得られるため，10年生存率が検討される疾患であり，QOLの維持が重要となる．がん死亡数では5位と決して下位ではなく，外科専門医としては正しい知識と理解が必要である．

### 1）押さえておきたい基礎知識

免疫染色（治療効果予測因子）による分類，intrinsic subtype，組織学的分類，病期分類，マンモグラフィ，超音波検査，画像ガイド下針生検．

### 2）診断

#### ①マンモグラフィ

左右を比較しながら読影する．関心領域を拾い上げ，濃度・構築・石灰化などから病変の存在と組織型を推定する．乳腺後隙，乳頭直下，乳房下半（乳腺が少ない部位）の病変は悪性の可能性が高い．腫瘤の良悪性は辺縁，石灰化は形態と分布で判断する．デジタルマンモグラフィは過去画像との比較が容易で早期発見や不要な精査の減少に寄与する．トモシンセシス（断層撮影，3D）は，2Dでは発見しにくい小病変の発見が期待される．

#### ②超音波

腫瘤の境界，内部構造に後方エコーの増減等の音響陰影を加味し，良悪性を判定する．良性は境界明瞭で扁平なものが多く，乳がんでは境界が不明瞭または明瞭粗造で，縦横比が高いことが多い．腫瘍の硬度を皮下脂肪と比較して客観的に評価するエラストグラフィや，パワードプラによる血流評価が良悪性の鑑別に有用である．

#### ③画像ガイド下針生検

超音波で見える場合は，超音波ガイド下穿刺を行う．検体採取量は，「穿刺吸引細胞診＜コア針生検＜吸引補助下針生検」である．非触知石灰化病変では，マンモグラフィのステレオガイド下吸引補助乳房針生検を行う．採取されるのは病変の一部で，病理医は臨床情報から全体像を推定し診断する．採取エラーや情報不足による診断の齟齬を防ぐため，依頼書に臨床情報から考えられる推定組織型を記載しておく．画像と病理診断に乖離がある場合は，臨床医が病理医に再確認する必要がある．

## 3）外科治療の要点

### ①乳房手術の術式選択

約6割が乳房温存手術を受けている．腫瘍サイズや進展の程度，乳房サイズのバランスで整容性が保てる場合は温存を考慮する．術式には円状と扇状部分切除があり，乳管内進展の程度に応じて選択する．

乳房切除（全摘）が必要な場合を表に示す．

### 表　乳房切除（全摘）の適応

- ・ 局所進行がん
- ・ 広範乳管内進展を伴うがん
- ・ 同側乳房内多発病変
- ・ 遺伝的素因が高い（遺伝性乳がん・卵巣がんでは，同側乳房内の第2がんの発生頻度が高く温存は相対的禁忌）
- ・ 胸部への放射線治療ができない

> **One Point**
>
> 従来の乳房切除に加え，皮下乳腺全切除や乳頭温存乳腺全切除を行うことがある．再建を行うことが前提である．放射線照射を行わないため，完全切除が必要である．

### ②腋窩手術

臨床的にリンパ節転移を認めない場合は，センチネルリンパ節生検を行い，転移のある場合のみリンパ節郭清を行う．同定法には$^{99m}$Tc スズコロイドを使用するRI法と色素法（インジゴカルミン，ICG〈indocyanine green〉）がある．腫瘍周囲または乳輪縁真皮直下に注入する．RI法ではガンマプローブで体外から位置を確認し検知音をガイドに同定し，色素法では術野で青染したリンパ節を同定する．

近赤外蛍光カラーカメラシステム（HyperEye Medical System$^{TM}$〈HEMS〉や Light Vision$^{TM}$）を用いると，リンパ管・リンパ節を蛍光でカラーモニタに描出できる．体外からリンパ管を可視化でき，術野でも組織を透過しリンパ節を同定できるが，ICGが漏出すると同定が困難となるため，リンパ管の確実な結紮が必要である．

> **One Point**
>
> 　近年，センチネルリンパ節転移が陽性でも，転移数が2個以内で，温存乳房照射を行うことを前提に，腋窩リンパ節郭清を省略することがある．

## 4）乳房再建

　乳房再建は，行う時期・回数・再建に使用するものによって分類される．

### ①一次一期再建

　乳がん手術と同時に自家組織（広背筋皮弁，腹直筋穿通枝皮弁）を用いて再建する．

### ②一次二期再建

　乳がん手術時に大胸筋背面に組織拡張用のティッシュ・エキスパンダーを挿入し，数ヵ月後にシリコンインプラントや自家組織に入れ替える．

### ③二次再建

　乳房全摘後，数ヵ月～数年を経て，上記①②のいずれかで再建を行う．それぞれを二次一期，二次二期再建と呼ぶ．

> **One Point**
>
> 　シリコンインプラントは，異物感はあるが手術侵襲は小さい．一方，自家組織は質感や対側乳房との相同性が保て整容性に優れるが，侵襲は大きい．

> **One Point**
>
> 　腋窩リンパ節転移を伴う場合は，術後の胸壁＋鎖骨上照射で予後が改善する．ティッシュ・エキスパンダーは線量分布を不均一にし，照射により自家組織は長期の整容性が低下するため一次再建は推奨できない．

## 5）男性の女性化乳房と男性乳がん

### ①女性化乳房

　思春期と高齢者に多い．思春期では多くは成長に伴い退縮するが，女性と同程度に乳房が腫大することもあり，本人のストレスを考慮して切除することもある．高齢者では肝機能の低下によるエストロゲンの増加や薬物に起因することが多い．

②男性乳がん

　男性乳がんの生涯罹患リスクは 2,000 人に 1 人で，女性の約 1/200 である．高齢者に多く，ホルモン感受性乳がんが多い．予後は女性とほぼ同等である．男性乳がんの診療では遺伝性乳がんを念頭に置く必要がある．

## 6）初期薬物療法（術前・術後補助療法）

　微小転移を根絶し，再発を防ぐために行う．内分泌療法，抗 HER2 療法，化学療法の 3 つがある．薬物療法の詳細は成書に譲り，乳がんの分類と治療方針決定にかかわる事項についてのみ解説する．

①治療効果予測因子の免疫染色による分類

　免疫染色で治療効果予測因子を評価し，それに基づき治療法を決定．
　a）ホルモン感受性：エストロゲン受容体（ER），プロゲステロン受
　　　容体（PgR）
　b）抗 HER2 療法の適応：ヒト上皮増殖因子 2（HER2）過剰発現
　c）増殖能：Ki 67（グレードも考慮）
　ホルモン感受性があれば内分泌療法，HER2 陽性では抗 HER2 療法（トラスツズマブ）と化学療法，ER，PgR，HER2 陰性のトリプルネガティブでは化学療法を行う．ホルモン感受性 HER2 陰性でも，増殖能が高い場合（Ki 67 30％以上）や PgR 陰性または低発現の場合は化学療法を追加する．

### One Point

　ホルモン感受性 HER2 陰性での化学療法の可否は，Oncotype Dx™（21 遺伝子）に代表される遺伝子解析で，より正確に判断できる．

② intrinsic subtype：遺伝子解析による分類

　現状では遺伝子解析が行われることは少なく，近似性のある免疫染色の結果からルミノル A，ルミナル B/HER2 (-)，ルミナル B/HER2 (＋)，HER サブタイプ，トリプルネガティブ（basal like）の 5 つに分けることが多い．

③組織学的分類

　病理形態による分類で，形態を推定する画像診断には有用であるが，一部例外を除き予後推定や治療法決定には応用されない．

④病期分類：TNM 分類

　国際的に Tis，T1〜T3，N0〜N2，Stage 0〜Ⅲ A は早期乳がんであ

り，治癒を目指す．免疫染色の結果に腫瘍径やリンパ節転移などの腫瘍量を加味して，化学療法を追加することがある．T4，N3 や炎症性乳がんは Stage Ⅲ B，Ⅲ C で，局所進行乳がんとして集学的治療の対象，M1 の Stage Ⅳは進行乳がんで，QOL を守りながら治療を行う対象としている．

## 7）進行，再発乳がんの治療

転移は，骨・肺・肝・脳の順に多い．薬物療法が基本である．遠隔転移を伴わない局所やリンパ節の再発には，切除や放射線治療を行う．薬物は原発巣の特性に応じて選択するが，転移巣を生検し，再評価し方針決定することもある．治療の原則は以下の「3 つの P」

　①症状発現の予防「Prevent Symptoms」
　②症状の緩和「Palliate Symptoms」
　③生存期間の延長「Prolong Survival」

で，早期から緩和ケアを併行し，副作用も含め QOL を評価して治療を行う．

### ①薬剤選択の原則

ホルモン感受性があれば，生命の危機がなければ内分泌療法で開始し，奏効後の病勢進行には二次，三次内分泌療法を行う．内分泌療法の奏効が望めない場合は化学療法を行う．HER2 陽性では一次から抗 HER2＋化学療法を行う．ホルモン感受性があれば内分泌単独や抗 HER2＋内分泌療法の選択はあり得るが，進行が速いので短期に効果を確認し，時期を逸することなく抗 HER2＋化学療法に移行する．トリプルネガティブでは化学療法が中心となる．

### ②骨転移

疼痛および骨折・脊髄麻痺のリスク評価が重要．低リスクでは，薬物療法にデノスマブやゾレドロン酸を加え疼痛を軽減し，骨関連事象発生を予防する．高リスクでは早期から放射線や整形外科手術も考慮する．

### ③脳転移

血液脳関門で薬物が移行しにくいため，放射線や脳外科手術を考慮する．転移が多数なら全脳照射，腫瘍が大きい場合は手術適応となるが，小サイズで数個であれば低侵襲の定位脳照射の適応となる．HER2 陽性は脳転移が多いため，定位脳照射が可能な時期に発見することを目的に造影 MRI で定期的にチェックする．

## 2　内分泌外科

- 甲状腺，副甲状腺疾患は，全身への影響と局所を考えて治療する．
- 周囲構造との関連に留意し，治療にあたることが大切である．

### ❶ 押さえておきたい基本知識

- 甲状腺，副甲状腺の解剖，周囲構造（神経，気管，動脈など）と機能
- 甲状腺腫大をきたす疾患：橋本病，バセドウ病，甲状腺腫瘍

#### 1）バセドウ病（[独] Basedow病／ [英] Graves病）

自己免疫疾患で，甲状腺機能が亢進し動悸，頻脈，多汗などを生じるが，これらの症状を起こす原因疾患のなかで本疾患の頻度は低く，気付かれず経過していることも多い．たとえば，明らかな心疾患なく心房細動を引き起こし，脳梗塞をきたすこともある．どの領域の外科医であっても本疾患を念頭に置くことが大切である．

治療は，内分泌内科と連携しながら以下を行う．

①薬物療法：抗甲状腺薬（薬疹，白血球減少，肝機能障害に注意）

②アイソトープ療法：放射性ヨウ素（I-131）を服用（被曝に注意）

③外科療法：甲状腺亜全摘，あるいは全摘（上記の効果が不十分なとき）

#### 2）甲状腺腫瘍（Thyroid tumor）

ほとんどは良性腫瘍（腺腫や腺腫様甲状腺腫）だが，悪性腫瘍を念頭に置いて診療にあたることが大切である．悪性腫瘍のほとんどが乳頭がんである．放射線被曝との関連が指摘されている．

症状に乏しいことも多いが，嗄声（反回神経麻痺）や血痰（気管浸潤）が診断のきっかけになる場合もあり，外科医であれば発見しなくてはならない．疑わしければ，超音波検査，穿刺吸引細胞診で診断する．

### ❷ 甲状腺腫瘍の外科治療

#### 1）乳頭がん

治療の原則は外科的切除で，低リスクでは峡を含む甲状腺片葉切除と気管周囲リンパ節郭清を行い，高リスクでは甲状腺全摘＋気管周囲・内深頸リンパ節郭清を行う．周囲組織に浸潤している場合は合併切除する．

局所進行がんでは甲状腺全摘後に放射性ヨード内用療法（アブレーション）を追加する.

### 2）濾胞がん

術前に診断できた広範浸潤濾胞がんでは，甲状腺全摘と気管周囲リンパ節郭清を行い，術後にアブレーションを行う．一方，腺腫として片葉切除を受け，術後に微小浸潤がんと診断された場合は，サイログロブリン等でフォローし，必要に応じて補完甲状腺全摘とアブレーションを行う．なお，抗サイログロブリン抗体陽性の場合は，再燃があってもサイログロブリンが上昇しないので注意を要する.

### 3）髄様がん

術前に髄様がんと診断された場合，RET 遺伝子をチェックする．MEN（multiple endocrine neoplasia）2 型もしくは家族性髄様がんと診断されれば，甲状腺全摘と気管周囲リンパ節郭清を行う．散発性であれば乳頭がんの手術に順ずるが，放射性ヨードは無効である.

## ❸ 副甲状腺疾患

原発性副甲状腺機能亢進症の原因は，腺腫 85%，過形成 10〜15%，がん 1〜2%で，過形成の多くは家族性である．周囲筋肉などへの移植の可能性があるため，基本的に穿刺吸引細胞診は禁忌である.

### 1）副甲状腺腺腫

超音波で腫大腺を確認し，$^{99m}$Tc MIBI シンチグラフィで集積があれば 90%以上の確率で単腺腫と診断できるため，頸部小切開で単腺切除を行う.

### 2）副甲状腺過形成

手術の原則は 4 腺全切除と 1 腺の前腕筋内移植である．ただ，副甲状腺はバリエーションが多く，5 腺の場合や異所性に存在することもあるので注意を要する．続発性の場合も過形成に準じて手術する.

### 3）副甲状腺がん

同側の甲状腺片葉切除と頸部リンパ節郭清を行う.

# 3 皮膚軟部組織の外科

- 以下の「悪性を疑う症状」を見逃すな！
  ①膨隆・潰瘍化，②出血，③不整形，④濃淡，⑤急速増大
- 「湿疹」と思い込んではいけない病変
  ボーエン病や乳房外パジェット病，真菌感染などの可能性もある．
- 軟部腫瘍はまずはエコーでチェック
  簡便でどの病院にもあるエコーを使わない手はない．
- 餅は餅屋！ 少しでも悪性を疑えば専門診療科に紹介を
  皮膚と癒着していれば「皮膚科・形成外科」，皮下軟部組織にあれば「整形外科・形成外科」がよい．

## ❶ 外用療法

　患者の高齢化に伴い，皮膚悪性腫瘍に遭遇することも多いだろう．黒色〜褐色調を呈する隆起性病変などは比較的発見しやすいが，注意が必要なのは「痒みを伴う紅斑」である．湿疹と思って漫然とステロイド剤外用を続けていることも多い．外用療法を2〜4週間続けても改善しなければ，専門家にコンサルトする．がんかもしれないし，真菌や疥癬かもしれない．

## ❷ 悪性を疑う所見

　軟部組織腫瘍は判断が難しい．慣れていないと生検もしづらい．
以下の悪性を疑う所見に注意➡専門家へコンサルト．
①硬い，②不整形，③周囲と癒着（動かない），④急速増大など

## ❸ 検査

　エコーやCT・MRIなどは性状や局在の情報で診断の一助になるが，最終的には病理組織検査が必要となる．勝手に生検すると，出血したり，うまく取れないということもあり，部位によってはその後の治療に影響を与えることもある．画像診断までに留めるのが無難であろう．

皮膚軟部組織の取り扱いは，皮膚科，形成外科，整形外科とオーバーラップしているのでわかりにくい（図1）．病変の局在・深度で判断する（図2）．

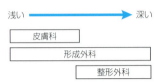

**図1　役割分担**

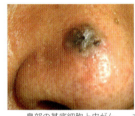

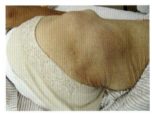

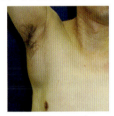

鼻部の基底細胞上皮がん　　　右上口唇の母斑細胞母斑（良性）

右殿部〜大転子部の悪性軟部腫瘍　　　右腋窩の脂肪腫

**図2　病変例**

# C 呼吸器・胸部外科

## 1 肺良性疾患，悪性腫瘍

● 肺の良性疾患の治療では，機能温存とQOL維持が重要である．
● 悪性腫瘍の外科治療は，集学的治療の一部として位置づけられる．
● 組織型，進行度などによって，治療方針はかなり詳細に決定される．

　呼吸器外科は，腫瘍や炎症を対象に，血管の手術操作や気道の処理を行い，内視鏡手術，化学療法，放射線治療などの治療も行う分野である．手術の多彩さに加えて集学的治療も経験でき，外科修練の意義は大きい．近年は肺移植も始まっており，体外循環に関しても習得しておくことが望ましい．

### ❶ 肺良性疾患

#### 1）良性腫瘍（benign tumor）

　良性腫瘍は，原発性肺腫瘍の5％と少ない．病理組織学的診断が確定するまで「悪性ではない」という確証は得られないことから，増大傾向があったり，悪性の可能性が否定できないなどの理由で手術の方針となることも多い．

　最も多いのは，肺過誤腫である．胸部X線で偶然発見され，類円形で内部に石灰化を伴うことが多い．生検が難しく，摘出後に診断が確定することが多い．肺部分切除や核出術を行うが，気道内に突出する場合，内視鏡的にレーザーで焼灼したり，スネアで切除することもある．

#### 2）自然気胸（spontaneous pneumothorax）

　前線病院で遭遇することが多い疾患のため，外科医なら見逃さないように気を付けること．長身でやせ型の若年男性がブラ（肺嚢胞）の破裂で発症するほか，60歳以上の喫煙者で肺気腫の一部が破裂して発症する．両側同時に起こると，死亡のリスクもある．背景にマルファン症候群など器質的な疾患が潜んでいないかにも留意しておく．気胸が進行して縦隔を体側に圧迫し，静脈還流を妨げショックに陥る緊張性気胸は，迅速に処置しないと致命的となる．

**191**

## 3）診断

　息苦しさや胸痛を自覚しすぐに受診することが多いが，症状がはっきりせず，時間が経過して受診することもある．身体診察でほぼ診断でき，胸部X線で肺の虚脱により診断が確定する．在宅などでは携帯エコーを役立てよう．肋間走査で肺を走査し，肺表面の高輝度が呼吸に合わせ上下にスライドする所見が見られない．ただし，大きなブラも同様の所見となるので，数ヵ所で確認する．気胸の原因の精査については，CTが役立つ．

## 4）治療

　ごく軽度なら自然軽快することもあるが，中等度の気胸は穿刺脱気あるいは胸腔ドレナージが必要となる．リークの持続，血胸併発，再発などの場合には手術が必要となる．CTで原因病変の位置を確認し，胸腔鏡下に切除する．

☑ ドレナージで急激に肺を再膨張すると，再膨張性肺水腫（re-expansion lung edema）をきたし，酸素化障害を呈する．特に，肺虚脱が数日遷延していた場合には，注意が必要である．

☑ 胸痛を起こすのは，循環器疾患ばかりではない．
気胸は，胸痛の原因として見落としがちである．

### One Point

　緊張性気胸では胸部X線で著明な縦隔偏位が認められる．ドレナージの準備をしている間にも，18G針で胸腔を穿刺する．刺した瞬間，針からシュッと空気が吹き出してくる．ドレナージの準備ができた時点で清潔操作でドレーンを挿入，留置する．

### One Point

　胸膜の索状癒着部分に増生した血管が気胸を契機に断裂し，胸腔内出血をきたすことがある．高度血胸をきたしショック状態で来院することがあるため，診断に当たっては既往歴の情報も大切である．

### One Point

　肺気腫症例では，破裂部位を切除しても周囲からリークが持続することもあるので，術後のドレーンは注意深く観察する．切除では解決しない可能性がある場合，癒着療法（ミノマイシン®，OK-432嚢胞内注入療法，高張ブドウ糖液などを用いる）を考慮する．

## ❷ 肺悪性腫瘍

　「2016 年のがん統計予測」（国立がん研究センター）によると，日本人の肺がん罹患数はがん全体の 3 位だが，がん死亡数では男性 1 位，女性 2 位である．したがって，外科専門医は肺がんを見逃さないよう，自分の専門が何であっても，肺がんは常に意識しておくべきである．

　肺がんはほとんどが無症状で，早期発見は CT あるいは適切な条件の X 線写真が有用である．少なくとも外科専門医としては，①胸部 X 線を念入りに見ること（レポートで再確認），② CT を撮る機会に X 線でも体幹全体を撮影することが大切だろう．

### 1）『肺癌取扱い規約』

　肺がんの診療は『肺癌取扱い規約』に沿って構築されており，外科専門医として身につけておくべき点を紹介する．

#### ①組織分類

　肺悪性腫瘍には原発性肺がんと転移性肺腫瘍があり，前者には小細胞がんと非小細胞がん（腺がん，扁平上皮がん，大細胞がん）がある．これらは治療の方向性に基いた分類であり，外科医が治療にあたるのは非小細胞がんである．

#### ②非小細胞肺がんの手術適応

　非小細胞肺がんの治療適応（手術治療，化学療法，放射線療法など）を決定する際は，TNM 分類による「臨床病期」に沿って医学的に妥当な治療法を選択し，全身状態なども考慮して最終決定する．TNM 分類の各因子は，表 1 のように詳細に定義されている．

表 1　臨床病期 (日本肺癌学会. TNM 臨床病期分類・TNM 分類. 肺癌取扱い規約〈第 8 版〉. より改変)

| 病期 | T | N | M |
|---|---|---|---|
| 潜伏がん | TX | | |
| 0 期 | Tis | N0 | |
| I A 期 | T1 | | |
| I B 期 | T2a | | |
| II A 期 | T2b | N0 | |
| II B 期 | T1a〜T2b | N1 | M0 |
| | T3 | N0 | |
| III A 期 | T1a〜T2b | N2 | |
| | T3 | N1 | |
| | T4 | N0, N1 | |
| III B 期 | T1a〜T2b | N3 | |
| | T3, T4 | N2 | |
| III C 期 | T3, T4 | N3 | |
| IV 期 | any T | any N | M1 |

※一部簡略化

• T- 原発腫瘍

TX ：①腫瘍の存在が判定できないか，②喀痰・気管支洗浄液細胞診でのみ陽性
T0 ：原発腫瘍を認めない
Tis ：上皮内がん（carcinoma in situ）
　　　肺野型の場合，充実成分径 0cm かつ病変全体径 ≦ 3cm
T1 ：充実成分径 ≦ 3cm　肺か臓側胸膜に覆われ，気管支鏡上，主気管支に及ばない
T1mi ：微少浸潤性腺がん
　　　部分充実型を示し，充実成分径 ≦ 0.5cm かつ病変全体径 ≦ 3cm
T1a ：充実成分径 ≦ 1cm かつ Tis・T1mi には相当しない
T1b ：1cm ＜充実成分径 ≦ 2cm
T1c ：2cm ＜充実成分径 ≦ 3cm
T2 ：① 3cm ＜充実成分径 ≦ 5cm または②充実成分径 ≦ 3cm で次のどれかに該当
　　　(a) 主気管支に及ぶが気管分岐部には及ばない
　　　(b) 臓側胸膜に浸潤
　　　(c) 肺門まで連続する部分的または一側全体の無気肺か閉塞性肺炎がある
T2a ：3cm ＜充実成分径 ≦ 4cm
T2b ：4cm ＜充実成分径 ≦ 5cm
T3 ：① 5cm ＜充実成分径 ≦ 7cm または②充実成分径 ≦ 5cm で次のどれかに該当
　　　(a) 臓側胸膜，胸壁，横隔神経，心膜のいずれかに直接浸潤
　　　(b) 同一葉内の不連続な副腫瘍結節
T4 ：① 7cm ＜充実成分径または②周囲へ浸潤または同側の異なる肺葉内の副腫瘍結節

• N- 所属リンパ節

NX ：所属リンパ節評価不能
N0 ：所属リンパ節転移なし
N1 ：同側気管支周囲 and/or 同側肺門，肺内リンパ節へ転移し，原発腫瘍が直接浸潤
N2 ：同側縦隔かつ／または気管分岐下リンパ節への転移
N3 ：同側縦隔，対側肺門，同側または対側の前斜角筋，鎖骨上窩リンパ節に転移

• M- 遠隔転移

M0 ：遠隔転移なし
M1 ：遠隔転移がある
　　　M1a ：対側肺内の副腫瘍結節，胸膜または心膜の結節，悪性胸水（同側，対側），悪性
　　　　　　心嚢水
　　　M1b ：肺以外の一臓器への単発遠隔転移
　　　M1c ：肺以外の一臓器または他臓器への多発遠隔転移

### ③病期別治療方針

臨床病期ごとの治療方針を**表2**に示す.

**表2 病期別治療方針**

| Ⅰ期，Ⅱ期 | 手術の絶対適応 |
|---|---|
| ⅢA期 | 因子によりバリエーションあり |
| ⅢB期，Ⅳ期 | 手術適応外 |

ⅢA期（N2）は，個別検討が望ましい．手術で完全郭清困難なbulky N2 は放射線化学療法が標準治療だが，single station N2 は手術の対象となる場合があり，転移リンパ節の完全切除が比較的容易なdiscrete N2 は導入放射線化学療法が施行される場合がある．術前評価でこれらを見分けるには，CT や FDG-PET などの画像診断だけでなく，縦隔鏡検査や EBUS-TBNA による組織学的診断を考慮する.

### ④手術術式

肺がんに対する標準術式は「肺葉切除」だが，「区域切除術」や「楔状（部分）切除術」など縮小手術を行うことがある．これには，以下の2種類がある.

### a）積極的縮小切除

病変が比較的早期の場合，肺葉切除と同等の根治性を期待して行う．2cm 以下の非浸潤がんを対象として複数の臨床試験が進行中である.

### b）消極的縮小切除

心肺機能や併存疾患，年齢など手術リスクが大きい場合に，やむを得ず切除範囲を縮小する場合に行う.

非小細胞がんのうち，肺腺がんは WHO 組織分類で**表3**のように分類される.

### 表3 WHO 肺ならびに胸膜腫瘍組織分類

**・腺がん**
置換型腺がん，腺房型腺がん，乳頭型腺がん，微小乳頭型腺がん，充実型腺がん

**・特殊型腺がん**
浸潤性粘液性腺がん，コロイド腺がん，胎児型腺がん，腸型腺がん

**・微小浸潤性腺がん（minimally invasive adenocarcinoma：MIA）**

**・前浸潤性病変**
異形腺腫様過形成（atypical adenomatous hyperplasia：AAH）
上皮内腺がん（adenocarcinoma in situ：AIS）

これらのうち，①前浸潤性病変（AAH，AIS），②微小浸潤性腺がん（MIA）は，CTではGGO（ground glass opacification）として描出され，a）の積極的縮小切除の対象となり得るものである．

## 2）リンパ節郭清

リンパ節郭清は，根治性向上の期待と正確なステージ決定のために行うが，縦隔郭清による予後改善効果については十分なエビデンスがない．一方，縦隔郭清により有意に合併症が増加するという証拠もない．浸潤がんで，潜在的にリンパ節転移の可能性が考えられる場合は，縦隔リンパ節郭清を行っている．郭清する範囲は，『肺癌取扱い規約』によりND 0-3に分類されており，標準的縦隔リンパ節郭清は，ND2a-1またはND2a-2である．

リンパ節の名称および原発巣の局在によるリンパ節郭清の範囲を図1に示す．

### One Point

**プロジェクションマッピング**

胸腔鏡下手術の発達で開胸創は小さくなり，10cm未満のカードサイズの小開胸やポート孔のみを空けて行う肺葉切除も一般的になってきました．開胸創が小さくなればなるほど，創を適切な位置に作製することが手術成功の近道となります．最近ではCTなどの画像検査のDICOM dataを臨床医が自由に扱うことができるようになり，手術に必要な解剖学的構造を把握するための3次元画像を，臨床医が病院のワークステーションや自身のノートパソコンで作製できるようになりました．また，これらの画像データから3Dプリンタで臓器モデルを立体造形物として作製することも可能となりました．筆者は，次元画像を等身大で患者さんの体表面にプロジェクションマッピングするシステムを構築し，臨床応用しています．術野で患者さんの体表面に手術対象となる腫瘍や肺動脈，肺静脈，気管支などの位置関係を直接プロジェクタで投影することにより，体型に特徴があっても体内の解剖学的構造を直接確認しながら小切開の位置を決定できるようになり，ストレスなく低侵襲手術を施行することが可能になりました．

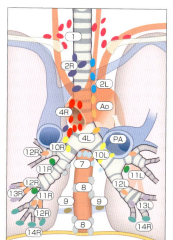
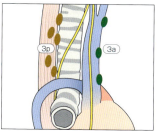
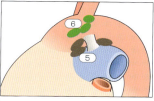

| 鎖骨上窩リンパ節 | #1R、1L | 鎖骨上窩リンパ節 | ● |
|---|---|---|---|
| 上縦隔リンパ節 | #2R | 右上部気管傍リンパ節 | ● |
| | #2L | 左上部気管傍リンパ節 | ● |
| | #3a | 血管前リンパ節 | ● |
| | #3p | 気管後リンパ節 | ● |
| | #4R | 右下部気管傍リンパ節 | ● |
| | #4L | 左下部気管傍リンパ節 | ● |
| 大動脈リンパ節 | #5 | 大動脈下リンパ節 | ● |
| | #6 | 大動脈傍リンパ節 | ● |

| 下縦隔リンパ節 | #7 | 気管分岐下リンパ節 | ● |
|---|---|---|---|
| | #8 | 食道傍リンパ節 | ● |
| | #9 | 肺靱帯リンパ節 | ● |
| 肺門リンパ節 | #10 | 主気管支周囲リンパ節 | ● |
| | #11 | 葉気管支間リンパ節 | ● |
| 肺内リンパ節 | #12 | 葉気管支周囲リンパ節 | ● |
| | #13 | 区域気管支周囲リンパ節 | ● |
| | #14 | 亜区域気管支周囲リンパ節 | ● |

(©2009, Memorial Sloan Kettering Cancer Center)

| | | 右肺 | | | 左肺 | | |
|---|---|---|---|---|---|---|---|
| | | 上葉 | 中葉 | 下葉 | 上葉(上区原発) | 中葉(舌区原発) | 下葉 |
| 第1a群(肺内) | | 12u, 13, 14 | 12m, 13, 14 | 12l, 13, 14 | 12u, 13, 14 | 12u, 13, 14 | 12l, 13, 14 |
| 第1b群(肺門) | | 10, 11s | 10, 11s, 11i | 10, 11s, 11i | 10, 11 | 10, 11 | 10, 11 |
| 第2a-1群(縦隔) | | 2R, 4R | 2R, 4R, 7 | 7, 8, 9 | 4L, 5, 6 | 4L, 5, 6, 7 | 7, 8, 9 |
| 第2a-2群(縦隔) | | 7 | | 2R, 4R | 7 | | 4L, 5, 6 |
| 第2b群(縦隔) | | 3a, 3p, 8, 9 | 3a, 3p, 8, 9 | 3a, 3p | 2L, 3a, 3p, 8, 9 | 2L, 3a, 3p, 8, 9 | 2L, 3a, 3p |

(日本肺癌学会編，"肺癌手術記載"．臨床・病理 肺癌取扱い規約，第8版，東京，金原出版，2017，57．)

## 図1 リンパ節郭清範囲

## ❸ 肺がんの化学療法, 放射線治療と抗がん薬感受性試験

### 1) 化学療法

　非小細胞肺がんに対して行う集学的治療で呼吸器外科医が行う化学療法は, ①術前治療, ②術後補助化学療法, ③再発に対する化学療法である. 現在, 『EBM の手法による肺癌診療ガイドライン 2016 年』(日本肺癌学会編) が発行されている. 最新のエビデンスに基づいて治療することが肝要である.

#### ①術前治療 (表 4)

**表 4　術前治療**

| 臨床病期Ⅰ-ⅢA 期 |
| --- |
| プラチナ併用化学療法を考慮してよい (グレード C1) |
| 切除可能な臨床病期ⅢA (N2) |
| 術前化学放射線療法を考慮してよい (グレード C1) |

#### ②術後補助化学療法 (表 5)

**表 5　術後補助化学療法**

| 術後病理病期ⅠA 期, T1b, N0, M0 およびⅠB 期完全切除例 |
| --- |
| 腺がんではテガフール・ウラシル配合剤療法が勧められる (グレード B) |
| また非腺がんでも同治療を考慮してよい (グレード C1) |
| 術後病理病期Ⅱ-ⅢA 期の完全切除例 |
| シスプラチン併用療法を行うよう勧められる (グレード B) |
| 　　CDDP 80mg/m$^2$ on day1, VNR 25mg/m$^2$ on day 1, 8 |
| 　　3 週毎に 4 サイクル　などが施行される |

#### ③再発に対する化学療法 (表 6)

　最近, 細胞障害性抗がん薬以外も一次治療から用いられている.

**表 6　再発に対する化学療法**

| | |
| --- | --- |
| EGFR 遺伝子変異を伴う場合 | EGFR チロシンキナーゼ阻害薬 |
| EML4-ALK 転座を伴う場合 | ALK 阻害薬 |
| 免疫組織化学染色で腫瘍に PD-L1 発現が 50% 以上の場合 | 免疫チェックポイント阻害薬 |

## 2）抗がん薬感受性試験

従来，がんの化学療法では組織型に基づいてレジメンが決められてきた．多くの臨床試験による統計学的検討の結果である．しかし，そのレジメンが奏効しない症例も少なからずあることもまた事実である．最近，遺伝子変異の情報や転座の情報をもとに，ピンポイントで攻める薬剤も登場しているが，この特定の症例のがんにどの抗がん薬が効くかを直接調べる「抗がん剤感受性試験」ももう一つのアプローチだろう．細菌感染で抗生物質の感受性を調べて薬剤を選択するのと同様の方法である．

あらゆるがん根治手術において，外科医は腫瘍組織を手に入れることができる．切除自体が治療であることに加え，病巣からできるだけ多くの情報を引き出し，化学療法に役立てるため，高知大学では 2007 年から先進医療で CD-DST 法による抗がん剤感受性試験を行っている．新鮮がん組織を約 5mm$^3$ ほど採取し，特殊な環境で培養し，各種抗がん薬に曝露させて，増殖抑制率を定量的に評価する手法である．

現在，HDRA 法や CD-DST 法による抗がん剤感受性試験が保険適用となっている．手術等で採取された消化器がん，頭頸部がん，乳がん，肺がん，がん性胸膜・腹膜炎，子宮頸がん，子宮体がんまたは卵巣がんの組織を検体として，抗悪性腫瘍薬による治療法の選択を目的として行った場合に限って，患者 1 人につき 1 回に限り抗悪性腫瘍剤感受性検査として 2,500 点を算定できる．感受性試験の特徴を表 7 に示す．

### 表 7　抗がん剤感受性試験

| 試験法 | SDI 法 | CD-DST 法 | HDRA 法 |
|---|---|---|---|
| 培養物 | 細胞 | 細胞 | 組織 |
| 培養期間 | 3 日間 | 7 日間 | 8 日間 |
| 薬剤接触期間 | 3 日間 | 1 日間 | 7 日間 |
| 解析方法 | MTT アッセイ | 画像解析 | MTT アッセイ |
| 長所 | ・安価で手技が簡単<br>・短時間でできる | ・生体に近い状態で評価<br>・正常細胞の影響なし | ・組織片をそのまま培養できる |
| 短所 | ・正常細胞による影響 | ・画像解析装置が必要<br>・費用が高い | ・正常細胞による影響<br>・費用が高い |

感受性試験に基づいて行った肺がんの化学療法が，従来法に比べてより良好であるという結果が少しずつ出つつある．

## ❹ 呼吸器外科から見た「血管剥離」のキモ

呼吸器外科は，心臓血管外科に次いで径の大きな血管（肺動脈など）を扱う領域であり，血管剥離手技を修得するよい機会となる．

### 1）肺動脈の特徴（大動脈と比較して）

肺動脈は心臓から近く径が大きいが，収縮期圧で 25mmHg と低圧系で，壁は大動脈に比べ薄い．また，気管支と伴走しており，気管支周囲リンパ節がしばしば肺動脈に炎症性に固着している（染み付きリンパ節）．

### 2）肺動脈処理の留意点と手順

壁が薄く，愛護的に扱うことが大切である．基本的に血管鑷子でつまない．血管を露出するには，肺動脈を被覆する血管鞘を開放することが必要になる．

まず血管鑷子で血管鞘を把持し，メッツェンバウムを用いて血管鞘を鋭的に切開する．切開した部分で血管鞘を鑷子で把持して，鞘を破らないほどほどの張力で牽引する．剪刀を閉じて肺動脈を横から圧排したり，剪刀を肺動脈壁に当てて長軸方向に開いたりしながら，より深部まで血管壁を露出する．剪刀で肺動脈壁を圧排し，さらに深い血管鞘を鑷子で把持牽引する．さらに血管の裏面まで血管鞘を切開する．

これらの操作では，常に動脈壁を目視しつつ，血管鞘とリンパ・脂肪組織から剥離していくことが，安全な血管処理の基本である．血管の両側面でこれらをほぼ全周性に剥離したら，左手の鑷子で血管壁を圧排し，裏の一番深いところに右手の剥離鉗子の先端を置く．

☑ 鉗子を盲目的に通すと裏面を損傷するので，力を入れ過ぎないこと．

剥離鉗子は動かさず，左の鑷子で血管の反対側を圧排しながら剥離鉗子の先端を発見する．ときに，左右で剥離層が異なり鉗子の先端に薄い血管鞘が被っていることがある．その場合，鉗子先端で血管壁を押していないかをチェックする．血管鞘なら，鉗子を小刻みに開閉するか，前立ちに剪刀でわずかに切開させて鉗子を通す．すぐ結紮切離するなら絹糸，長軸方向に剥離を続けるならベッセルループで血管をテーピングする．モスキートペアン鉗子で把持して創縁に垂らせば，鉗子の重みで適度に血管が展開される．

**One Point**

### 強固な癒着がある場合

炎症性・染み付きリンパ節等により血管鞘が開放できず，肺動脈壁と気管支壁が強固に癒着している場合がある．葉間レベルで肺動脈を剥離する場合に時折，染みつきリンパ節による剥離困難に遭遇する．このような炎症性の癒着剥離は予期せぬ術中出血のリスクとなる．この状況への対処は，次のとおり．

まず，想定した部位より中枢あるいは末梢で血管鞘を剥離・テーピングできる箇所を探す．ひとたびテーピングできれば，肺動脈と気管支の間隙を展開できるため，剪刀の先端を気管支壁側に当てるようにして少しずつ鋭的に切開していくことで，肺動脈壁の剥離を進めることができる．

剥離中に出血させてしまった場合には，少量の場合はツッペルなどでタンポン止血を試みるか，肺実質を覆いかぶせるように出血点にあてがい，「面」で圧迫するとともに止血操作のために体制を立て直す．圧迫止血が得られない場合，タコシール組織接着用シートを 1cm 角に切ったものを出血点に当てがい，2〜3 分圧迫する．このような圧迫止血手技で止血が得られない場合には，中枢側の肺動脈本幹を剥離・遮断する必要が生じるが，胸腔鏡下手術など創が小さい場合，または開胸していても創が肺動脈本幹から離れた部位である場合には，肺動脈本幹の確保に時間を要する．

局所の血管剥離の難度，自らの技量，術野の大きさ，マンパワー，輸血準備等々，術者は手術中に常に総合的リスク評価をしながら手術を進めていく必要がある．

II 各論

C 呼吸器・胸部外科

## 2 胸壁，胸膜疾患

● 胸壁腫瘍は，発生母体と良悪性を見ながら治療方法を決定する．
● 悪性胸膜中皮腫の治療は，集学的治療の典型例である．

### ① 胸壁腫瘍

発生母体と良性・悪性から見た腫瘍の一覧を表8に示す．

**表8 胸壁腫瘍**

| 発生母体 | 良性 | 悪性 |
|---|---|---|
| 骨性胸郭 | 軟骨腫，骨軟骨腫 | 軟骨肉腫，骨肉腫 |
| 軟部組織 | 神経原性腫瘍，脂肪腫 | Ewing肉腫，横紋筋肉腫，脂肪肉腫 |

### 1）症状

体表から近く，胸壁には知覚神経も豊富に分布しているため，腫瘤の触知や局所の疼痛で気付かれることが多い．神経原性腫瘍は，検診の胸部X線で肺野異常陰影として指摘されることも多い．

### 2）外科治療

#### ①切除範囲

悪性軟部腫瘍は，腫瘍の辺縁から3cm以上のsurgical marginを確保して切除することが望ましい．骨性胸郭から発生する腫瘍では，骨髄内進展の可能性も考慮する必要がある．

#### ②胸壁再建

肋骨1，2本の切除なら，浅層の骨格筋筋膜を各層で縫合するだけでよく，骨性胸壁再建は必要ない．肋骨切除が前方胸壁で3本以上，後方で4本以上または欠損面積が100cm$^2$以上の場合，マーレックス®メッシュ，ゴアテックス®シート，プロリン®メッシュなどで胸郭再建を行うことも検討する．広範な欠損があるときはメッシュのみで奇異呼吸を防止できないため，レジンや金属製プレート，骨セメントなどを併用することも考慮する．皮膚軟部組織を再建する際には，大胸筋・広背筋・腹直筋などによる筋皮弁を用いる．

## ❷ 胸膜腫瘍（pleural tumor）

「胸膜に生じる腫瘍」は，肺がんを含む悪性腫瘍が胸膜表面に散在・増殖する胸膜播種が大部分を占める．一方，胸膜中皮細胞が腫瘍化した場合を胸膜腫瘍という．良性のもの（限局型中皮腫）は，予後良好である．悪性のものは悪性中皮腫（malignant mesothelioma）と呼ばれ，アスベストがその発生に深く関与している．アスベストに吸入曝露してから悪性中皮腫を発病するまでには 30〜40 年かかるため，2020 年ごろに発症のピークが来るものと考えられる．

### 1）症状
胸壁浸潤による胸痛や，胸水貯留による呼吸困難で発見される．

### 2）診断：胸腔鏡下胸膜生検
腫瘍細胞の形態学的診断だけでなく，各種免疫組織化学染色や正常組織への浸潤の程度を評価する必要があるため，十分な組織量を採取することが望ましい．また胸腔鏡ポート孔の痕は根治手術時に切除する必要がある．

診断から治療方針決定までのプロセスについて，図 2 に National Comprehensive Cancer Network（NCCN）のガイドラインを示す．

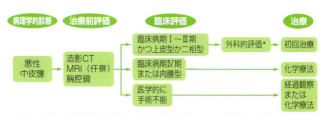

\*外科的評価：肺機能検査(DLCO含む)，PET-CT，縦隔鏡検査またはEBUS-TBNA（縦隔リンパ節），肺血流スキャン(FEV1＜80%の場合)，心臓負荷試験

**図 2　悪性中皮腫の診断と評価**

### 3）外科治療

①胸膜肺全摘術（extrapleural pneumonectomy：EPP）

片側肺全体と胸膜，横隔膜，心嚢膜の一部を一塊に切除する．根治度は高いが，手術侵襲が大きく手術関連死亡率は 5〜10％，また合併症発生率も 40〜60％と高率である．

②胸膜切除／肺剥皮術（pleurectomy／decortication：P／D）

袋状の組織である胸膜だけを切除し，肺を温存する．手術侵襲は EPP に比べて軽度である．

これら 2 種類の治療による成績が，現在比較検討されている．

### 4）抗がん薬治療（図3）

シスプラチン・ペメトレキセド・ベバシズマブ併用療法などが選択される．

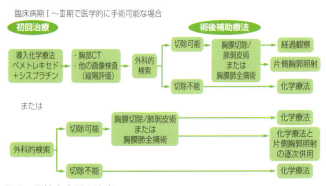

図3 悪性中皮腫の治療

### 5）放射線治療

根治手術（EPP）後に追加施行される場合や，切除不能症例に対して，ときに抗がん薬治療とともに施行される．

### 6）その他の治療

胸水貯留に対して，胸腔ドレナージおよびユニタルク® などの胸腔内注入による胸膜癒着療法が行われる．

## 3 縦隔腫瘍

- 基本は，病変の存在部位で好発腫瘍を考えることである．
- 前縦隔腫瘍：胸腺腫か胸腺がんか，それが問題だ．
- 胚細胞性腫瘍は，発生学の観点から考えてみよう．

肺腫瘍と同様に，他の目的で撮られた，あるいは検診目的の画像で偶然発見されることが多い．あるいは，ホルモンや自己抗体などによって，腫瘍随伴症候群を呈して，それがきっかけになって見つかるものもある．ほとんどは良性で，ゆっくり増大するが，なかには急速に増大し周囲に浸潤していくものもあるため，外科専門医は縦隔腫瘍について十分な知識をもち，迅速な対処を要するか否かの判断ができる必要がある．

縦隔腫瘍の基本は，「病変の存在部位で，好発腫瘍を考える」ことである．図4に部位別の好発腫瘍をまとめた．

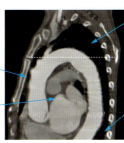

**前縦隔**
胸腺上皮性腫瘍，
胚細胞腫瘍，
胸腺嚢胞，心膜嚢胞，
リンパ腫，脂肪腫

**上縦隔**
縦隔内甲状腺腫，
神経原性腫瘍，
リンパ腫，リンパ嚢腫，
リンパ管腫，心膜嚢胞

**中縦隔**
気管支嚢胞，
リンパ腫，心膜嚢胞

**後縦隔**
神経原性腫瘍，
食道嚢胞

図4 縦隔腫瘍

### ① 前縦隔腫瘍

主なものは，胸腺上皮性腫瘍と胚細胞腫瘍である．

#### 1）胸腺上皮性腫瘍
胸腺上皮から生じる腫瘍で，以下の3つがある（WHO分類）．

#### ①胸腺腫（thymoma）
低悪性度だが，局所浸潤，胸膜播種，肺転移をきたすことがある．リンパ球も混在し，自己免疫疾患（重症筋無力症，赤芽球癆，低ガンマグ

ロブリン血症など）の病態を伴うことがある.

組織学的に Type A，AB，B1，B2，B3 に分けられ（WHO 組織分類），type B3 は高分化型胸腺がんである．臨床病期では正岡分類（Ⅰ，Ⅱ，Ⅲ，Ⅳa，Ⅳb）が用いられ，予後と相関する.

外科切除できる場合，胸骨正中切開で胸腺腫摘出術が行われるが，病期の低いⅠ，Ⅱ期胸腺腫症例では胸腔鏡下胸腺腫摘出術も考慮される．重症筋無力症を伴う場合には，拡大胸腺摘出術を行う．この術式では，両側とも横隔神経の前まで胸腺を摘出するため，視野の面ではもちろん胸骨正中切開が優れているが，最近では，胸腔鏡下で 2ヵ所からアプローチして同様の効果を得ようという試みもある.

腫瘍はしばしば心臓大血管に接している．CT や MRI で間に一層あるように見えれば浸潤はなさそうだと判断できるが，不明瞭な場合には，事前に経食道心エコー（TEE）で腫瘍表面の sliding（呼吸性，拍動性）を確認することも有用である.

進行例では術前導入化学療法を考慮する（下記の 2 つをよく用いる）.
- ADOC：adriamycin, cisplatin, vincristine, cyclophosphamide
- CAMP：cisplatin, doxorubicine, methylprednisolone

周術期に，重症筋無力症の症状が現れることがあるので，管理のうえで念頭に置いておく.

### ②胸腺がん（thymic carcinoma）

発見時，すでに周囲臓器への浸潤や上大静脈症候群を呈していることも多いが，明らかな浸潤が見られない場合には，胸腺腫か胸腺がんの鑑別が重要になる．前縦隔腫瘍で重症筋無力症や抗 ACh レセプター抗体上昇がある場合には，胸腺腫である可能性が高い.

胸腺がん疑いで外科的に完全切除が困難な場合には，術前導入化学療法（＋放射線治療）を考慮するが，上大静脈症候群で上半身の高度うっ血をきたしていて，化学療法を行う余裕もない場合，バイパス手術を行うこともある．化学療法が奏効した場合には，外科切除を計画する.

### ③神経内分泌性がん

神経内分泌細胞から発生する腫瘍で，異所性 ACTH を産生し，クッシング症候群をきたすことがある．外科的切除を行うが，リンパ節転移を伴うことが稀ではないので，拡大胸腺摘出術を行う.

## 2）胚細胞腫瘍（germ cell tumor）

おそらく，本来，性腺にある胚細胞が縦隔に迷入して腫瘍を形成する

もので、外胚葉性成分が主だが、中胚葉、内胚葉成分も含め2種類以上が混在する。良性と悪性がある。

①良性胚細胞腫瘍（benign teratoma）

歯、骨、毛髪などを含む特徴的な腫瘍で、分化度の違いにより成熟奇形腫と未熟奇形腫に分類される。迷入によるため、生下時〜若年者に多い。前縦隔に腫瘤を形成し、さまざまな成分を含む特徴的なCT所見を呈する。基本的に良性だが、時間経過とともに悪性となることもあるため、外科的切除が望ましい。稀に、穿破して周囲組織に炎症を引き起こすことがある。切除後のフォローアップでは、再発に注意する。

②悪性胚細胞腫瘍（malignant teratoma）

病理学的には、セミノーマと非セミノーマに分類される（表9）

表9　病理学的分類

| セミノーマ（精上皮腫）〈seminoma〉 |
| 非セミノーマ（非精上皮腫）〈non-seminoma〉 |
| 　　胎児性がん〈embryonic carcinoma〉 |
| 　　卵黄嚢腫瘍〈yolk sac tumor〉 |
| 　　絨毛がん〈choriocarcinoma〉 |
| 　　混合性胚細胞性腫瘍〈mixed germ cell tumor〉 |

10〜20歳代男性が大多数で、①腫瘍増大による呼吸困難や胸痛などの症状、②縦隔から肺野に突出する腫瘤陰影で発見される。稀に精巣原発の縦隔転移もあるため、必ず精巣腫大をチェックする。

治療方針決定のため、セミノーマと非セミノーマを鑑別することが重要である。前者は放射線治療も化学療法も有効だが、後者では放射線治療の効果が低いためである。血液検査でAFP、$\beta$-hCGを測定し、AFPが高値であれば、非セミノーマとする（肝疾患などAFPが上昇する疾患がないことを確認する）。胎児性がんは両者、卵黄嚢腫瘍はAFP、絨毛がんは$\beta$-hCGが高値となる。

診断を確定するためにCTあるいはエコーガイドで経皮的生検を行うが、AFPが高値で縦隔病変だけなら、組織学的診断を行うことなく治療を行うこともある。生殖年齢の男性が多いため、化学療法開始前に、精子保存について専門家のコンサルテーションを受けることを患者に勧める。

a）悪性胚細胞腫瘍（非セミノーマ）の治療（図5）

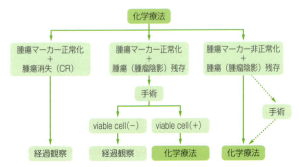

図5 非セミノーマの治療

b）悪性胚細胞腫瘍（非セミノーマ）の化学療法

BEP療法（bleomycin, etoposide, cisplatin）を行う．ブレオマイシンの総投与量に注意が必要である．総投与量が力価で300mg（胚細胞腫瘍においては360mg）以上では，間質性肺炎や肺線維症などの発現率が高まるからである．治療前に腫瘍マーカーが上昇している症例では，化学療法後腫瘍マーカーが正常化し，腫瘍の完全切除ができた症例の予後は比較的良好である．

**One Point**

### 呼吸器外科における周術期リハビリ：運動リハ，呼吸器リハ，嚥下リハ

呼吸器リハによって，術後の 6 分間歩行距離が改善することが示されています．術前に実施する評価結果からリスク因子の有無をスクリーニングし，術後に発生する可能性のある問題点を明確にします．周術期の呼吸器リハは術前なるべく早期に，また術後は手術翌日から介入することが大切です．

術前の呼吸器リハは，術後の肺合併症を減らし，機能的回復を促進する目的で施行します．胸腔ドレーン挿入期間や在院日数の短縮などの効果が示されています．患者には，可能な限り横隔膜（腹式）呼吸など効率のよい呼吸法と，中枢気道にある痰を効率よく排出するための咳嗽の方法（咳・ハフィング）を練習してもらう必要があります．

術後の呼吸器リハは，①無気肺の予防・治療のための換気の増大，②気道内分泌物（略痰）の除去，③残存肺，虚脱肺の再拡張促進，④呼吸パターンの改善（呼吸仕事量の減少），⑤関節可動域（上肢や胸郭）の改善，⑥廃用症候群の予防，⑦早期離床の促進のために行います．通常は術翌日から開始します．

**II 各論**

**C 呼吸器・胸部外科**

# D 心臓血管疾患

## 1 心臓血管疾患の基本手術

- 外科専門医取得前に、執刀の機会のある手術がいくつかある.
- 心膜切開は、よりスムーズな手技、より少ない出血を目指そう.
- ペースメーカ植込みは、異物植込みとカテ操作の登竜門である.

この循環器の項は、『心臓血管外科研修医コンパクトマニュアル』(メディカ出版) も参照してほしい. 開胸やペースメーカ植込みは心臓血管外科の基本となる手技や注意点をいくつも含んでおり、その一つ一つがこれ以降のステップアップの基本となる.

### 1 心膜切開の手順(図1) Web

胸骨を正中切開し開胸器をかけると、肺の間に心膜、胸腺が現れる. 胸腺を電気メス、結紮切離で左右に分ける (左腕頭静脈損傷に注意). 心膜を鑷子で持ち上げて小切開し、心臓を守りながら切開線を延長する. 頭側では上行大動脈の心膜翻転部まで、尾側では横隔膜の1cm頭側までである. 心尖部では、尾側に向かわないよう横方向に、下大静脈では右肺境界の1cm左側に向かう. 心臓の脱転が必要な手術では、心尖部方向へしっかり切開する. 開胸器を広げ、ワーキングスペースを確保し、心膜は絹糸で挙上する.

☑ 心膜をきちんと開けることができて初めて、これ以降の操作ができるようになる.

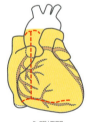
心膜切開

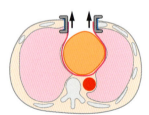
心膜吊り上げ

図1 心膜切開

## ❷ 心膜縫合：開けたら閉める

心臓が胸骨裏面に癒着するのを防ぐ（再開胸に備え）．4-0 モノフィラメント糸などで直接連続縫合する．難しければ心膜シートで補填して縫合する．

## ❸ 心臓ペースメーカ植込み

ペースメーカは循環器内科が植込む施設が多いが，手に負えない症例や感染症例など，一段難しい症例が外科には回ってくる．外科医の役割は，きちんと止血し血腫を作らず，感染を回避することである．

### 1）ペースメーカと植込み手術 **Web**

この手術は異物植え込み，カテーテル操作の基本であり，想定外のできごとを考えるトレーニングにもなる．感染に注意し，操作は超清潔操作で行う．当院では，内科での植込みもハイブリッド手術室で行っている．合併症に備え，全身麻酔や開胸が必要になる場合も想定しておく．

#### ①ポケット作製～ガイドワイヤ挿入

消毒・ドレーピングは，前胸部～首～上腕に（静脈閉塞に備え対側も）．通常，利き手の反対側に植込む．局所麻酔後，鎖骨下 1 横指に約 5cm の横切開をおいて皮下組織を剥離し，大胸筋筋膜表面を露出して切開する（層を意識する）．筋膜から大胸筋を落とす要領で，尾側に 3 横指 2 関節の筋膜下ポケットを作製し，丹念に止血．筋に入ってしまうと，あとで止血に苦労する．

エコーで腋窩静脈を確認したうえで，エコーガイド下穿刺を行う．静脈血逆流を確認したら，左手は動かさずガイドワイヤを挿入．同様の手順でもう 1 本ガイドワイヤ追加．

☑ 動脈，肺の方向，深さを確認し，安全な深度を確認して穿刺する．

#### ②リード挿入

ガイドワイヤをシースに交換し，上大静脈の弯曲に沿って進める（ダイレータに弯曲）．直スタイレットでリードを心房内に進めたあと，曲スタイレット（R5cm，1/4 円）に代えて右室に進めたら，再び直スタイレットで心尖部に進め，軽く押しつけ screw-in（リードが軽くたわむ程度）．心室電位とペーシング閾値を測定．10V で横隔膜が刺激されず，咳や深呼吸にも影響されないことを確認．リードのスリーブを大胸筋に固定する（締めすぎると断線，緩いと脱落の恐れあり）．

他方のガイドワイヤをシースに代え，リードを心房へ，J型スタイレットに変更し，リード先端を右心耳で screw-in（吊り上げながら）．心房電位，ペーシング閾値，10V 刺激を確認し，リードを固定する．

③ジェネレータ

リードをジェネレータに挿入・固定し，ポケットに収める．断線を避けるために急な屈曲とならないよう，また交換時のリード損傷を避けるためジェネレータの背側にリードを置く．創を十分洗浄し，筋膜，皮下組織，真皮を閉創する．

☑ 左上大静脈遺残や閉塞症例に注意．エコーや静脈造影で評価しておく．できなければ，CT 評価や手術時に穿刺側の点滴ルートから造影．

☑ 心室リードから留置：心房リードを先に入れると，心室リード挿入中に抜けることがある．

☑ スタイレットを出し入れするときは，ヘパリン生食で湿らせたガーゼで拭く．血液がリード内腔に入ると，スタイレットの出し入れが困難になる．

☑ ジェネレータとリードを接続した後は，電気メスの使用は最小限に．干渉して徐脈を起こしたり，故障の原因となる．止血は穿刺前に行う．

## 2）術後管理

術後に注意すべき点は，以下のとおり．

①出血：鎖骨下の血腫に注意，疑わしければエコーで確認．

②リード脱落，不整脈：心電図と胸部 X 線

- 心電図モニタ（徐脈，センシング・ペーシング不全）
- X 線でリードの先端位置を確認する（2 方向が望ましい）．

③気胸：X 線でチェック，肺エコーも一法．

- 術後 1 週間でペースメーカチェック．問題がなければ退院可能．
- ペースメーカ手帳に必要事項を記入し，術後の生活指導を行う．
- 退院後 1ヵ月，以後 3ヵ月〜半年毎にペースメーカチェック．
- 電池寿命は 7〜10 年が多い．適切な時期にジェネレータ交換．
- 手術で電気メスを使用するとき，設定変更：AOO，VOO，DOO に．
- 除細動は可能だが，パドルはジェネレータから 15cm 以上離す．

##  他領域をめざす外科医に大切なこと

### 1）異物の管理

　他領域の外科でもペースメーカやICDなどを植込んだ症例の治療を行うことがある．電気メスの使用制限もあり，デバイスの知識も必要だ．植込み部の皮膚に瘻孔を形成し，そのまま消毒処置をしている症例を見かけるが，感染は治癒せず，最終的に全抜去が必要になり，遅れると敗血症をきたす．また，菌血症を契機にデバイス感染を起こすことがある．腹膜炎などの症例で，発熱や炎症が遷延したらデバイス感染を常に念頭に置いておく．

### 2）体外循環

　呼吸器外科で肺移植を行うときには，体外循環を用いるため，呼吸器外科医も体外循環を修練する施設もある．送脱血管の挿入，体外循環のセットアップの経験が役立つ．低肺機能例で手術や検査（肺胞洗浄など）時に体外膜型人工肺（ECMO）を用いるときにも，役立つだろう．

### 3）大腿動静脈の露出，大伏在静脈採取

　ERやICUで経皮的心肺補助装置（PCPS）をセットアップしなければならないが，穿刺で血管を捉えられない場合は，数分以内に大腿動静脈を露出する技術が役立つ．周辺の解剖を理解し，損傷なしに確実に露出することが求められる．また，胆道がんなどで門脈再建に，外腸骨静脈や大伏在静脈を用いることがある．採取したり，再建の助手を務めたりできると役に立つ．

### 4）胸骨正中切開

　呼吸器外科や小児外科で縦隔腫瘍摘出を行うとき，胸骨正中切開でアプローチすることがある．胸骨下に心臓や大動脈が接している場合，開胸時に注意を要する．術前にCTなどで評価しておくことが大切である．

### 5）開心術の助手

　他領域であっても，心疾患を合併している症例は稀ではない．疾患のツボを押さえておけば，周術期管理に役立つ．第二助手を務める機会もあるだろう．看護師にも気を配り，スムーズな手術進行を心がける．

## 2 虚血性心疾患 (ischemic heart disease)

- 冠動脈の閉塞や狭窄による心筋虚血で起こる心臓の機能障害.
- 治療には, 薬物療法, カテーテル治療, 冠動脈バイパス術がある.
- 冠動脈血行再建術 (カテーテル治療, 外科手術) の適応は,
  ① 十分な薬物治療にかかわらず有症状
  ② その灌流域に心筋虚血を認める場合
- 冠動脈バイパス術 (coronary artery bypass grafting：CABG) の適応は, 左冠動脈主幹部 (left main coronary trunk：LMT) 病変, 三枝病変である.

### ❶ CABG の適応と体外循環の使用

冠動脈造影で 75％以上 (LMT は 50％) の狭窄を有意な狭窄とするが, 虚血の評価は心筋シンチグラフィ, 負荷心電図で行う. CABG が勧められる状況は, 次の 3 つである.
① LMT に有意狭窄がある
② 3 枝 (左前下行枝, 回旋枝, 右冠動脈) に有意狭窄がある
③ 1 枝, 2 枝病変でも左前下行枝の近位部に有意狭窄がある
現在はオフポンプ冠動脈バイパス術 (OPCAB) が主流だが, 以下の状況では体外循環を使用すべきである.
① 心機能不良で血行動態が不安定になる可能性がある場合
② 不整脈頻発例
③ 冠動脈の高度石灰化・心筋内走行で吻合困難が予想される場合
④ 上行大動脈の性状不良

### One Point

**他領域をめざす外科医へ**

冠動脈バイパス術 (CABG) 症例の初期症状, 心電図などを見て, 疾患の発見のきっかけをチェックしよう. 高血圧や糖尿病, 脂質異常症などがある症例では, 冠動脈病変が潜んでいる可能性も低くない. CT も, そのような視点で見直してみよう. 急性心筋梗塞の症例に遭遇したら, 振り返って予見の可能性を探ってみよう.

## ❷ グラフトと冠動脈の組み合せ

「LITA-LAD」が最優先の組み合わせだが，緊急では SVG を優先する．RITA は左冠動脈領域（LAD，LCX）への使用が推奨されている．右冠動脈には年齢や合併症を考慮し，RGEA，RA，SVG が選択される．

### 1）吻合前のチェックポイント

①内胸動脈グラフト：鎖骨下動脈狭窄はないか

　有意狭窄があっても，必ずしも上肢の血圧差はない．足関節上腕血圧比（ABI）を測定していたら，波形を見てピークの遅れをチェックする．造影 CT があれば，ある程度内胸動脈の開存や鎖骨下動脈起始部の様子がわかる．

②RA グラフト：アレンテストで橈骨・尺骨動脈の交通を確認する．

③SV グラフト：エコーで評価する（瘤化，径，走行）．

④上行大動脈：性状をチェックする．

⑤腹部，腸骨動脈：大動脈内バルーンパンピング（IABP）挿入に備え，病変を見逃さないように．

### 2）手術の流れ **Web**

胸骨正中切開後にグラフトを採取し，心膜を切開し，心膜を吊り上げる．次にヘパリンを投与し，LIMA suture，または heart positioner で心臓を脱転し，stabilizer で固定して標的冠動脈を露出した後，冠動脈にゴム糸をかけ，冠動脈を切開し，シャントチューブを挿入する．ブローワーを用いて視野を確保しながら吻合する．通常は LITA-LAD 吻合，次いで LCX，RCA 末梢吻合（端側，側側吻合）．上行大動脈の部分遮断，ハートストリングなどを用いて中枢側吻合する．

### 3）グラフト評価

以前は，CABG 後の CAG で初めて閉塞と判明することもあったが，現在は術中にグラフト血流を評価できるようになった（**図 2**）．閉塞が疑われるときには，再吻合も検討する．用いる評価は，①トランジットタイム血流計，②ICG 造影，③術野エコー（吻合部評価）である．トランジットタイム血流計でのグラフト不全の指標は以下のとおり．

平均血流量 ≦ 10mL/min

DF（diastolic function）< 50%

PI（pulsatility index）> 5

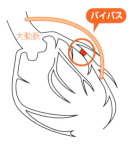
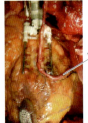

バイパス血管（グラフト）

図2　術中のグラフト血流評価

> **One Point**
>
> **他領域をめざす外科医へ**
>
> 内胸動脈，橈骨動脈，冠動脈，大伏在静脈などのグラフトは，直接自分の目で見ておこう．吻合するときは，大動脈や冠動脈の厚さや壁の性状などを目に焼き付けよう．一度見ておくと，将来画像を見たときに生の肉眼像を想像できるようになるし，自分が術野で剝離するときにも役立つ．

## 3　他治療との兼ね合い

> ● CABGで使用されるグラフトと，他領域治療との関連
> ①左内胸動脈（LITA）・右内胸動脈（RITA）➡ 形成外科の乳房再建
> ②大伏在静脈グラフト（SVG）➡ 脳神経外科のSTA-MCAバイパス
> ③橈骨動脈（radial artery：RA）➡ 血液透析のシャント作製
> ④右胃大網動脈（RGEA）➡ 胃がん手術で郭清の制限，心筋虚血
> LITA・RITA・GEA（特にLITA）は，in situ graftとして使用する．

　最も望ましいグラフトが使えない，という状況も最近では稀ではなくなってきた．たとえば，LITAを使いたいのに左鎖骨下動脈に高度狭窄がある，SVGを使いたいのに，閉塞性動脈硬化症（ASO）の治療で使

用されていたり下肢静脈瘤がある，などである．

逆に，CABGでグラフトを使うため，他の治療に制限がかかってしまうこともある．たとえば，LITAを使うと乳がん手術後の再建で，donor arteryのオプションを一つ失ってしまう．RAを用いると，将来血液透析が必要になったとき，シャントを作製するのに困る，などである．

互いの治療成績が向上し，長期生存が見込まれるようになったために起こってきた新たな問題である．

##  CABGの術後管理

> ● CABG術後管理の要点
> ・心タンポナーデ，周術期心筋梗塞（PMI），冠動脈攣縮に注意しよう．
> ・術後抗血小板薬（バイアスピリン®），抗凝固薬（ワルファリン）．
> ・術後の不整脈を予防するため，カリウムを高めに保つ．
> ・血糖管理，貧血補正を適切に行い，再開胸のタイミングは逸しない．

### 1）出血

出血はグラフト採取部，胸骨裏面，吻合部で起こり，ドレーン出血が増加し，循環血液量減少やタンポナーデをきたす．グラフト閉塞，攣縮でも心拍出量が減少する．Swan-Ganzカテーテルで循環不全（心係数〈cardiac index：CI〉，混合静脈血酸素飽和度〈$SvO_2$〉など），血管内容量（中心静脈圧〈CVP〉，肺動脈圧〈PAP〉など）を評価する．

- 心タンポナーデ：CO↓，肺動脈楔入圧（PCWP），PAP，CVP↑
- ドレーン閉塞：出血が濃いまま，急に減少

以下の速度で出血が持続するなら，緊急再開胸を決定する．

出血≧400mL/h×1h，≧300mL/h×2～3h，≧200mL/h×4h．

### 2）周術期心筋梗塞（PMI），その他

PMIの指標は，①血液検査（CK≧1,000IU/L，CK-MB≧80-100IU/mL），②心電図（ST変化：12誘導），③心エコー（新たな壁運動異常）など．冠動脈攣縮では多誘導のST上昇，心室性不整脈が認められ，血行動態の急な破綻をきたすこともある．

心房細動，心室頻拍（VT）予防のため，$K^+$を4.0～5.0mmol/Lに補正し，ヘマトクリット値25％以上を保つ．術後抗凝固・抗血小板療法

として，バイアスピリンを投与，SVG ならワルファリンを併用する場合もある．血糖管理は，随時血糖 180mg/dL 以下を目標にコントロールする．

大きいセンターでは術後管理が分業だが，今後は高齢化や背景の複雑化により症例のバリエーションが多く手術の耐容能は低くなる．術後管理も含め，外科治療の最終責任は外科医にある．人にやってもらうからには，少なくとも自分でできなくてはならないだろう．

## ❺ 急性心筋梗塞の外科的合併症

> ●急性心筋梗塞（AMI）の外科的合併症：次の 3 つを押さえよう．
> ①左室自由壁破裂：自由壁の破綻 ➡ 心タンポナーデ
> ②心室中隔穿孔：心室中隔の破綻 ➡ 左右短絡
> ③乳頭筋断裂：乳頭筋の破綻 急性で高度僧帽弁逆流（MR）
> 自分が初療に当たる可能性も想定しながら見ておこう．

AMI では，破綻部位によって 3 つの外科的合併症が起こる（図 3）．無症候性の心筋梗塞（糖尿病患者など）が突然これらの合併症で発症することもある．その場に必ずしも循環器専門医がいるとはかぎらない．初療の診断を携帯エコーでつける力を養っておこう．

図 3 AMI の合併症

## 1）左室自由壁破裂（left ventricular rupture）

　LAD領域（前壁，側壁）で，AMI発症後数日以内の発症が多い．出血の程度により，① blow-out type と② oozing type がある．前者では，急速に心タンポナーデ，ショックとなり，心停止をきたす．

　最も迅速な確定診断は，心エコーである．心囊内血腫，左室壁のakinesis（菲薄化なし）が認められる．対処として，急性期には心囊ドレナージだが，急速にドレナージすると，血圧上昇による blow-out を誘発する可能性がある．ショック症例では持続する出血に備えて PCPS を準備する必要がある．

　外科治療として縫合止血は困難なことが多く，oozing type はフィブリン糊やタコシール® などで圧迫止血するのがベストである．コントロールできない場合や blow-out type では，梗塞部をウマ心膜パッチなどで被覆することも行われる．術後は IABP で収縮期 unloading しながら，数日間循環補助を続け，回復を待つ．

## 2）心室中隔穿孔（ventricular septal perforation）

　急性の左右短絡により右心系負荷が起こる．心筋梗塞後，数日で発症する．初療診断は，新たな収縮期雑音に注意．雑音とともに，心不全が進行する．心エコーで心室中隔の akinesis を認め，そこから左右短絡血流が見られる．

　シャント量が少なければ内科的治療も考慮されるが，数日のうちに穿孔部が拡大して心不全が進行し，早期外科治療が必要となることも多い．梗塞部は非常に脆弱で，出血とシャント遺残が問題となる．手術法として，図4に示すように infarct exclusion technique（Komeda-David 法）がある．健常部心筋にパッチを縫着して穿孔部を exclude する．

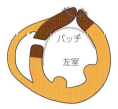

図4　infarct exclusion technique

### 3）乳頭筋断裂（papillary muscle rupture）

乳頭筋断裂により，高度の急性僧帽弁閉鎖不全をきたし，心不全となる．診断で大切なのは聴診である．AMI 発症後は，新たな収縮期雑音が現れないか注意しておく．心エコーで高度 MR，乳頭筋断裂の所見を認めると，確定診断となる．手術は，緊急で僧帽弁置換術（MVR）を行う．

### 4）その他の合併症

上記以外に，AMI 後に慢性の経過で出現する病態がある．

#### ①虚血性心筋症と機能的僧帽弁逆流

AMI 後は，梗塞に陥った心筋の線維化に伴って左室のリモデリングが起こり，心拡大が進行する．心機能が低下し（虚血性心筋症），弁尖が牽引され，MR が進行する．

手術は，僧帽弁形成術あるいは MVR を行う．左室拡大が著明な場合（ESVI ≧ 100mL/m²），左室形成術（SAVE〈septal anterior ventricular exclusion〉手術など）が考慮される．

#### ②左室瘤

壁の菲薄化が生じ，収縮期に左室壁が限局性に外方に突出し拡張期には内方に偏位する．その結果，心拍出量は減少する．瘤腔内は血流が停滞しており，壁在血栓を伴う場合がある．瘤切除，パッチ閉鎖（Dor 手術）を行う．

---

> **One Point**
>
> #### 他領域の外科医へ
>
> AMI やその外科的合併症は，場所や時間を選ばない．消化器外科病棟，循環器病棟を問わず起こるし，前兆は必ずしも存在しない．糖尿病症例では胸痛が伴うとはかぎらない．外科専門医なら，診断や治療のチャンスを逃さないようにしよう．そのために rapid response が大切である．AMI で失うと，自分の領域の治療成績を落としてしまうので，決して無関係ではない．

---

ここに紹介した病態を併存したまま，他領域の治療を行わざるをえないことも増えてくるだろう．周術期管理では，血行動態，末梢循環不全，吻合部虚血などに注意が必要である．

# 3 弁膜症 (valvular heart disease)

- 狭窄や逆流で，うっ血と心拍出低下（うっ血性心不全）をきたす．
- しばしば心房細動を合併する．その場合，動脈塞栓に注意が必要．
- 基本的に，狭窄には弁置換，逆流には可能なかぎり形成術を行う．
- 他領域の外科手術でも，高齢化により大動脈弁狭窄が増えている．
- 不明熱をみたら，一度は感染性心内膜炎を疑うことが大切である．

　弁膜の狭窄・逆流は，うっ血と心拍出量低下（うっ血性心不全）をきたす．弁膜症自体は単独なら薬物治療でコントロールできていても，他領域の疾患で手術が必要となった場合，周術期に心不全が増悪することがある（特に一過性にボリュームオーバーとなる時期）．心房細動や機械弁に対して抗凝固療法をしている患者では，一時的に休薬期間ができ，stuck valve（人工弁のディスク固定）や動脈塞栓（脳梗塞や腸管，下肢虚血など）のリスクが生じる．腹膜炎などで菌血症が起こると，人工弁に感染するおそれもある．このように，弁膜症は循環器疾患であるがいろいろな領域の治療に影響を与え得る疾患であり，外科専門医ならしっかりとした認識を持っておく必要がある（図5）．

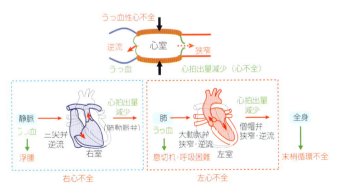

図5　弁膜の異常と心不全

## ❶ 大動脈弁疾患（AS）

● 浅在性の AS を見逃すな，一般外科手術でも，聴診を心がけよう．
● 治療は，弁置換術に加え，近年，経カテーテル大動脈弁植込み術（transcatheter aortic valve implantation：TAVI）が導入され，増加中である．
● 大動脈弁置換術（AVR）と CABG を併施する症例が多い（TAVI だけでは解決しない）．
● 大動脈切開部の縫合は，できあがりを美しくすれば出血しない．

外科全般で，患者の高齢化が起こった結果，AS への注意が必要となっている．中等度以上の狭窄でも意外に症状がないが，聴診と心エコーがキーとなる．AS と診断された場合には，他の動脈硬化関連疾患を合併している可能性も考えよう（虚血性心疾患，ASO，大動脈瘤，脳梗塞，内臓虚血など）．

### 1）AVR で学ぶこと Web

大動脈の性状が不良な症例が多い．CT 所見と術野を対比してみよう．大動脈遮断，切開，心筋保護にあたって注意が必要である．生体弁の耐用年数が延長し，65 歳以上は生体弁が第一選択となった．

植込み後の大動脈縫合は，早めに経験できる可能性がある．4-0 プロリーン® の 1 層目（マットレス）は締め過ぎずに合わせ，2 層目（over and over）できっちり均等に縫合する．きれいな縫合線は出血しない．

TAVI が普及する一方，CABG との併施手術や「TAVI すら難しい症例」，透析症例などより難易度の高い症例が回ってくる可能性もある．

☑ TAVI 術後の胸部 X 線を目にする機会が今後増えてくる．他領域の外科医も，TAVI の人工弁を認識できるように慣れておこう．

### 2）周術期管理で注意すべきこと

左室肥大により，左室内腔が狭小化し，低心拍出量をきたしやすい．術後は，房室ブロックに注意する（無冠尖・左冠尖間の交連の下に刺激伝導系）．ペースメーカが必要となる症例もある．高度左室肥大（LVH）の症例では，左室拡張機能低下のため左室充満に心房収縮が大きく寄与しているため，心房細動になったとたん，心拍出量が激減して血圧が数 10mmHg 低下することがある．

## ❷ 僧帽弁狭窄（MS），二弁置換術

- MVR で糸を左室にかけてしまうと，左室破裂のおそれがある．
- 低心機能の MVR では，弁尖・腱索を温存し，左室拡大を防ぐ．
- 左心系手術の際には，積極的に三尖弁輪形成術（tricuspid annuloplasty：TAP）を考慮する．

近年 MS や AS は動脈硬化性が主となり，それに伴って弁輪の高度石灰化や冠動脈病変を伴うことも多く，心筋保護にも注意が必要である．逆に二弁置換の既往がある症例では，他の動脈硬化性疾患の存在に注意が必要である．

MVR では周囲構造に注意！ 弁輪への糸かけで注意すべき点がある．
- 前尖側：大動脈弁の変形
- 後尖側：左室破裂
- 側壁〜後壁側：LCX や冠静脈洞の損傷

弁置換では弁尖を切除することも多いが，左室機能低下例では，可能なかぎり後尖を温存して左室と僧帽弁輪の連続性を保つ．弁尖が肥厚した症例では，腱索のみ温存することもある．

### 1）手術での注意点

- 右側左房切開では，壁からの動脈性出血に注意➡️術後出血の一因
- 逆行性心筋保護：冠静脈洞の損傷に注意しよう．
- 術野エコー，TEE で，体外循環離脱時に冠動脈と AR をチェックしよう．
- 二弁置換術では，両方の弁輪に糸掛けを行ってから，人工弁を縫着する．
- 大動脈弁のほうが小さいので，まず大動脈弁から縫着する．

### 2）三尖弁

左心系の手術を要する症例で TR がある場合，そのときは軽度でも，その後の経過で TR が進行する．再手術の三尖弁単独手術は，リスクも高く手術を躊躇するので，以下の場合は弁輪拡大予防もかねて弁輪縫縮を考慮する．

①三尖弁輪拡大，②中等度 TR の既往，③慢性心房細動，④透析症例など心房拡大をきたす可能性がある場合．

**223**

## ❸ 僧帽弁逆流（MR）

- MRでは，弁形成術がファーストチョイスである．
- 形成術は，術者によって成績が大きく変わる面がある．
- 僧帽弁形成術は，プランニングと視野展開が重要である．

MRはQOLに直結する．弁形成の症例を担当したら，手術前後で心雑音と心エコー所見を対比して，心雑音を聞く耳を鍛えておこう．

手術の第一選択は形成術だが，成功率は術者により異なる．成功率を左右するのは勘や慣れ，センスもあるが，術前，術中のエコーで形成をプランニングし，術野で弁尖にメスを入れる前に弁尖を十分観察し，最終プランニングすることである．TEE画像にはぜひ慣れておこう．逆流をきたした僧帽弁も，初めから逆流があったわけではない．何が原因でMRが始まり二次的に変形をきたしたのか，その経過を振り返り，時計を逆回しして形成を行うと成功率が高くなる．

### 1）代表的な僧帽弁形成手技 Web

形態的な変化と形成のエレメントを対比して図6に示す．

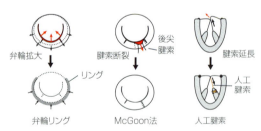

図6 僧帽弁形成手技

### 2）周術期管理

術前に，容量負荷で拡大していた左室拡張末期径は術後に縮小し，EFは低下する．後負荷が上昇するためボリュームオーバーは容易に心不全にいたる．

## 三尖弁逆流（TR）

- 静脈系のうっ滞により，全身，特に下半身の浮腫をきたす．
- 浮腫が高度で持続すると，内臓障害をきたす．
- 手術の基本は弁輪形成術で，最近は弁輪リングを用いることが多い．

### 1）原因

TR の原因は表 1 のようにさまざまである．

#### 表 1　TR の原因

①左心系のうっ血による二次性の TR
②心房細動による右房，三尖弁輪拡大
③感染性心内膜炎による，弁尖，弁下組織の破壊
④外傷による腱索断裂
⑤ペースメーカーリードによる偏位

　原因は何であれ，逆流により容量負荷をきたし，右房拡大，弁輪拡大を引き起こす．弁輪は次第に三日月形から円形に近くなり，前尖，後尖と中隔尖の接合不全をきたす．TR により静脈系がうっ血し，軽度なうちは下肢の浮腫を引き起こす程度だが，次第に高度になり持続すると，臓器障害，腹水貯留をきたす．

### 2）治療

　弁輪形成術が主となる．以前は Kay 法，DeVega 法がよく行われていたが，再発が多いため最近は弁輪リングを用いる．バンド状のフレキシブルなものは，弁輪長を縮めるだけで元の三角形の形にならないため，最近はリジッドタイプを用いて弁輪長を縫縮しつつ，前尖，後尖を中隔尖に近づけるタイプが用いられている（Cosgrove，MC3 など）．

　三尖弁全体が高度に変形していたり破壊が進んでいる場合は，三尖弁置換を行うこともある．

## ⑤ 心房細動手術

- 心房細動を外科的に洞調律に復帰させる治療が行われている．
- 弁膜症合併症例で，心房細動手術を併施することが多い．
- ただし，$V_1$でf波がない，左房収縮が失われた症例には適さない．

　心房細動を起こす興奮の起源である肺静脈入口部を隔離する．洞調律復帰率は約70％だが，心房細動が5～10年と持続すると左房壁の線維化が進み，洞調律への回復は困難となる．心電図の$V_1$誘導のf波や心エコーでの左房壁収縮所見が小さいほど高度線維化を示唆し，洞調律復帰は困難と考えられる．脳梗塞予防のため，対症的に左心耳閉鎖を行うこともある．

### 1）手順（図7）

#### ①左房側

　右側左房切開を天井，左側方に延長し，左肺静脈−左心耳間を高周波アブレーションする（bipolar device）．左心耳を縫合閉鎖し，アブレーションラインと僧帽弁輪との間をmonopolar deviceで隔離する．

#### ②右房側

　右房切開線から下大静脈，冠静脈洞に向けて，アブレーションする（最近は，冷凍凝固デバイスも使用できるようになった）．次いで，冠静脈洞−三尖弁間，上大静脈横断をアブレーションする．

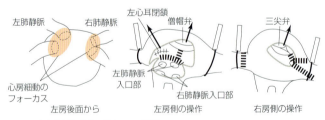

図7　心房細動手術（Maze手術）

　手術後も，$CHADS_2$スコアが高いと抗凝固療法は必要である．
　伝導系障害のためペースメーカ植込みを要することがある．

## ❻ 感染性心内膜炎（IE）

- 原因不明の発熱が続くときには，必ず念頭に置くべき疾患である．
- 診断は，血液培養と疣贅，新たな弁逆流など心エコー所見である．
- 血液培養は，抗生物質投与前に2セットとっておく．
- AR，心室中隔欠損（VSD），動脈管開存（PDA）などの病変があると，本症を起こしやすい．

感染性心内膜炎は弁膜や心内膜の感染症で，病態が4つある（図8）．

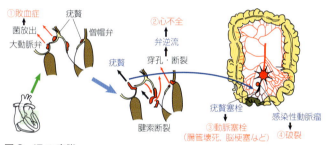

**図8　IEの病態**
①弁膜や心内膜に疣贅を形成し，菌が放出され，菌血症をきたす．
②弁膜が破壊され，弁逆流をきたし，心不全に至ることもある．
③疣贅が遊離して動脈塞栓症（脳梗塞など）を起こすことがある．
④動脈が破壊され，感染性動脈瘤となり，破裂するおそれがある．

　本症は全身の臓器に波及し得る「全身疾患」であり，診断遅れは治療成功のチャンスを逸する結果につながる．診断のキーは血液培養と心エコー所見だが，大切なことは「不明熱をみたら本症を念頭に置くこと」である．小さな疣贅を診断するにはTEEが優れているが，経胸壁心エコーで異常な弁逆流がないかチェックすることも大切である．むしろ他領域の外科医が知っておいてほしい点である．血液培養で菌が同定されたら，感受性がある抗生物質を投与し，タイミングを逸することなく手術を行う．僧帽弁では，できる限り形成術で治療を行う． Web

　VSDやPDAの経過観察中やAR・MRがある場合は，本症が起こりやすい．また，歯周病が菌血症のきっかけになることもあるので，適切に治療を行う．

## 7 大動脈基部手術（aortic root replacement）（図9）

- 従来は，人工弁と人工血管を用いる Bentall 手術が一般的であった．
- 最近は，自己弁温存術式（David 手術〈Reimplantation〉）も行う．
- 中枢側吻合部の止血は難しいので，出血をさせない縫合が大切．

大動脈弁輪拡張症や急性 A 型解離で弁輪拡大がある場合が適応．

### 1）大動脈基部置換術（Bentall 手術）

大動脈基部を人工弁＋人工血管の composite graft で置換し，冠動脈を再建する．冠動脈入口部周囲の冠動脈洞壁をボタン状に残して弁輪上の組織を切除し，graft 中枢端縫着後，側壁に冠動脈を縫着する．

### 2）自己弁温存大動脈基部置換術（David 手術〈reimplantation〉）

大動脈弁が intact なら，弁を温存する．大動脈弁（交連部含む）を残して冠動脈洞を切除し，グラフト内に内挿して縫着した後，冠動脈を再建する．

手術のポイントは，冠動脈の再建を無理なく確実に行うこと，中枢側吻合の出血を起こさせない縫合である．冠動脈のトラブルは術後の突然死につながるため，慎重な縫合が必要である．中枢からの出血は視野が悪く縫い代もないため止血が困難である．丁寧かつ確実な吻合を行う必要がある．

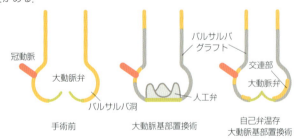

図9　大動脈基部手術

### 3）周術期管理

術後起こり得る合併症として，出血，AR，冠動脈イベントに注意．

## 4 先天性心疾患（congenital heart disease）

- 外科専門医取得前に扱う主な疾患は，心房中隔欠損（ASD），心室中隔欠損（VSD），PDA である．
- PDA は下行大動脈と間違えないこと，出血を避けることが大切．
- ASD はとにかく確実に閉鎖，心臓内遺残空気除去は特に念入りに．
- VSD は Ⅰ型，Ⅱ型が主で，Ⅱ型では伝導系に注意が必要である．

　先天性心疾患の手術歴あるいは経過観察中の成人患者を担当する機会が，今後は稀ではなくなるだろう．また高齢者になって初めて診断された人に遭遇することもあるだろう．大切なことをまとめておこう．

### ❶ 動脈管開存（PDA）

　動脈管が閉塞せず，大動脈・左肺動脈短絡が残った状態である．短絡量に応じていろいろなパターンがある．

#### 1）生後まもなくから治療が必要（短絡量が多い）

　開胸し，クリッピングか結紮切離で治療する（図10）．第4肋間で開胸（未熟児では第3肋間）し，開胸器の爪が入る長さの皮膚切開で視野を確保する．

　この治療のキモは，①下行大動脈と動脈管を間違えない，②動脈管を回る反回神経を損傷しない，③動脈管背側からの出血を避ける，である．鉗子の操作には細心の注意が必要で，新生児で出血が持続すると致命的である．VF 下での修復も推奨される．動脈管を直接テーピングするのが難しい場合は，先に大動脈弓にテーピングし，下行大動脈を剥離して裏から動脈管にテープを回すのもよい．

まず弓部側に通す　下行大動脈の奥を通す　動脈管を結紮

図10　PDA の治療

## 2) 小児期に治療が必要

有意な短絡量があり，幼児期に治療を行うときには開胸で閉鎖術を行ったりカテーテル治療を行う．カテーテル治療は，最小内径が 3mm 以下ならコイル，2～12mm であれば AMPLATZER™ Duct Occluder で閉鎖する．小さい患児（6ヵ月未満または 6kg 未満）は適応外である．

上記と同様の注意が必要となるが，小児用 TEE が使えれば，大動脈と動脈管の区別，剥離中のナビゲーション，短絡血流の消失などを評価することが可能である（図 11）．

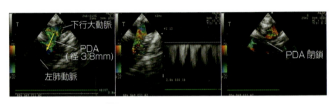

図 11　PDA：TEE 所見

PDA の開胸による治療歴がある患者で左開胸での治療が必要になる場合，肺の表面だけでなく，大動脈弓部～近位下行大動脈周囲の癒着を想定しておく必要がある．

## 3) 経過観察あるいは成人になって発見

短絡量が少なく経過観察となった症例では，感染性心内膜炎に注意．原因不明の発熱が続く場合，聴診で連続性雑音を聴取すれば，本疾患を考える．逆に，PDA がある患者で外科治療が必要となる場合には，菌血症を可能な限り回避し，持続時間も最短となる工夫が必要である．

コイル塞栓を行っても短絡が残っている場合，手術が必要となることがあるが，成人の動脈管は石灰化で硬く脆いため，単純結紮では裂けて出血しやすい．また瘤化していることもある．このような場合，胸部大動脈瘤の手術に準じた術式が必要となる．

☑ 他領域の外科あるいは外科以外に進む人も，シャントの残った状態での管理は知っておくこと．

## ❷ 心房中隔欠損（ASD）

　心房レベルでの左右短絡で，右房，右室，肺動脈，肺静脈が拡大している（図12）．短絡量が多い場合，小児期にカテーテル治療を行うことが増えてきた．欠損孔周囲にしっかりしたrimがあれば，AMPLATZER™ Septal Occluderを植込む．十分なrimがない（例えば中隔のほぼ全欠損）ときには，手術の適応となる．

　ASDの手術は，術者を経験する機会が比較的早く回ってくる．助手を務める場合でも，比較的視野がよく，手術操作が見えやすい．できる限り小さい皮膚切開とするため，小切開手術あるいは右開胸手術での手術となる．行う手技は，直接閉鎖あるいはパッチ閉鎖（心膜を用いる）である．

☑ Septal Occluder 植込み後の画像所見を知っておこう．

　欠損の部位は図13のように複数あるが，外科専門医研修で経験するのは，ほぼ二次孔欠損型である．

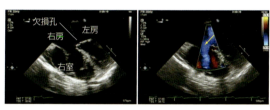

図12　ASD：TEE所見

　手術死亡率は0％，院内死亡率0.2％と非常に低く（胸部外科学会による全国集計．Gen Thorac Cardiovasc Surg. 2016; 64: 665-97.），失敗は絶対回避したい．いくつかの注意点を挙げておく（図13）．

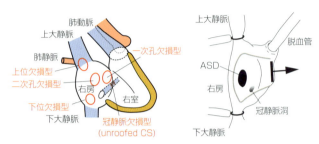

図13 ASDの種類と注意点

### 1）開胸
　心膜切開時には，心膜をパッチとして使えるよう，正中から外れて切開する．心膜が乾燥しないように注意を．

### 2）体外循環確立
　右房を開放するため，上大静脈，下大静脈に脱血管を留置し，ターニケットでスネアする．右心系は拡大しておりタバコ縫合の場所には困らないが，脱血管挿入時に左房に挿入しないよう注意を払う．大動脈は細いため，送血管用のタバコ縫合が大きくなりすぎないこと（抜去後に狭窄を作らないため），送血管挿入が難しいことに留意する．

### 3）心臓内の操作
　心臓内の操作では，房室結節に注意し，吸引嘴管が房室結節付近を圧迫しないよう留意する．

### 4）心内遺残空気除去
　心房中隔は，水平ではなく左頭側が高い「斜面」である．空気抜きの観点から，欠損孔の縫合は尾側から頭側に向けて行う．脳の空気塞栓回避のため，左房，左室に空気を入れないことが大切である．僧帽弁口が見えるくらい血液を吸引すると，左室に空気が入ってしまう（前尖弁輪は意外に腹側）．縫合箇所が見えない場合，血液を吸引するのではなく辺縁を引き上げるとよい．術前に炭酸ガスを吹送する施設が多いが，術野吸引を使うとすぐに吸引されてしまう．また，吸引された炭酸ガスにより，回路内血液の$PaCO_2$が意外と上昇することにも留意する．

### 5）体外循環離脱時および周術期管理
　それまで血液を十分受け入れていなかった左房，左室に血液が回るようになるため，左心不全をきたす可能性を念頭に置く．

## ❸ 心室中隔欠損（VSD）

　心室レベルでの左右短絡で，右心系に負荷がかかっている．図14のうち，多いのはⅠ型とⅡ型である．欠損孔は自然閉鎖することもあるが，閉鎖せず短絡量が多いときは，閉鎖手術が行われる．

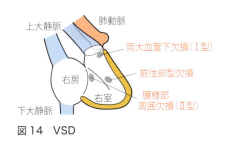

図14　VSD

### 1）Ⅰ型の特徴と糸かけ（図15-a）

　大動脈弁右冠尖の直下に欠損孔があり，短絡血流により右冠尖がVentuli効果で引き込まれる形で逸脱し（right coronary cusp prolapse：RCCP），特徴的な形態を呈する（図16）．肺動脈を切開，閉鎖するときに肺動脈弁を損傷しないよう注意する．糸かけ時にVSD辺縁と大動脈弁の区別がつきにくいときには，大動脈基部に心筋保護液を注入し，大動脈弁が張るようにして確認するとよい．

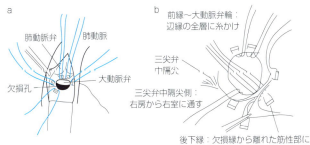

図15　VSD Ⅰ型（a）Ⅱ型（b）

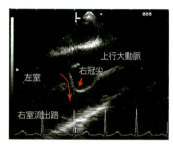

図16 RCCP

## 2）Ⅱ型の特徴と糸かけ（図15-b）

欠損孔は三尖弁後尖に近く，経右房アプローチでは弁尖に隠れることがある．Ⅱ型では，流出路側に大きいときに糸かけが難しい場合がある．肺動脈側からかけることもあるが，吸引嘴管をVSDに入れ手前に引くと奥に糸がかけられる．自然閉鎖中にパウチを形成する場合がある．パウチを切開して，本来のVSDにパッチを当てる．乳児では，結紮糸を締めすぎないこと．パッチとプレジェットの間に心筋組織が少し盛り上がる程度とする．

## 3）VSD遺残患者の注意点

他領域の手術患者でも，欠損孔があまり大きくなく，「経過観察」となっていることがある．菌血症を契機に感染性心内膜炎（IE）を起こす可能性があることに注意する．Ⅰ型のVSD患者に発生したIEのTEE所見を図17に示す．

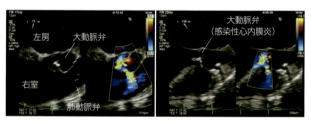

図17 VSD：TEE所見

## 5 心臓の腫瘍性疾患ほか

### ❶ 左房粘液腫 (left atrial myxoma)

#### 1) 特徴と診断

心臓の腫瘍は比較的稀だが,粘液腫が最も多い.左房の心房中隔からの発生が多いが,右房にも起こる.心エコーで可動性の腫瘤が見え,大きいと僧帽弁に嵌頓しそうに見える(図18).偶然心エコーで見つかることが多いが,塞栓症の精査で見つかることもある.良性腫瘍だが局所再発や塞栓部での増大(まるで転移)がある.

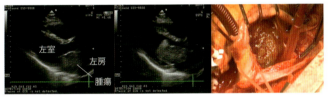

図18 myxoma

> ☑ 今後は,携帯エコーで見つかる症例も増えてくるだろう.
> 聴診で発見されることもある.症状がなくても「聴く」習慣は大事.

#### 2) 手術

切除マージンを十分とって,腫瘍を崩さないように摘除することが大切である.腫瘍は非常に軟らかく脆弱なこともあるので,ガーゼなどで包み込みながら摘出するのがよい.心停止となるまでは遊離する可能性があるので,脱血管挿入のときに,腫瘍が遊離・脱落しないように注意が必要である.

左房粘液腫へのアプローチには,右房・心房中隔経由と右側左房経由がある.

①**右房からのアプローチ（図 19）**

　右側左房切開で腫瘍の心房中隔付着部を糸でマークしておく．右房切開し，茎の付着部を含め心房中隔をくり抜き摘除する．結節間伝導路を傷害しないよう注意を要する．術後上室性不整脈の原因になる．付着部が細い腫瘍は，エコーで付着範囲を同定して，右房から摘除する．

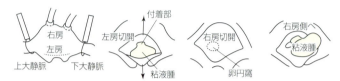

**図 19　左房粘液腫：右房アプローチによる切除**

②**右側左房からのアプローチ（図 20）**

　右側左房切開で腫瘍をガーゼで包みながら付着部を同定する．手前から 5mm 程度離して内膜に切開を入れ，断端の性状を見ながら切開を延長し，中隔から付着部をくり抜く．中隔に交通ができてしまったら，1,2 針かけて閉鎖する．

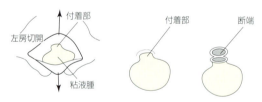

**図 20　左房粘液腫：左房アプローチによる切除**

## ❷ 腎がんの下大静脈浸潤（図21）

　腎がんは，局所で増大するだけでなく腎静脈から下大静脈，右房へと進展していく特徴がある．他に明らかな転移がなければ，外科的に切除し，化学療法を加えることで長期生存が期待できる疾患である．腫瘍の上下で下大静脈を遮断して下大静脈を切開し，腎臓と一塊に摘出する．進展度に応じて遮断部が異なり，高位では補助手段が必要となる．

### 1）肝下面に達する場合
　短肝静脈を処理すると，肝静脈の下大静脈入口部近くまで剝離できる．腰静脈を処理しておいて，肝下面で遮断して腫瘍を摘出する．

### 2）肝後面の下大静脈内に達する場合
　Pringle手技で一時肝血流を遮断し，肝上面で遮断して腫瘍を摘出する．肝上遮断は，横隔膜下より心囊内のほうが安全な場合もある．

### 3）心臓内まで進展している場合
　体外循環が必要となる．無血視野で腫瘍を確実に摘出するためには，循環停止が必要である．脳分離体外循環を用いると低体温を軽くでき出血傾向の面で有利だが，脳分離体外循環の合併症の懸念もある．総合的な判断により短時間の循環停止も可．

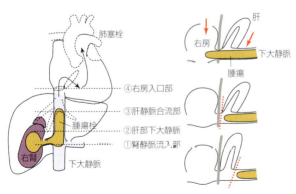

図21　腎腫瘍

☑ 下大静脈内進展腫瘍は末期の状態ではない．体外循環を使用してでも摘出できれば，50％以上の5年生存率が期待できる．

### ❸ 収縮性心膜炎 (constrictive pericarditis)

　心膜炎，心囊内出血（外傷など）などが軽快した後で起こることがある．拡張機能障害による静脈うっ滞，心拍出量減少が起こる．心膜の肥厚に加え高率に石灰化をきたす．

　実は，手術死亡率が約13％という高リスクの手術の一つである．手術症例は，肝機能低下から出血傾向をきたしていることが多いため，できれば人工心肺を用いたくないが，右心系に加え左心系の後面まで心膜を切除する必要がある場合，心臓を脱転するときに人工心肺を用いるのが安全である．体外循環なしで切除する場合，側面はスタビライザを用いるとよい．心膜剥離が困難なときには，切除をせず心膜に縦横の切開のみを置くワッフル法も有効とされる（図22）．

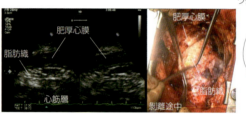
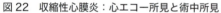

図22　収縮性心膜炎：心エコー所見と術中所見

## 6 大動脈疾患

- 大動脈瘤は破裂前に診断し,適切な治療を行うことが大切である.
- 大動脈解離は発症まで疾患が存在しない.早期診断・対処が大切.
- いずれも適切に治療されれば治療成績はよい.いかに,安全で確実な治療を行うかが今後の高齢化社会では大切になる.

### 1 大動脈瘤 (aortic aneurysm)

大動脈の拡大の呼称は,次のとおり.
- 正常径の2倍以上:動脈瘤
- 正常径の2倍未満:瘤状拡張,動脈瘤化

大動脈瘤を見つけたら,心臓血管外科に相談することになるが,部位,形態,径,拡張速度,症状などの情報を伝えると話がスムーズになる.

#### 1) 部位別の呼称

胸部・腹部大動脈瘤を,治療の観点からさらに詳細に分類する (図23).

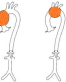

大動脈弁輪拡張症 / 上行大動脈瘤 / 弓部大動脈瘤 / 遠位弓部大動脈瘤 / 下行大動脈瘤 / 胸腹部大動脈瘤 / 腹部大動脈瘤

#### 図23 動脈瘤の部位別名称

- 大動脈弁輪拡張症:Valsalva洞を含む部位
- 下行大動脈瘤:左鎖骨下動脈分岐より末梢側
- 胸腹部大動脈瘤:Crawford分類,内臓動脈との位置関係が重要
- 腹部大動脈瘤:腎動脈上型,傍腎動脈型,腎動脈下型に分類

## 2）種類（分類）

原因，外観，病理の面からいろいろな分類がある（図24）．

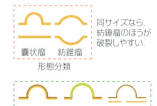

| 原因による分類 |
|---|
| ①動脈硬化性 |
| ②先天性：組織異常 |
| ③炎症性：壁構造破壊 |
| ④感染性：直接浸潤または血行性 |

| 形態による分類 |
|---|
| ①紡錘瘤：全体的拡張 |
| ②囊状瘤：突出する |

| 層構造による分類 |
|---|
| ①真性瘤：全層が拡張→紡錘瘤 |
| ②仮性瘤：内中膜が破綻し外膜のみ |
| ③解離性大動脈瘤 |

図24　動脈瘤の形態

## 3）症状と検査

### ①症状

基本的に無症状で，ほぼ全例が他の目的のCTや検診で偶然発見されている．発見のきっかけになる症状は部位に特有な症状である（表2）．

### 表2　胸部，腹部の特有な症状と原因となる隣接臓器

| 胸部 | 嗄声（左反回神経），呼吸困難（気管），嚥下困難（食道），浮腫（上大静脈） |
|---|---|
| 腹部 | 血尿（尿管），吐下血（十二指腸穿破）など |

壁在血栓の脱落で塞栓症が起こる（脳梗塞，下肢動脈塞栓など）．逆に塞栓症を見たときには，原因として大動脈瘤も考える．破裂すると，組織圧迫症状，ショック，疼痛などを呈し，緊急治療の適応となる．

☑ 大動脈瘤の治療歴のある患者で吐下血，不明熱→これを疑う

### ②造影CT：（gold standard）（図25）

胸部〜大腿上部を動脈層と静脈層で撮影し，部位・形態，径（紡錘瘤は最大短径，囊状瘤は血管からの突出長）を評価する．三次元（3D）構築では，動脈瘤の全体像と周辺臓器との関連を把握できる．ステントグラフト治療では，1mmスライスの撮影が必要である．破裂を疑うときには，周囲脂肪層のCT値上昇，血腫，胸水，腹水などに注意する．

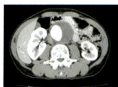
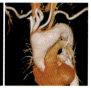

図25
大動脈瘤：CT所見

しかし，外科専門医としては次の2つも活用しよう．
③X線撮影（図26）
見ればわかる大動脈瘤は見逃さないようにしよう．他疾患で胸部，腹部X線撮影を行う際には，頭の片隅に置くことが大切である．

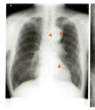
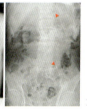

図26
大動脈瘤：X線写真

④エコー検査（図27）
在宅などX線も撮れない状況で有用である．携帯エコーでも診断が可能である．ちなみに右の画像は，ポケットサイズエコーの画像である．

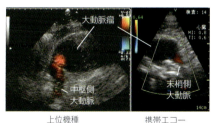

上位機種　　　　　携帯エコー

図27
大動脈瘤：エコー所見

### 4）治療

形態，症状を考慮して治療方針を決定する．日本循環器学会の診療ガイドラインが参考になる．治療法には，①大動脈置換術と②ステントグラフト内挿術がある．企業性ステントグラフトのラインナップが豊富になって，ステントグラフト治療が大半を占めるようになってきた．

#### ①大動脈置換術

瘤の部位から置換範囲を決定し，必要な補助循環手段を考慮（表3）．

### 表3 瘤の部位別治療法

| |
|---|
| **大動脈弁輪拡張症** |
| 通常の体外循環法で，大動脈基部置換術（Bentall 手術など），自己弁温存大動脈手術（David 手術，Yacoub 手術）を行う（大動脈弁の項を参照）． |
| **上行大動脈瘤** |
| 通常体外循環法または脳分離体外循環法で，上行大動脈置換術を行う． |
| **弓部大動脈瘤** |
| 脳分離体外循環法，超低体温循環停止法で弓部大動脈置換術を行う． |
| **下行大動脈瘤，胸腹部大動脈瘤** |
| 部分体外循環法，左心バイパス法で，下行・胸腹部大動脈置換術を行う． |
| **腹部大動脈瘤** |
| 単純遮断法で腹部大動脈置換術を行う．腎動脈遮断が必要なら，腎動脈に冷却生食など腎保護液を注入する． |

#### ②ステントグラフト内挿術（図28）

経カテーテル的にステントグラフトを大動脈瘤内に挿入して，瘤を内張りする．適応を決める際に大切なことは，ランディングゾーンの径，長さ，屈曲の有無と瘤部分から起始する動脈分枝の有無である．

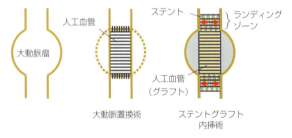

図28 ステントグラフト治療

## One Point

### Zone 分類（図 29）：大動脈瘤の部位

ステントグラフトの中枢端が Zone3 以下なら単純留置が可能である．Zone2 では鎖骨下動脈交差バイパス術が必要．Zone1 はさらに左頸動脈バイパス術を追加する必要あり（debranching）．

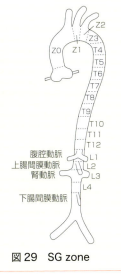

図 29　SG zone

---

#### a）留置手順

術前 CT で詳細に動脈瘤径，長を計測し，使用するデバイスを決定．必要であれば debranching を行う．

大腿動脈または腸骨動脈をカットダウン，ガイドワイヤとシースカテーテルを挿入する．挿入時の造影検査用に造影カテーテルを挿入する．ステントグラフトを留置する．バルーンカテーテルにより圧着させる．造影検査でエンドリーク（図 30）の有無を確認する．

Type1：中枢および末梢グラフト周囲から
Type2：分枝動脈（肋間動脈，腰動脈など）から
Type3：2 本のデバイスの接合部から
Type4：グラフト自体からの滲み出し
Type5：不明なリーク

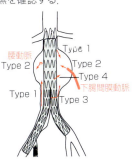

図 30　エンドリーク：
瘤内への流入血流残存

**b）留置後の観察**

エンドリーク，migration，瘤径の変化を観察する．Migration とは，ステントグラフトが留置部位からずれることである．手術当日，術後 1，2，3 日目に正面，側面で X 線撮影，術後 1 週間前後に造影 CT で評価する．エンドリークが残存なら，程度により治療を行う．Type1，3 では追加手術（ステントグラフト追加または圧着）を行う．Type2 は軽度なら経過観察，動脈瘤拡大があれば分枝動脈の塞栓術を行う．

## ❷ 大動脈解離（aortic dissection）

発症するまで疾患が存在せず発症の予知もできないが，A 型解離では発症直後に 2，3 割が死亡し，数日内に大半が死亡する．手術に到達できた症例の致命率は 9 割以上（全国平均）なので，①発生の予防と，②発生後の早期診断が必要となる．前者はかかりつけ医や行政の役割だが，早期診断は初療にあたる医師の役割となる．外科専門医なら，しっかりとその役割を果たしてほしい．

### 1）病態

大動脈壁が中膜層で解離して内外の 2 枚となり，内膜に亀裂が入り流入口（エントリー）と流出口（リエントリー）が形成される．壁が分離することにより，①外膜破綻➡破裂，②内膜が分枝閉塞，③大動脈基部変形➡ AR をきたし，全身にさまざまな合併症を併発する（図 31）．

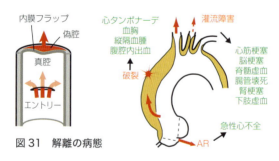

図 31　解離の病態

## 2）診断と全身の評価

 解離の診断に加え，合併も見極める必要がある．典型的な症状は「突然の胸背部痛や腹痛」だが，非典型的なことも多い．破裂が起こるとショック，意識障害をきたし，灌流障害では脳梗塞，心筋梗塞，対麻痺，臓器虚血，下肢虚血などの症状を呈する．このような症状を見たとき，原因として最も治療を急ぐ大動脈解離を念頭に置くことが重要である．

 初療でのキーは以下のとおり．

- 身体所見：両上肢の血圧差，AR の雑音，経静脈怒張
- 検査所見：D-dimer
- 心電図：心筋虚血の所見
- 胸部 X 線：上縦隔開大，弓部壁の石灰化偏位

 もちろん，CT が gold standard である（図 32）．

### ① CT（gold standard）（図 32）

 造影 CT が撮れれば，解離の診断のみならず，範囲，エントリー部位，破裂，分枝灌流などの情報が得られ，治療方針も決定できる．ショック状態で単純 CT しか撮れないとき，解離を疑う所見は，①壁の石灰化が内方に偏位，②大動脈拡大，③心タンポナーデである．

 しかし，CT にいく準備中にも行えるエコーは，貴重である．

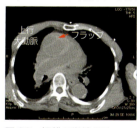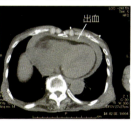

図 32　解離の単純 CT

② X線写真：診療所など
　大動脈解離を疑う所見は上縦隔開大，弓部壁の石灰化偏位などが参考になるかもしれないが，それだけで決定するのは難しいことが多い．
③ 超音波検査
　携帯エコーの登場で，解離の診断は大きく変化するだろう．ありとあらゆる窓を利用して大動脈や体表近くの動脈でフラップを検出するか，心タンポナーデなど二次的な所見をチェックする（図33）．

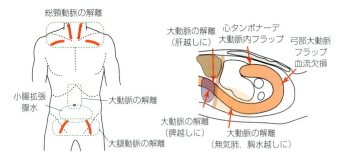

図33　解離を見つけるエコーの窓

☑ 腹痛，胸痛，背部痛 ➡ 解離を一度は疑う．

### 3）治療 Web

#### ① A型急性大動脈解離
　偽腔開存型，心タンポナーデは緊急手術の適応で，基本はエントリー切除のため上行置換術を行う．弓部にエントリー，分枝灌流障害を伴う場合，弓部も置換する．

#### ② B型急性大動脈解離
　急性期外科的合併症（大動脈破裂，臓器虚血）がなければ降圧治療，あれば緊急手術を行う．手術の目的は①エントリー閉鎖，②臓器虚血解除，③破裂部位閉鎖，最近はステントグラフトによるエントリー閉鎖が真腔血流確保に有用と報告されている．症例により治療方法を決定すべきである．

# 7 末梢血管疾患

## ❶ 末梢動脈疾患（peripheral arterial diseases：PAD）

- 高齢者の増加に伴い ASO 症例の増加が予想されるが，全身に同様の変化が起こっている可能性を考えることが大切である．
- 急性動脈閉塞ではその原因にも目を向け，それによって起こり得る別の合併症も念頭に置く．

外科専門医が知っておくべき末梢動脈疾患（表4）のうち，①と④について解説する．

表4　PAD

| | |
|---|---|
| 慢性 | ①閉塞性動脈硬化症（ASO）<br>②血栓性血管炎（Burger 病）<br>③線維筋性異形成 |
| 急性 | ④急性動脈閉塞症 |

### 1）閉塞性動脈硬化症（ASO）

本症は外科専門医にとって重要である．第一に，ASO を有する症例では，他の動脈硬化性疾患が併存している（潜んでいる）可能性があるからである．治療を要する ASO 症例の3人に1人は，有意な冠動脈病変を合併している．全身のとの臓器を治療対象にする場合でも，動脈硬化病変により臓器灌流が不十分となる可能性を念頭に置く必要がある．もう一つは，いろいろな原因により起こる脱水で，急性動脈閉塞をきたす可能性があるからである．後述するように，迅速な治療が必要となる．

#### ①症状

重要な症状は，⑴間欠性跛行と，⑵潰瘍，壊死である（ともに虚血の症状）．症状の部位から病変部位を予測する．臀部痛なら内腸骨動脈，大腿部痛では腸骨動脈，大腿深動脈，下腿痛では腸骨動脈，浅大腿動脈，膝窩動脈，足底部痛では下腿動脈を疑う．

症状をベースにした重症度分類は，表5の2つがよく用いられる．

## 表 5　Fontaine 分類と Rutherford 分類

| Fontaine 分類 | | Rutherford 分類 | | | 他検査の所見 |
|---|---|---|---|---|---|
| 度 | 臨床所見 | 度 | 群 | 臨床所見 | |
| Ⅰ | 無症候 | 0 | 0 | 無症候 | |
| Ⅱa | 軽度の跛行 | Ⅰ | 1 | 軽度の跛行 | トレッドミル後 AP > 50 |
| Ⅱb | 中等度〜重度の跛行 | Ⅰ | 2 | 中等度の跛行 | |
| | | Ⅰ | 3 | 重度の跛行 | トレッドミル不能 |
| Ⅲ | 虚血性安静時疼痛 | Ⅱ | 4 | 虚血性安静時疼痛 | AP < 40 |
| Ⅳ | 潰瘍や壊疽 | Ⅲ | 5 | 小さな組織欠損 | AP < 60 |
| | | Ⅲ | 6 | 大きな組織欠損 | |

AP：足の血圧（mmHg）
（Norgren, L. et al. Inter-Society Consensus for the Management of Peripheral Arterial Disease〈TASC Ⅱ〉, J Vasc Surg. 2007; 45: s5-s67. より改変）

### ②検査

　PAD を疑ったら，大腿，膝窩，足背，後脛骨動脈の拍動をチェックする．触知しにくい場合には，ドプラ血流計で血流を聞く．ABI はほとんどの病院で測定できる．異常があれば，専門医に相談する．

☑ 下腿の動脈に全周性石灰化があると，見かけ上 ABI が正常となり得るが，脈波の立ち上がりやピークの遅れから，有意狭窄が疑われる．

　血管外科では，上記のデータをもとに必要に応じて動脈超音波検査を行い，ASO の疑いが強い場合は CT 検査で動脈を描出，手術適応を検討する．CT を撮影する機会に，late phase でよいので大動脈全体を描出するとよい．大動脈をはじめ，大動脈弁，冠動脈，内臓動脈などに病変が潜んでいないかチェックするためである．ASO 患者には喫煙者が多いので，肺もチェックする．

　ASO の診断が確定したら，治療方針決定のため必要に応じてさらに詳細な評価を行う．超音波ドプラ法，レーザードプラ法，サーモグラフィ，経皮酸素分圧測定法，運動負荷試験などである．

### ③治療

#### a）薬物治療

　症状軽減のために，血管拡張，抗血小板作用を有する薬剤を用いる．シロスタゾール（プレタール®），セロトニン拮抗薬（アンプラーグ®），αブロッカー，$\beta_2$ ブロッカー，カルシウムブロッカー，ACE 阻害薬などがある．

### b）血行再建術と血管内（カテーテル）治療

高度狭窄や閉塞病変に対して，バイパス手術や血管内治療を行う．使い分けは病変に応じて決定するが，TASC Ⅱを参考にするとよい．

• バイパス手術

閉塞している動脈に並走してバイパスを置く「解剖学的バイパス」と，もとの動脈の走行と一致しないバイパスを置く「非解剖学的バイパス」がある．前者は，大動脈–外腸骨動脈バイパス，大腿–膝窩動脈バイパス，さらに末梢までバイパスを置く distal bypass などがある．後者には，腋窩–大腿動脈バイパス，大腿–大腿動脈バイパスなどがある．

• 血管内治療

バルーン拡張，ステント留置を併用し，施行する．ステントには「バルーン拡張型」と「自己拡張型」があり，部位，屈曲により決定する．

• TASC Ⅱ (Trans-Atlantic Inter-Society Consensus Ⅱ)

PAD 治療のガイドライン．血管内治療とバイパス手術の適応を決定（図 34）．現時点では遵守すべきガイドラインである．

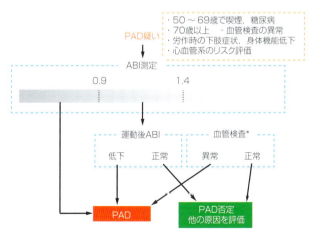

図 34 PAD 診断のアルゴリズム

＊：TBI（足趾上腕血圧比），VWF（速度波形），PVR（容積脈波記録）
(Hiatt, WR. Medical treatment of peripheral arterial disease and claudication. N Engl J Med. 2001; 344: 1608-21. より改変)

## 2）急性動脈閉塞症

急性発症し進行性に増悪する虚血性の病態で，多くは下肢，ときに上肢で見られる．6時間以内に血流再開しなければ下肢切断が必要となり，さらに遅れると死亡のリスクが高まるため，初療での判断が重要．

### ①診断

症状は突然発症する5つのPをチェックする．①疼痛（pain），②知覚障害（paresthesia），③チアノーゼ（pallor），④脈拍消失（pulselessness），⑤運動麻痺（paralysis）である．大腿動脈，膝窩動脈，足背動脈，後頸骨動脈の拍動をチェックし，可能であれば造影CT（動脈層）を撮る（ほぼ100％の診断が可能）．エコー，MRI，血管造影でも診断は可能だが，救肢・救命のゴールデンタイムを意識し，早急な治療を図る．

☑ 塞栓源にも気を配る．心房細動による心内血栓や大動脈粥腫が多い．ときにASOの血管内血栓症で発症する場合もある．

### ②治療

**a）血栓除去術**

閉塞した動脈内に，Fogartyカテーテルを挿入して血栓を摘除する．血栓が器質化していないこと，ゴールデンタイムを過ぎていないことが条件である（MNMS）．

**b）血栓溶解療法**

経静脈またはカテーテルで血栓溶解剤（tPA，ウロキナーゼ）を投与する．

---

**One Point**

### MNMS（myopathic nephropatic metabolic syndrome）

血行再開時に乳酸，カリウム，ミオグロビンが全身に灌流し，心不全，腎不全，高カリウム血症，アシドーシス，肺水腫をきたし致命的となる．虚血許容時間（6〜8時間）を超過し運動麻痺が出現した症例に血栓除去を行うと，CPK，ミオグロビン，カリウムが上昇する．アシドーシスが出現するとMNMSを疑う必要がある．

---

☑ 下肢は心臓や脳に比べ，安易に考えられる可能性があるが，急性動脈閉塞症は治療の遅れにより致死的となることを認識すること．

## ❷ 静脈疾患

> ● 深部静脈血栓症（DVT）は，周術期，災害時に重要である．
> ● DVT，肺塞栓症（PE）の超音波評価ができるようにしておこう．
> ● 静脈うっ滞症候群は，適切な治療を行うため血管外科に相談を．

### 1）深部静脈血栓症（DVT）／肺塞栓症（PE）

　血管外科疾患の位置づけだが，すべての手術症例で注意が必要である．災害時の初療でも大切な疾患で，熊本地震でも肺塞栓症患者が発生した．

#### ①診断

　超音波検査，D-dimer 測定，CT などで診断する．超音波検査は，造影剤なしに非侵襲的に繰り返し施行できる．ただ，平時なら技師が評価してくれるが，災害時には技師がいないかもしれない．外科専門医なら超音波評価ぐらいはできてほしい．平時からの練習が大切である．

#### a）DVT

　大腿・膝窩・ひらめ静脈は必ずチェックする．有意な PE を起こし得る DVT は，径 8mm 以上である．短軸像で，圧迫法による虚脱，カラードプラモードによる血流欠損などをチェックする．前者では，動静脈を同時に圧迫し，動脈がより早くつぶれるようであれば血栓の存在が疑われる．ただし，新鮮血栓を崩し遊離しやすくする可能性もあり，最小限にしたい．日本循環器学会ガイドラインでは，静脈エコー検査と D-dimer 測定を推奨しており，前者ではひらめ静脈の血栓，血栓径 ≧ 5mm，浮遊性などの所見をあげている．

#### b）PE

　肺動脈内の血栓を描出するには造影 CT が必要だが，疑わしい患者すべてに撮影するのも現実的でない．体表エコーで血栓を描出することはできないが，右室負荷（間接所見）は評価できる．心室短軸像を描出し，右室の拡大や心室中隔の平坦化（D shape）をチェックする．

　重症で呼吸管理が必要な場合には，CT に搬送前にも TEE でチェックできる．肺門部までの肺動脈を観察し，肺動脈内血栓を直接描出できれば，その場で確定診断に至る．

**251**

②治療

a）DVT

中枢タイプで遊離しそうな場合は，回収型の下大静脈内フィルターを留置し，血栓溶解療法（静脈内投与）あるいはカテーテル血栓溶解治療を行う．末梢タイプで小さいものであれば，DOAC を投与しながら軽い圧迫療法を行う．

b）PE

血行動態を大きく変動させる場合，あるいは下大静脈，右房，右室に血栓が遊離している場合には，緊急で体外循環下に血栓摘出術を行う．血行動態が安定しており，浮遊血栓がない場合には抗凝固療法を行う．

③予防

予防は，診断や治療以上に大切である．

a）周術期

弾性ストッキングによる圧迫療法や，間欠的空気圧迫装置を用いる．ある程度大きい血栓がある場合，積極的な空気圧迫は避け，弾性ストッキングのみとする．

b）震災時

車中泊や水分制限などが DVT/PE の誘因となる．できる限り，避難所などで横になれる場所を確保することが望ましいが，それができないときには車内ででも横になる工夫をする．また，尿取りパッドなどを車内に置いておくと役に立つ．

弾性ストッキングは DVT/PE の予防のみならず治療にもなる．

## 2）静脈うっ滞症候群

下腿に発生しやすい．深部静脈や表在静脈からの穿通枝の弁機能不全で逆流が起こることが原因となる．皮膚に色素沈着や硬化が現れ，重症になると難治性潰瘍を形成する．皮膚科から紹介となることも多い．

下肢静脈超音波検査で弁機能不全をチェックする．軽度であれば，圧迫療法が進行を遅らせる効果があるが，重症化したものでは穿通枝の結紮を加える必要がある．

## ❸ リンパ管疾患

　外科専門医が知っておくべきリンパ管疾患は，リンパ浮腫である．特に，乳がん手術で腋窩リンパ節郭清や術後放射線治療を行った症例は，同側の上肢にリンパ浮腫を生じる場合がある．生涯にわたる後遺症となるため，適切な管理を行う必要がある．婦人科の骨盤内腫瘍や泌尿器科の外陰部腫瘍の治療でも，下肢のリンパ浮腫をきたすことがある．

　初期には軽度の圧痕性浮腫だが，適切に治療しないと次第に浮腫が増悪し，象皮化したり，著しく日常生活に支障をきたすこともある．

☑ リンパ浮腫を管理するのは，外科専門医の役割である．

### 1）診断

　下肢浮腫は，リンパ浮腫だけでなく静脈うっ滞で生じることもある．また，リンパ浮腫に DVT が合併していることもある．診断は，超音波検査が最適である．DVT チェックとかねて評価する．皮下組織の層が厚く，敷石状に皮下脂肪織が配列する独特の画像となる．

### 2）治療

　治療の基本は圧迫療法．弾性ストッキング，弾力包帯などを用いて，下肢，上肢の浮腫の範囲に装着する．通常，日中のみ着用し，夜間は外してよい．このとき，DVT がないことを確認しておく必要がある．

　圧迫療法で十分な効果が得られない場合には，用手的にリンパマッサージを行う必要がある．リンパ系路が失われた領域を迂回するように，マッサージで皮下の水を隣接する別領域に誘導する．近年では，これら治療の評価に近赤外線を用いた ICG 造影法が導入され，マッサージの効果などが可視化できるようになってきた．

　難治性の場合，リンパ管-静脈吻合を行うことがある．高知大学病院では形成外科で行っている．手術しても上記の圧迫療法は基本治療として継続する必要がある．

# E 小児外科

## 1 鼠径ヘルニア (inguinal hernia)

● 鼠径ヘルニアは，小児外科で最も頻度が高く基本となる疾患である．
● 安全確実な手術には，解剖学的認識，特に膜構造の理解が重要．
● 鼠径部アプローチから腹腔鏡下手術（LPEC〈laparoscopic percutaneous extraperitoneal closure〉法）に移行しつつある．

　鼠径ヘルニアは，前線病院で遭遇する小児外科疾患で最も頻度が高く基本となる疾患である．初療のみならず診断，治療も押さえておこう．

### ❶ 診断

　小児では，外鼠径ヘルニアがほとんどである．内鼠径輪から腹膜鞘状突起を通って腸管や卵巣が脱出し，鼠径部〜陰嚢，大陰唇に膨隆や腫瘤が現れ，脱出臓器を触知する．用手圧迫で還納できることで診断する．来院時に自然還納しているときは，ヘルニア嚢の「絹が滑る感触（silk sign）」が決め手．

　強い痛みを伴い容易に還納できないときには，ヘルニア嵌頓を考える．脱出臓器の血行障害を伴っており，緊急手術が必要となることがある．

### ❷ 外科治療

　鼠径部を切開する方法から，近年腹腔鏡下手術を行う施設が増えている．性腺組織や血管の損傷に注意し，確実に腹膜鞘状突起を閉鎖する．

#### 1）鼠径部アプローチ法（Potts 法）

　恥骨結合と上前腸骨棘の中点を外縁とし，皮膚溝に沿った 20〜30mm の真皮層に達する皮膚切開を加える．浅下腹壁動静脈に注意して浅腹筋膜を分け，外腹斜筋腱膜に達する．外腹斜筋は，尾側が鼠径靱帯に移行する．内側にたどって外鼠径輪を確認する．男児では，陰嚢（精巣）を牽引すると，外腹斜筋腱膜背側で挙睾筋内の精索が動くのが確認できる．

- ☑ 皮膚切開縁からの出血は，電気メスで止血を要するほどではない．
- ☑ 先端の鋭い器具で剝離する際は，解剖学的剝離層を壊さないよう注意する．
- ☑ 年少児は組織が薄い．粗雑な操作をすると，解剖学的目標を失う．

　男児では，挙睾筋から精索を引き出し，腹膜鞘状突起（ヘルニア嚢）から精巣動静脈，精管を分離する（図 1）．固着しているときは，注意深く分離する．腹膜鞘状突起を内鼠径輪まで分離，吸収糸の刺通結紮で閉鎖する．女児では，ヘルニア嚢内の卵管滑脱に注意．必ず，内部を確認する．

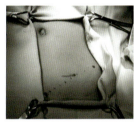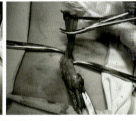

図 1　鼠径ヘルニア手術の鼠径部アプローチ

### 2）腹腔鏡下手術（LPEC 法）

　一側の手術後に対側のヘルニアを調べるため，腹腔鏡を術野から挿入して腹腔内から内鼠径輪を観察していた方法を応用して開発された．腹腔内から内鼠径輪を確認し，腹壁から誘導した LPEC 針でヘルニア門を腹膜外で閉鎖する．

　一般的に 2 ポートで行う．臍部から 3mm カメラ，左側腹部から 2〜3mm の鉗子を挿入する．図 2-a は，内鼠径輪開大の所見（女児，左鼠径ヘルニア）．閉じたよっに見えていても，フラップ状に薄い膜で覆われていることがある．鉗子で内鼠径輪周囲の腹膜を牽引観察することが大事である．図 2-b は内鼠径輪が膜状の襞で覆われ，ヘルニア門閉鎖と思われた．腹壁圧迫を腹腔内から観察し，LPEC 針を穿刺する位置を確認する．

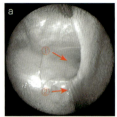 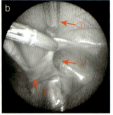

**図2 腹腔鏡下鼠径ヘルニア手術の内視鏡像**

a 女児左鼠径ヘルニア. b 女児右鼠径ヘルニア.
①内鼠径輪の開存, ②左子宮円索.
③右下腹壁動静脈, ④右臍動脈索.

図3（女児右鼠径ヘルニア）で，ヘルニア門上部の A の位置が目標．ヘルニア門の内腹側に下腹壁動静脈が走行しているので，動静脈の損傷に注意しつつ動脈の外側から穿刺する．LPEC 針は糸付きのため，運針に抵抗がある．

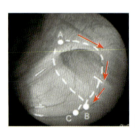

**図3 女児右鼠径ヘルニア**

女児ではヘルニア門の運針をどちらから行っても差はないが，男児は内側に精管があるため，最初の運針は外側（**図3矢印**）からが容易である．C まで針を進め，腹腔内に穿破して糸端を残し LPEC 針を A まで戻す．内側の運針は空針なので，抵抗が少なく外側より繊細な操作が可能である．男児では精管が後腹膜と強く接着している部分があるため，LPEC 針の先端を上手に使いながら腹膜から分離する．LPEC 針は残した糸とクロスオーバーするように B 地点に穿破し，腹腔内に残した糸端を把持した LPEC 針をゆっくり引き戻して腹壁上で結紮し，内鼠径輪を閉鎖する．結紮部は皮下に埋没する．**図4**は内鼠径輪の運針の流れを示している．

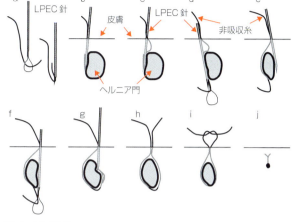

**図4 LPEC法** (大畠雅之ほか. 長崎医学会雑誌. 2009; 84: 71-8.)

LPEC針先端から出したループに非吸収糸を装着し(a), 皮膚小切開から刺入し, ヘルニア門上縁から内縁に沿って下縁に進め(b, c), 腹腔内に穿破(d). 糸をループから外して針をヘルニア門上縁まで引き戻して対側内縁に沿って進め(e), 下縁で腹腔内に穿破しループ内に糸を誘導する(f). 糸を皮膚上に引き出し(g, h), 結紮すればヘルニア門を縫縮できる(i). 結び目は皮下に埋没する(j).

## 2 停留精巣（cryptorchidism）

- 停留精巣の手術（精巣固定術）は，1歳前後～3歳で行う．
- 腹膜症状突起を閉鎖し，精巣を陰嚢の皮下ポケットに固定する．
- 精巣の位置が確認できなければ，診断と治療を兼ねて腹腔鏡検査を行う．
- 腹腔内精巣は，悪性化の危険性があることを認識しよう．

### 1 分類

精巣を触知しない，あるいは位置が非対称であることに気付いて来院することが多い（図5）．停留精巣には触知するものとしないものがある．表1に分類を示す．

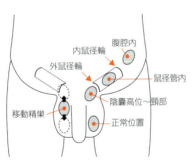

図5 精巣の位置関係

表1 停留精巣の分類

| | |
|---|---|
| 触知精巣 | 停留精巣（鼠径管内・管外） |
| | 転移精巣 |
| | 移動精巣 |
| 非触知精巣 | 腹腔内精巣 |
| | 精巣形成不全 |

精巣の発達が不良で，位置が高いほど精巣組織が異常となり，特に腹腔内精巣では悪性腫瘍が発生する率が増加するため，治療の適応となる．

## ❷ 診断

- 触診：部位，大きさ，可動性の確認
- 超音波検査：部位，大きさ，左右差，腹膜症状突起の開存
- MRI，CT：触診や超音波検査で精巣が不明な場合
- 腹腔鏡検査：上記で確認できなかった場合，診断と治療を兼ねて

## ❸ 手術時期

施設で差はあるが1歳前後から3歳までに行う．早期手術が精子形成能を改善させるかは不明である．

## ❹ 手術

### 1）触知精巣➡精巣固定術

精巣だけを陰嚢に固定すると，術後に鼠径ヘルニアを合併する可能性があるため，必ず腹膜鞘状突起の状態を確認する．腹膜鞘状突起が開存している場合は，閉鎖術（鼠径ヘルニア手術）も行う．鼠径管内停留精巣は，精巣動静脈と精管が短い場合が多く，鼠径部アプローチで精管と精巣動静脈を周囲組織から分離し延長する操作が必要となることが多い．鼠径管外では容易に陰嚢内に牽引固定することができるので，LPEC法で腹膜鞘状突起の開存を腹腔内から観察した後に，陰嚢切開部からの操作のみで精巣固定を行う．

### 2）非触知精巣

術前に精巣の位置をMRI，CTなどで確認する．腹腔内精巣では，鼠径管を通さず最短距離で陰嚢に牽引する方法や精巣血管を切断する方法がある．血管吻合や精管処理が必要な場合には，小児泌尿器科と連携手術が必要である．

**One Point**

#### 移動（遊離）精巣

陰嚢内に精巣が下降したことがなければ「停留精巣」であると診断できるが，入浴時やリラックスした状態で陰嚢内に精巣が確認できる場合は「移動精巣」の可能性が高い．移動精巣自体は必ずしも手術の適応とはならず，経過観察が基本である．

## 3 呼吸器疾患

- 新生児の気道病変では，緊急性を要するものがあり注意が必要．
- 先天性嚢胞性肺疾患では，①気管支原性嚢胞，②肺分画症，③先天性嚢胞状腺腫様奇形（congenital cystic adenomatoid malformation：CCAM）などが重要である．胎児期診断され，出生後に急速増大して呼吸障害をきたした危険性がある．
- 嚢胞性肺疾患の手術時期は，症状がなくとも生後6ヵ月ころが推奨される．

新生児期に緊急治療を要するもの，成長に伴って治療を工夫するものなど，さまざまな疾患が含まれる．小児期を無事通過し成長した成人が，各領域の外科治療を必要とする状況もあるため，各疾患の概要は把握しておこう．

### 1 先天性気管狭窄症（tracheal stenosis：病変の長さにより症状が異なる）

限局性気管狭窄は出生直後に呼吸障害を認めることは少なく，成長とともに呼吸器症状が出現する．狭窄の病変が長いと出生直後から高度呼吸障害をきたし（チアノーゼ，低酸素血症），挿管，人工呼吸管理を必要とする．

#### 1）診断
胸部X線，気管支鏡，CTなど

#### 2）治療
限局性のものは，狭窄部切除や肋軟骨移植（図6）による気道拡張術を，長い病変に対しては，気管形成術（sliding tracheoplasty）を行う．

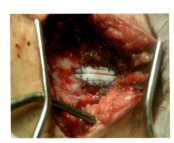

図6 声門下腔狭窄症に対する肋軟骨移植術

> **One Point**
>
> 病変が長い場合，術前術後に高度な集中管理を必要とするため，専門病院での治療が望ましい．

## ❷ 気管（支）軟化症（tracheomalacia, bronchomalacia）

　気道の脆弱性や，外部からの圧迫によって内腔が前後に押しつぶされ，気道狭窄や閉塞症状をきたす疾患．先天性食道閉鎖症術後に見られることが多く，気管軟骨の扁平化や食道と連続していた膜様部が内腔に盛り上がることなどが原因と考えられている．

### 1）診断
　気管支内視鏡（軟性鏡，硬性鏡）や CT で診断する．

### 2）治療
　一般的に，成長に伴い気道径が大きくなることにより症状は改善する．
- 保存的治療：去痰剤，気管支拡張剤
  症状の軽い場合に行うが，上気道炎罹患時に悪化する危険性がある．
- 気管内挿管：出生直後から高度の呼吸困難を有する場合．
- 気管切開：気管内挿管が長期となり，患児に発達障害をきたす場合．
- 大動脈吊り上げ術：大動脈と気管の生理的癒着を利用して，大動脈を胸骨裏面に縫合して気道を前方に牽引し，扁平化を解除する（図7）．

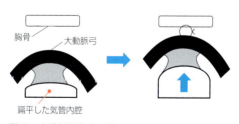

図7　大動脈吊り上げ術

> **One Point**
>
> 気管カニューレの選択
>
> 　病変は，下部気管に限局するものから左右気管支，気管分岐部～気管に及ぶものまでさまざまで，症例に応じたカニューレを使用する．新生児から乳児症例では，気道の走行に柔軟に対応し，長さが可変のタイプを用いる．

## ❸ 先天性嚢胞性肺疾患 (congenital cystic disease of the lung)

　狭義では，表2の5疾患が含まれる．「前腸由来消化管からの分離発生」の概念が提唱されている．肺分画症とCCAMの合併は説明できるが，必ずしもコンセンサスには至っていない．

### 表2　先天性嚢胞性肺疾患（狭義）

①気管支原性嚢胞
②肺分画症
③先天性嚢胞状腺腫様奇形（CCAM）
④気管支性嚢胞
⑤胸膜直下の気腫性嚢胞

### 1）気管支原性嚢胞 (bronchogenic cyst)

　多くは無症状で，胸部X線やCTで発見される．単発性の嚢胞として見られ，内腔は線毛円柱上皮で覆われる．上縦隔の発生が多いが，稀に下縦隔や腹腔内嚢胞として見られる．

### 2）肺分画症 (pulmonary sequestration)

　大動脈から太い異常動脈が流入するのが特徴．①正常肺と同じ臓側胸膜に包まれる肺内肺分画症と，②別の臓側胸膜を持つ肺外肺分画症の2つがあり，胎児超音波検査で発見されることもある．気道と交通のある場合は，嚢胞性病変として見られる．感染症を繰り返す場合には，CCAMとの鑑別が必要．炎症による血管新生と異常動脈流入の鑑別が困難な場合もあるが，肺分画症では異常動脈流入部が肺門部様の構造になっており，異常動脈に向かい気管支が集中するのが特徴である．

　手術方針は，肺内分画症で正常肺と境界不明瞭な場合は，葉切除または区域切除，肺外分画症では分画肺のみ切除する．

### 3）先天性嚢胞状腺腫様奇形（CCAM）

嚢胞上皮の腺腫様増殖が特徴である（図8）．嚢胞の肉眼・病理学的所見で嚢胞の大きさにより3型に分類する（Stocker 分類〈表3〉）．

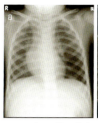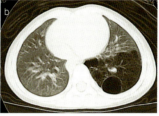

**図8　左下葉の病変**

a 胸部X線で左下肺野に透過性亢進を認める．b CTでは左下葉に直径1〜2cm大の多発嚢胞を認める．

**表3　Stocker 分類**

| Type I | large cysts, >2cm in diameter |
|---|---|
| Type II | small cysts |
| Type III | multiple microcystes, < 0.5cm in diameter |

胎児超音波による発見例が増加している．胎児期から Type III で胸腔内を占拠する腫瘤様病変は，胎児水腫になることが多く，予後不良である．胎児期に発見された病変は，出生後急速に拡大する危険性があるため緊急手術への対応が必要となる．

出生後嚢胞病変の変化や呼吸症状，感染症状がない場合の手術時期が議論されている．生後6ヵ月前後からの嚢胞内炎症所見の報告もあり，生後6ヵ月以降に嚢胞病変が残存する場合は手術適応となる．正常肺組織の境界は不明瞭で，病変を含む肺葉切除が基本となる（図9）．

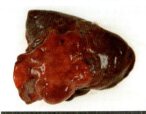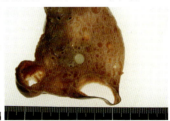

**図9　左下葉の切除標本**

横隔膜面内側に嚢胞を認める．割面には直径5mm〜2cmの嚢胞が多発している．

## 4 横隔膜疾患

- 先天性胸腹裂孔ヘルニア：肺低形成の重症度で予後が決まる.
- 横隔膜修復術：呼吸循環動態の安定を待ち，生後 48 時間前後.
- 重症心身障害児の胃食道逆流症（gastroesophageal reflux disease：GERD）に対する噴門形成術が増加している.

この領域は，周産期の治療を要するもの，QOL にかかわるものなど，多彩な疾患が見られる．産婦人科との連携が重要になってくる.

## ① 先天性胸腹裂孔ヘルニア（横隔膜ヘルニア：diaphragmatic hernia）

横隔膜外側の形成異常により，腹腔内臓器が胸腔内に陥入し，出生後に呼吸障害をきたす．早期から陥入すると，肺の形成不全をきたし，新生児期に遷延性肺高血圧症（persistent pulmonary hypertension of the newborn：PPHN）を発症し，予後不良である.

### 1）診断

羊水過多，胎児胸腔内異常陰影，心臓位置異常が契機となり，出生前に診断されることもあるが，右横隔膜ヘルニアや欠損部が小さな遅発症例では，出生後に突然の呼吸困難や腹痛，嘔吐で発見されることもある.

胸部 X 線の所見は，①患側胸腔に脱出した腸管のガス像，②縦隔は健側に偏位，③腹腔内ガス像の消失に注目.

### 2）治療

PPHN がある場合，gentle ventilation，ECMO，NO などで管理し，呼吸循環動態が安定化してから手術する（待機時間は約 48 時間）．脱出した臓器を腹腔内に戻し，横隔膜を閉鎖する．欠損孔が大きな場合，人工膜や自家組織を用いて閉鎖する．近年，胸腔鏡や腹腔鏡下の根治術も行われるようになった．手術の難易度は高くないが，術前術後管理が重要となる．周術期管理は，小児外科医から新生児科に移行しつつある.

## ❷ 胃食道逆流症 （gastroesophageal reflux disease：GERD）

新生児医療の進歩により新生児死亡率は減少したが，一方で重症新生児仮死や低酸素脳症により，重症心身障害児が増加傾向にあり，加齢による躯幹変形，筋緊張亢進から GERD を発症する頻度が高くなっている.

### 1) 診断
①上部消化管造影，② 24 時間 pH モニタリング，③上部消化管内視鏡などで診断する.

### 2) 手術適応
①臨床症状
摂食障害，誤嚥性肺炎，乳幼児突然死症候群（sudden infant death syndrome：SIDS）疑い.
②上部消化管造影
誘因のない胃食道逆流，逆流した造影剤の気道内流入，食道狭窄.
③ 24 時間 pH モニタリング
胃食道逆流 ≧ 5 回，食道内 pH4 以下 ≧ 5%，最長逆流時間 ≧ 30 分

### 3) 治療
①内科治療
上体挙上（45°以上），腹臥位
1 回摂取量を減量し食事回数を増やす
半固形流動食
• 薬物療法：粘膜保護剤，制酸剤，消化管機能改善薬
• 栄養管理：中心静脈栄養
②外科治療
• 適応：内科治療で改善しない，繰り返す誤嚥性肺炎，窒息の既往
• 方法：噴門形成術
近年は腹腔鏡下噴門形成術（Nissen 法など）が一般的.
同時に胃瘻造設を行うこともある.

**265**

## 5 消化管疾患

- 先天性消化管疾患は，主に発生異常による閉鎖，狭窄である．
- 先天性食道閉鎖症，小腸閉鎖症，鎖肛は新生児期の根治術が必要．
- 新生児医療の進歩で，壊死性腸炎や限局性腸穿孔が増加傾向．
- 近年，新生児を含め，多くの疾患が鏡視下手術で行われるようになった．

新生児期の手術や複数回の手術を必要とする疾患もある．また，治療の進歩によって新たに起こってきた疾患も存在する．

### ❶ 先天性食道閉鎖症（congenital esophageal atresia）

新生児小児外科の代表的疾患である．前腸由来である食道と気管の分離不全によって発生する．約90％に気管食道瘻（tracheoesophageal fistula：TEF）を合併する．合併奇形は約50％にみられ，心大血管，消化管，泌尿生殖器，骨奇形などがある．治療成績は，70年代には死亡率が60％以上であったが，現在は10％にまで低下している．死亡例の多くは重症心奇形や染色体異常を有する症例である．

1) 病型：Gross分類

病型により治療方針が変わるため，術前の病型診断は重要である（図10）．C型が最も多く，全体の80～90％を占める．

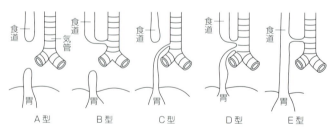

図10　術前の病型診断

## 2）症状・診断
- 出生前診断：羊水過多
- 出生後診断：口・鼻孔からの泡沫状流涎，呼吸困難，チアノーゼ
- Coil-up（Gross 分類 E 型以外）：食道に挿入したカテーテルが反転
- 気管ファイバー：TEF が確認される（図 11）．

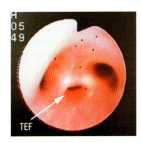

図 11　TEF

## 3）治療
#### ①一期的食道再建術
　上下食道盲端距離が短く，重症合併奇形がない場合に行う．2016 年から胸腔鏡下根治術が保険適用となった．
#### ②遅延的一期的食道再建術（重症合併奇形）
　胃瘻造設と TEF 切離を行い，状態の改善後に食道再建を行う．
#### ③多期手術
　上下食道盲端距離が長い場合，食道延長操作後に食道再建を行う．
#### ④食道延長法
　Livaditis 法，Foker 法，Kimura 法などがある．

## 🔶 胃軸捻転（qastric volvulus）

　胃固定靭帯の未熟性や形成不全により発症する．長軸捻転と短軸捻転に分類される．多くは慢性捻転で嘔吐や体重増加不良がみられるが，急性捻転は，嘔吐，腹部膨満が出現しショック症状に陥ることもある．特に，短軸捻転は胃体部で胃が折れ曲がり，急性症状を呈することがある．

## 1）診断
### ①腹部X線写真（図12）
短軸捻転では，胃底部が下降し幽門部が頭側も持ち上げられる．胃泡状の鏡面形成が2つ見られるのも特徴である．

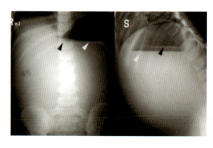

**図12 腹部X線写真**

左横隔膜下に2つの鏡面形成を認める．黒矢頭：挙上した前庭部の鏡面形成，白矢頭：胃底部の鏡面形成．

### ②上部消化管造影
造影剤の通過障害．

## 2）治療
### ①保存的治療
a）体位療法（右側臥位，腹臥位）
b）減圧療法：急性軸捻転ではまず胃内減圧を行う．
この処置により捻転が自然解除されることもある．

### ②手術療法
捻転解除ができない場合や繰り返す捻転（短軸捻転）が適応となる．観血的捻転解除を行い，胃固定術を付加する．最近は腹腔鏡下固定術が行われている．

# ❸ 肥厚性幽門狭窄症（hypertrophic pyloric stenosis）

胃幽門部の筋性肥厚による胃内容物の通過障害（病因は不明）である．生後2〜3週頃から突然嘔吐が始まり，徐々に回数が増加し噴水様となる．頻回の胃液嘔吐により，低Cl性代謝性アルカローシス，脱水，低栄養をきたす．

1）診断

腹部超音波検査で，幽門筋の肥厚が描出される．厚さ4mm，長さ16mm以上で本症と診断される．

2）治療

①保存的治療

アトロピン療法，ニトログリセリン療法

②外科治療

粘膜外幽門筋切開術（Ramstedt手術）（図13）．

従来は，幽門部直上の右上腹部小切開アプローチが主流であったが，最近は臍アプローチ法や腹腔鏡下手術（創の整容性を高めるため）が多い．

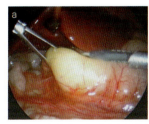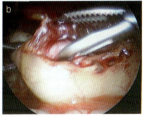

図13　腹腔鏡下粘膜外幽門筋切開術

a　肥厚した幽門筋．b　幽門部漿膜を切開後，肥厚した幽門筋を鉗子でスプリットする．写真はメリーランド鉗子を使用しているが，鏡視下専用のベンソン鉗子も存在する．

## ❹ 先天性小腸閉鎖・狭窄症

十二指腸閉鎖・狭窄症が最も多く，ダウン症候群や心奇形合併の頻度が高い．閉鎖・狭窄の形態は，膜様，索状，離断型，多発型に分類される．

1）症状

出生前には羊水過多が見られる．閉塞部位が頭側になるほどその頻度が高く，十二指腸閉鎖・狭窄症では約半数に見られる．出生後は，嘔吐，腹部膨満がみられる．

## 2）診断
### ①胎児超音波検査
十二指腸閉鎖では胃と十二指腸の拡張を認める．
### ②腹部立位X線
十二指腸閉鎖：Double bubble sign（胃・十二指腸拡張と鏡面形成）
閉鎖部が肛側移動➡鏡面像が増加し triple 〜multi bubble sign
## 3）治療
### ①十二指腸閉鎖・狭窄症
病変部が膜様の場合には，膜切除のみ．完全離断型では内に Vater 乳頭が存在し，端々吻合は危険である．ダイヤモンド吻合を行う．口側十二指腸を横切開し，尾側の十二指腸を縦切開して吻合する（図 14）．

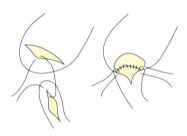

図 14 ダイヤモンド吻合

### ②小腸閉鎖・狭窄
基本的に，閉鎖部を切除し吻合する．閉鎖部の口側は拡張，肛側腸管と数倍の差を有することが多い．吻合に際し，口径差を小さくし，通過障害を軽減するため種々の方法がとられる（end-to-back 吻合，tapering 吻合など）．

## ❺ 腸回転異常（malrotation of intestine）

中腸（十二指腸〜横行結腸）が発生・発育途上にしっかりと固定されず，固定不良の腸管が上腸間膜動脈を軸に回転し，閉塞や血行障害をきたす．約 70％は新生児期に胆汁性嘔吐や腹部膨満で発症する．ショック症例は，絞扼性イレウスを念頭に置き，緊急開腹術を準備する．腸回転異常症でも，捻転がなければ生涯症状なく経過するが，一方，胎児期から絞扼性イレウスで発症する例もある．

## 1）診断

### ①上部消化管造影

Treiz 靱帯無形成で，造影剤が十二指腸から椎体を越えず空腸へ流入．

### ②腹部超音波・CT：Whirlpool sign

上腸間膜動静脈を中心に，腸管が渦巻状に描出される．

## 2）治療

### ①緊急開腹術

患児の状態が不良であったり，絞扼性イレウスが疑われる場合に行う．

### ②予定手術

通過障害は，絞扼性イレウスを発症する危険性があるため手術適応となる．一般的に Ladd 手術が行われる．捻転を認めた場合は，捻転を解除後に，右腹部に小腸を，左腹部に回盲部以降の結腸を配置し，「non-rotation」とする．そのうえで，捻転の原因となる上腸間膜基部の Ladd 靱帯を切離開放する．Ladd 靱帯は，上腸間膜基部を締め付け，扇の要のように細くして上腸間膜の捻転を惹起する．

絞扼性イレウス（上腸間膜動静脈基部の捻転）が起こると，全小腸虚血のおそれがある．状態不良の場合は切除術が必要となるが，捻転解除で腸管の viability が期待される場合，2nd look operation も考慮する．大量小腸切除は短腸症候群となり，長期栄養管理を必要とする．

# 🔆 壊死性腸炎（necrotizing enterocolitis：NEC）

低出生体重児の救命率は向上したが，一方で未熟な腸管に低酸素や虚血で壊死が起こり，細菌の侵入やミルクによる腸粘膜損傷が加わり NEC が発症する．近年，限局性（特発性）腸穿孔（Localized〈Focal〉intestinal perforation：LIP〈FIP〉）が報告されている（別病態か）．

## 1）症状

ミルク摂取↓，嘔吐，血便，浮腫，腹膜刺激症状，末梢循環不全

## 2）腹部 X 線写真

Bell の病期分類（表 4）

表 4　Bell の病期分類

| Ⅰ期（疑診） | 軽度のイレウスを伴う腸管拡張 |
|---|---|
| Ⅱ期（確信） | イレウスを伴う高度の腸管拡張<br>門脈内ガス像，小腸壁内ガス像，固定された硬い腸管 |
| Ⅲ期（進行） | Ⅱ期に気腹所見が付加 |

## 3）治療

### ①保存的治療

全身状態補正，消化管安静，感染予防

### ②外科治療（表5）

壊死部・穿孔部切除，腸瘻造設，腹腔ドレナージ

### 表5　NECとLIPの診断・治療

| | 壊死性腸炎（NEC） | 限局性（特発性）腸穿孔（LIP） |
|---|---|---|
| 発症 | ・低出生体重児・生後2週前後で経口摂取後 | ・低出生体重児で生後1週前後，経口摂取前も |
| 病因 | ・腸管の未熟性，循環不全，細菌感染<br>・腸管免疫機構・防御機能の未発達，人工栄養 | ・不明（PDAのインドメタシン，周産期ステロイド，物理的圧迫，腸管虚血など）<br>・回腸末端に好発（虚血になりやすい部位） |
| 臨床症状診断 | ・Bellの新生児NEC分類（stageⅠの診断困難）<br>・X線所見の変化，特に腸管壁内のガス像<br>・NECの診断基準（厚生労働省研究班） | ・前駆症状はほとんどない<br>・突然穿孔の所見：腹部膨満，腹水，遊離ガス<br>・腸管外に漏出した胎便が腹壁から透視 |
| 外科治療 | ・内科的治療（経腸栄養中止，消化管減圧，抗生物質投与，輸液，呼吸・循環管理）<br>・穿孔は外科治療：壊死腸管切除と腹腔内感染巣除去（穿孔前の手術はエビデンスなし）<br>①重症例では腹腔ドレナージのみ➡状態改善を待って二期手術<br>②腸瘻造設＋腹腔ドレナージ：最も基本的な治療法<br>③壊死腸管切除後一期的再建＋腹腔ドレナージ：一部のLIP症例 | |
| 予後 | ・死亡率30〜40%，広範囲壊死は90%以上 | ・NECより予後は良好 |
| 肉眼所見病理所見 | ・広範囲な腸管壁の壊死，大きな穿孔多発<br>・大量の腸管内容と混濁した腹水<br>・全層性出血，炎症細胞浸潤，壁構造破壊 | ・腸間膜対側に1，2ヵ所の辺縁明瞭な穿孔<br>・周囲に浮腫はあるが壁構造は保たれている<br>・炎症細胞浸潤は軽度，粘膜下層の浮腫 |

# 🦆 腸重積症（intussusception）

口側腸管が肛門側の腸管内に陥入して発症する機械的イレウス．乳幼児の症例の多くは原因不明だが，年長児は器質的疾患にも注意が必要（消化管ポリープ，メッケル憩室，腸管重複症，腫瘍性病変など）．生後6ヵ月〜2歳頃に，苺ジャム様の血便，腹痛，不機嫌で発症し，腹部膨満，嘔吐をきたす．

## 1）診断

乳幼児の突然の腹痛，血便はまず本疾患を疑う．
①腹部超音波検査：target sign や pseudokidney sign．
②注腸造影検査：診断と治療をかねる．腹膜炎症状がある場合は禁忌．

## 2）治療

### ①非観血的整復術

#### a）高圧浣腸

100〜120cmH$_2$O 圧，6倍希釈のガストログラフィン．
浸透圧が体液と同等なので，腹腔内に漏出した場合，バリウムより安全である．また超音波検査による整復確認が可能で，利便作用も有する．

#### b）空気整復

70〜80mmHg の圧で整復する．
整復により腸管内圧が高まり，腹痛が出現し児の啼泣が始まる．一気に注入すると啼泣と腹圧上昇で整復が進まないことも多い．整復は，根気よく繰り返すことが大切．完全に整復されると，小腸に造影剤，空気が勢いよく流入するが，不完全な場合，流入はするもののその速度が遅い．不完全整復が疑われたら，整復後の超音波検査あるいは CT 検査が必要である．

### ②観血的整復

必要となるのは，すでに消化管穿孔が疑われる場合，重積経過時間が長く非観血的整復で消化管損傷が危惧される場合，非観血的整復非成功例である．従来開腹で重積腸管を押し出す Hutchinson 手技が行われていたが，腹腔鏡下手術に変わりつつある．年長児や重積を繰り返す症例は，整復後に器質的疾患の検査が必要である．整復可能例でも，年長児や重積反復例では原因検索が必要である．

**273**

# 🔸 ヒルシュスプルング病（Hirschsprung disease）

病因として，Cranio-caudal migration 説が有力である．口側から肛側に分布する消化管の神経が何らかの原因で途絶するというもの．病変は肛門から連続しており，途絶した高さによって病変の長さが変わる．short segment aganglinosis（S 状結腸以下）が約 80％を占めるが，5％が結腸病変を越え小腸まで及ぶ．

## 1）症状

- 胎便排泄遅延（約 90％）
- 腹部膨満（高度になると嘔吐）
- 排便障害（自然排便は困難でブジーや浣腸を必要とする）
- 腸炎や下痢症状（排便障害による便貯留から）

## 2）診断：侵襲の少ないものから

### ①直腸指診

- 強い狭窄感（重要な検査で，本検査だけで判別可能）
- 肛門から指を抜くと大量のガスと便が噴出

☑ 必ず児の側面から行え！肛門側に立つと，指を抜いたときに大惨事に…

### ②腹部 X 線写真

- 腹部全体に拡張した腸管ガス，骨盤内ガス像の欠如
- 時にイレウス症状から鏡面形成

### ③注腸造影検査

- 口径差（caliber change）：無神経節腸管は細く，口側腸管が拡張
  ➡ 造影剤に過度の圧をかけずに注入するのがコツ

### ④肛門内圧検査

- 内肛門括約筋レベルのバルーンを拡張させ，直腸内圧の変動を観察
- 正常は直腸肛門反射で直腸内圧が低下，本疾患では変動なし
- 新生児で反射が未発達な場合もある
  ➡ 陽性なら否定できるが，陰性でも本症の確定診断にならない

### ⑤直腸粘膜生検，直腸全層生検

## 3）治療

### ①術前管理

- 肛門ブジー，洗腸，浣腸による排便コントロール
  排便管理困難な病型（無神経節腸管が長い）では人工肛門造設

②根治手術
- 無神経節腸管を切除して正常腸管を肛門に引き下ろす.Swenson法,Duhamel法,Soave法(図15)などが行われる.近年では経肛門的手術や腹腔鏡下手術が多用されている.

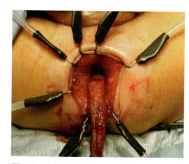

**図15 経肛門的Soave法**
歯状線直上から頭側に向かい,mucosectomyを腹膜翻転部に進める.腹膜翻転部で腹腔に達し,腸間膜を処理することで肛門から無神経節腸管と正常腸管を引き出す.迅速病理検査で正常神経を有する腸管を確認し,肛門に吻合する.

## ⑨ 直腸肛門奇形

鎖肛(anal atresia)と呼ばれるが,正常肛門の閉鎖以外に肛門狭窄や位置異常も含む.恥骨直腸筋と直腸盲端の位置関係によって,①高位,②中間位,③低位の3型に分類される.Wingspread分類(1984年)が用いられることが多い.盲端が高い(会陰皮膚から遠い)ほど術後の排便機能獲得が難しい.

### 1) 診断

会陰部の診察を行う.病型により治療法が異なる.

まず瘻孔の有無を確認する.出生直後の小瘻孔は確認が難しいことがあるが,1昼夜経過すると胎便の下降に伴い瘻孔の位置確認ができることがある(図16).女児で肛門周囲に瘻孔がないタイプの多くは膣後方の前庭瘻であることが多いので確認が必要である.

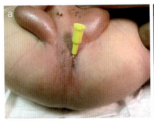 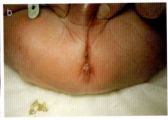

図16 低位鎖肛

a 低位鎖肛男児.出生直後は会陰部に瘻孔を認めず.中間位鎖肛が疑われたが,翌日,正常肛門窩と思われる部分から前方正中やや左から胎便付着あり.会陰皮膚にピンホールを認め,24Gを挿入すると直腸が造影される.
b 低位鎖肛男児.会陰に瘻孔を認めなかったが,腹部圧迫により肛門窩と思われる部分の膨隆あり.翌日,肛門窩前方皮下に胎便貯留あり.同部を切開し肛門形成施行.

## 2)治療

### ①瘻孔を有する症例

ブジーによる瘻孔拡大,Cut back手術(図17)を行い,その後肛門位置異常が残存する症例には肛門移動(形成)術を行う.

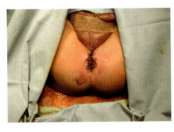

図17 Cut back手術

### ②瘻孔のない症例

S状〜横行結腸でストーマを造設し,生後2〜3ヵ月で肛門形成術を行う.

仙骨(腹仙骨)会陰式やposterior sagittal anorectoplasty(Pena)手術を行う.高位鎖肛に対しては,腹腔鏡下鎖肛根治術が行われている(図18).

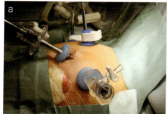 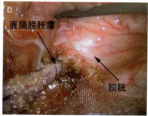

### 図18 腹腔鏡下高位鎖肛根治術

a ポート配置図．3mmと5mmの短ポートを使用．
b S状結腸を尾側に追跡し，膀胱の連続する直腸膀胱瘻を確認．膀胱付着部で刺入結紮切離し，腸管断端を肛門形成部に引き下ろす．

## 6 肝胆膵疾患

- 胆道閉鎖症は早期発見が大切で，生後 60 日，特に生後 30 日以内の新生児期手術（肝門部空腸吻合：葛西手術）で予後が良好．
- 先天性胆管拡張症の病因は，膵胆管合流異常が有力である．
- 拡張嚢腫切除＋肝管空腸吻合術，近年は腹腔鏡下手術を行う．

### ❶ 胆道閉鎖症 (biliary atresia)

一旦形成された胆管が胎生期後期〜周産期に閉鎖すると考えられている．病因として，炎症による胆管障害，アポトーシス障害，免疫異常説など．

#### 1）症状

遷延性黄疸，灰白色便が最初にみられる．進行すると肝腫大，成長障害，腹水貯留，出血傾向がみられる．出血傾向は，胆汁流出不全による脂溶性ビタミン K の欠乏が原因である．新生児期に経口摂取するビタミン K は効果がなく，頭蓋内出血が現在も散見される．胆道閉鎖症が疑われた場合，凝固機能検査は必須で，低下している場合はビタミン K 1mg/kg を経静脈投与．

#### 2）診断➡早期診断が重要

生後 60 日以内，特に 30 日以内の新生児期手術での予後が良好である（日本胆道閉鎖症研究会の全国登録 2015 年集計より）（表 6）．

表 6　胆道閉鎖症全国登録

| 手術時日齢<br>（日） | 黄疸消失率<br>（%） | 術後胆管炎発症率<br>（%） |
|---|---|---|
| 〜30 | 70.9 | 32.2 |
| 31〜45 | 62.6 | 37.2 |
| 46〜60 | 65.6 | 42.1 |
| 61〜70 | 63.5 | 38.1 |
| 71〜80 | 61.5 | 41.7 |
| 81〜90 | 56.5 | 41.7 |
| 91〜120 | 56.2 | 41.4 |

①便色カラーカード

　偽陽性，偽陰性例もみられるが，簡便な方法である．便色を，7段階に分類している．薄いほうの1〜3番は専門医を受診，4番以上は正常とする．正常でも後に薄くなる場合があり，専門医への受診が必要となる．2012年から母子健康手帳に附記された．

②血液検査

　末梢血，生化学検査（直接ビリルビン），凝固機能（胆汁が消化管に分泌されないため脂溶性ビタミンK吸収障害から凝固異常をきたすことがある）．

③尿検査

　尿中硫酸抱合型胆汁酸（USBA）

④腹部超音波検査

　胆囊収縮の有無，肝門部の門脈前方の三角形あるいは帯状高エコー像（triangular sign）．

⑤胆道シンチグラフィ

⑥十二指腸液採取

⑦胆道造影

⑧肝生検

### 3）治療

①肝管空腸吻合

　肝門部に囊腫様構造を有する吻合可能型に対して行われる．

②肝門部空腸吻合術（葛西手術）（図19）

　本症の大部分を占める吻合不能型に対して行われる．肝門部の索状胆管を切除し，肝門部の離断面から流出する胆汁を受けるように消化管を吻合する．索状胆管の切離面には微細胆管開口があるため，鋭的に切離する．

☑ 凝固異常がみられた場合は，ビタミンKを経静脈投与する．

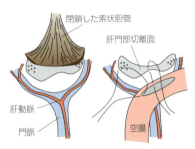

図19 肝門部空腸吻合術

## ❷ 先天性胆道拡張症 (congenital biliary dilatation)

　原因として，①下部胆管狭窄，②胆道壁脆弱，③膵胆管合流異常などが考えられている．③が有力である．膵管と胆管が合流した共通管が長い場合（＞5mm）は，Oddi括約筋より遠位で膵液と胆汁液が混合するため膵液蛋白分解酵素が活性化し，胆管に障害を起こす．

### 1）症状
　腹痛，黄疸，腹部腫瘤，灰白色便などが見られる．胎児超音波検査で，肝門部囊胞性病変として発見されることもある．

### 2）診断
　①超音波検査，②CT，③MRCP（図20-a），④ERCP（図20-b）

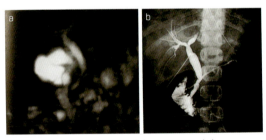

図20　同一症例のMRCP（a）とERCP（b）
MRCPの解像度はERCPと比較するとやや劣るが，共通管は描出されている．

## 3）手術

拡張胆管切除＋肝管空腸吻合術（図21）．2016年から腹腔鏡下手術が保険適用．

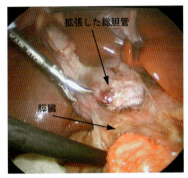

図21　拡張胆管切除＋肝管空腸吻合術

## 4）術後合併症

①肝管空腸吻合部狭窄
②肝内結石：吻合部狭窄や肝内胆管狭窄が原因
③胆管がん

## 7 腫瘍疾患

- リンパ管腫は良性腫瘍のようだが，病理学的にはリンパ管過形成である．
- 硬化療法には，OK-432（ピシバニール®）が使用されることが多い．
- 小児悪性腫瘍は，化学療法や放射線感受性が強い．
- 小児腫瘍科を中心とした多科の協力による集学的治療が必要

### ❶ リンパ管腫（lymphangioma）

しばしば良性腫瘍に分類されるが，病理学的にはリンパ管過形成．頭頸部，四肢，腋窩，縦隔に好発し，稀に腹腔内（腸間膜）や後腹膜にも見られる．

#### 1）症状・診断

胎児超音波で診断される症例が増加している．腫瘤を認めるが，口腔，咽頭，頸部，縦隔では呼吸・嚥下障害も．超音波，CT，MRI で病変構造や進展範囲を判定する．

#### 2）治療

胎児診断で，口腔，頸部の巨大リンパ管腫と判明することがある．出生後の呼吸障害の危険性があり，Ex-utero Intrapartum Treatment（EXIT）で気道確保を行う．

①硬化療法：OK-432（ピシバニール®），ブレオマイシン，エタノール

OK-432（0.1KE/mL）を内容液と置換あるいは局所投与．嚢胞性病変に効果的だが，海綿状病変では効果が少ない．投与部位の発熱，発赤，腫脹後に病変が縮小するが，効果が少ない場合は 2 週～1ヵ月毎に再投与する．口腔，咽・喉頭，縦隔病変では，病変の腫脹で気道閉塞の可能性あり．

②外科的切除

硬化療法で効果がない症例に行われることが多い．頭頸部病変では，神経損傷や醜形を残す場合がある．気道周囲の病変で硬化療法による呼吸障害発生が予想される症例や，深部病変に対しては外科治療が選択される．

## ❷ 小児悪性腫瘍

悪性度の低いものから高いものまで存在する．以前は小児外科単独で化学療法，放射線療法を計画していたが，現在 Tumor board（小児科〈血液腫瘍科〉，小児外科，小児放射線科，小児泌尿器科，小児脳神経外科，小児耳鼻科，小児眼科など）による合同治療が一般的となっている．

小児悪性腫瘍の治療は，『小児がん診療ガイドライン』を参照．

### 1）神経芽腫（neuroblastoma）

生後 6 ヵ月にマススクリーニング（尿中代謝産物 VMA と HVA を測定）が行われていたが，発見症例の多くに自然消退を認め，2004 年以降は中止．交感神経由来の悪性腫瘍で，好発部位は副腎，後腹膜，縦隔．

進展（転移）例や一期的切除困難例に対して腫瘍生検を行う．一般に，開腹生検で腫瘍の特異性や治療方針を決定する．腫瘍切除術（腫瘍切除＋リンパ節郭清）は，遠隔転移を認めた症例で転移巣の消失後を手術適応とする．

### 2）Wilms 腫瘍（Wilms tumor）（腎芽腫）

腎臓発達過程の異常が原因とされ，発症例の約 60〜70%が 5 歳以下である．約 10%が多発奇形症候群に発生（Beckwith-Wiedemann 症候群，Perlman 症候群，WAGR 症候群，Denys-Drash 症候群など）．

一期的切除は，片側性で肝上部の下大静脈への浸潤がなく腎摘出が可能と判断された場合に行われる．両側性や一期的切除が困難な場合には化学療法が優先され，腫瘍の縮小後に切除術が行われる．NWTS（米国ウィルムス腫瘍スタディグループ）が提唱する Wilms 腫瘍に対する手術原則は，腫瘍を破裂させずに摘出することと，術前の腫瘍生検は行わないことである．SIOP（国際小児がん学会）では経皮針生検直後から化学療法を行う．

### 3）肝芽腫（hepatoblastoma）

肝芽腫と肝細胞がん（成人型肝がん）に分類され，4 歳未満に発症する肝悪性腫瘍の 90%が肝芽腫と言われている．出生体重 1,500g 未満では肝芽腫の発生リスクが高く，病期の進行例が多い．小児肝悪性腫瘍の診断に AFP（α フェトプロテイン）測定は有用で，肝芽腫の 90%以上で上昇する．

分類として，SIOP による PRETEXT 分類（表 7）が用いられている．

表7　PRETEXT分類

| | |
|---|---|
| I | 腫瘍は1つの肝区域に存在し，他の隣接する3区域に腫瘍の浸潤を認めない. |
| II | 腫瘍は2つの肝区域に存在し，他の隣接する2区域に腫瘍の浸潤を認めない. |
| III | 腫瘍の2つ以上の隣接しない肝区域または3つの隣接する肝区域に存在し，他の1区域あるいは隣接しない2区域に腫瘍の浸潤を認めない. |
| IV | 腫瘍は4つの区域に存在する. |

　一期的に全摘できないものは予後不良とされていたが，術前化学療法が有効であることから，診断時に切除可能な症例でも術前化学療法を行ってから肝切除を行う場合もある．一般的にPRETEXT IまたはIIは一期的切除が可能である．肝芽腫では腫瘍の完全切除が予後と相関することから治療の原則は完全摘出である．完全摘出には定型的肝切除での再発率が低い.

### 4）胚細胞腫瘍（germ cell tumors）

　頭蓋内発生の腫瘍を除いた中枢神経外胚細胞腫が治療の対象となる．発生部位は性腺，仙尾部，後腹膜，縦隔など多岐にわたる．良性である成熟奇形腫から未熟奇形腫，悪性胚細胞腫まで多岐にわたる.

　診断として，腫瘍マーカー（AFP，$\beta$-hCG）を測定する.

　治療は，腫瘍の発生部位，発症年齢，進行度などで異なり，外科的治療や化学療法が行われる.

### 5）横紋筋肉腫（rhabdomyosarcoma）

　未分化間葉系細胞から発生する悪性腫瘍で，体のあらゆる部位から発生し，進行性に増大していることも多い．横紋筋の存在しない膀胱からの発生も少なくない．治療には小児腫瘍科，小児外科，小児泌尿器科，小児耳鼻咽喉科，小児眼科，小児脳神経外科，小児整形外科，小児放射線科，小児病理などの協力による集学的診断と治療が必要となる.

## 8 漏斗胸（funnel chest）

- 臨床的な機能障害はほとんどないが，日常生活ではいろいろ不具合がある．風邪をひきやすい，長距離走が苦手など…．
- 手術最適年齢は学童期と意外と低い．現在は Nuss 法がほとんど．

おそらく肋軟骨の過形成による先天形態異常で，1,000 人中数人に発生し，男性に多い（4：1）．高度の陥凹変形で心臓や肺の圧排・偏位を生じても，医学的な機能障害を伴うことは少ないが，日常生活を詳細に聞くと「風邪をひきやすい」「走るなどの運動が苦手」など，心肺機能の軽度低下を思わせる症状を訴えることが多い

### 1）手術適応と評価

胸骨陥凹による心肺機能低下を認める場合は，手術の絶対適応である．

陥凹の程度を定量化するため，以前は陥凹部分の容積を測定していたが，本症で重要なのは，胸腔内の圧排・偏位である．臨床症状が顕著でない，あるいは整容的要素の大きい症例では，CT index を用いる．

① CT index（Haller Index）= A/B（図 22）
 A：CT で最も胸腔の幅の広い部分での胸腔内の幅
 B：その部分での胸骨後面と椎体前面との距離
  CT index > 2.5；漏斗胸手術適応
  CT index > 3.2；高度変形

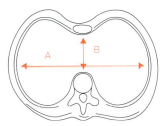

図 22　Haller index

## 2）手術時期

手術に適した年齢は学童期である．肋軟骨の骨化が進む思春期以降や成人例では，手術成績がやや劣る．以前は胸骨挙上術や胸骨翻転術などが行われていたが，現在はバーを胸腔内に挿入し，胸骨を支持・矯正するNuss法が多い（図23）．バーはステンレス製かチタン製で，金属アレルギーが危惧される場合はチタン製が使用される．

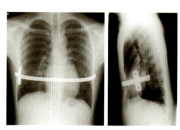

図23　Nuss法

## 3）術後管理

術後早期には，疼痛のため喀痰排出困難，呼吸障害が見られるため，十分な鎮痛を必要とする．以下を用いる．

- 硬膜外麻酔：麻酔導入前に協力の得られる学童後期以上の症例
- 経静脈持続麻薬投与：幼少時，学童前期
- 座薬・経口鎮痛剤

合併症として，早期には血胸，気胸，バーの偏位，感染，胸水貯留に，晩期にはバーの偏位，胸痛，バーの突出，感染，再変形に注意する．

## 4）バーの抜去

退院後の初回外来は約1ヵ月後とし，以後長期休暇ごと（春，夏，冬休み）に外来で呼吸状態，胸郭，胸部X線で経過観察を行う．バー挿入後約6ヵ月は，過度の運動を避ける．例えば，体を捻る運動（テニス・野球・ゴルフなど），鉄棒，ランドセルを背負うなどである．

バーは，挿入後2～3年で抜去する．

☑ Marfan症候群の一つの症状として現れている場合もある．他の形態的異常合併にも注意が必要である（本症の発見者は，小児科医）．

# 付録

抗生物質＆抗腫瘍薬一覧
略語一覧
参考リスト一覧

# 【抗生物質＆抗腫瘍薬一覧】

| 一般名 | 略語 | 商品名例 | 分類 |
|---|---|---|---|
| 5-fluorouracil | 5-FU | 5-FU | 抗腫瘍薬：代謝拮抗薬（ピリミジン） |
| afatinib maleate | | ジオトリフ® | 抗腫瘍薬：分子標的薬（チロシンキナーゼ阻害薬） |
| alectinib hydrochloride | | アレセンサ® | 抗腫瘍薬：分子標的薬（チロシンキナーゼ阻害薬） |
| amikacin | AMK | アミカシン | アミノグリコシド系抗生物質 |
| amoxicillin hydrate | AMPC | サワシリン® | ペニシリン系抗生物質 |
| amoxicillin hydrate/potassium clavulanate | AMPC/CVA | オーグメンチン® | βラクタマーゼ配合ペニシリン系抗生物質 |
| amphotericin B | AMPH-B | ハリゾン® | ポリエンマクロライド系抗真菌薬 |
| ampicillin | ABPC | ビクシリン® | ペニシリン系抗生物質 |
| sultamicillin tosilate hydrate | SBTPC | ユナシン® | βラクタマーゼ配合ペニシリン系抗生物質 |
| amrubicin hydrochloride | AMR | カルセド® | 抗腫瘍薬：その他 |
| arbekacin sulfate | ABK | ハベカシン® | アミノグリコシド系抗生物質 |
| azithromycin hydrate | AZM | ジスロマック® | マクロライド系抗生物質 |
| aztreonam | AZT | アザクタム® | モノバクタム系抗生物質 |
| benzylpenicillin potassium | PCG | ペニシリンGカリウム | ペニシリン系抗生物質 |
| bevacizumab | | アバスチン® | 抗腫瘍薬：分子標的薬（VEGF抗体） |
| biapenem | BIPM | オメガシン® | カルバペネム系抗生物質 |
| capecitabine | | ゼローダ® | 抗腫瘍薬：代謝拮抗薬（ピリミジン） |
| carboplatin | CBDCA | パラプラチン® | 抗腫瘍薬：プラチナ製剤 |
| cefaclor | CCL | ケフラール® | セフェム系抗生物質 |
| cefazolin sodium hydrate | CEZ | セファメジン®α | セフェム系抗生物質 |
| cefcapene pivoxil hydrochloride hydrate | CFPN-PI | フロモックス® | セフェム系抗生物質 |
| cefdinir | CFDN | セフゾン® | セフェム系抗生物質 |
| cefditoren pivoxil | CDTR-PI | メイアクトMS® | セフェム系抗生物質 |

| | | | |
|---|---|---|---|
| cefepime dihydrochloride hydrate | CFPM | マキシピーム® | セフェム系抗生物質 |
| cefixime hydrate | CFIX | セフスパン® | セフェム系抗生物質 |
| cefmetazole sodium | CMZ | セフメタゾン® | セフェム系抗生物質 |
| cefoperazone sodium/sulbactam sodium | CPZ/SBT | ワイスタール® | βラクタマーゼ配合セフェム系抗生物質 |
| cefotaxime sodium | CTX | クラフォラン® | セフェム系抗生物質 |
| cefotiam hydrochloride | CTM | パンスポリン® | セフェム系抗生物質 |
| cefozopran hydrochloride | CZOP | ファーストシン® | セフェム系抗生物質 |
| cefpodoxime proxetil | CPDX-PR | バナン® | セフェム系抗生物質 |
| cefroxadine hydrate | CXD | オラスポア® | セフェム系抗生物質 |
| ceftazidime hydrate | CAZ | モダシン® | セフェム系抗生物質 |
| ceftizoxime sodium | CZX | エポセリン® | セフェム系抗生物質 |
| ceftriaxone sodium hydrate | CTRX | ロセフィン® | セフェム系抗生物質 |
| cefuroxime axetil | CXM-AX | オラセフ® | セフェム系抗生物質 |
| cefalexin | CEX | ケフレックス® | セフェム系抗生物質 |
| cetuximab | | アービタックス® | 抗腫瘍薬：分子標的薬（EGFR 抗体） |
| ciprofloxacin | CPFX | シプロキサン® | ニューキノロン系抗生物質 |
| cisplatin | CDDP | ランダ® | 抗腫瘍薬：プラチナ製剤 |
| clarithromycin | CAM | クラリス® | マクロライド系抗生物質 |
| clindamycin | CLDM | ダラシン® | リンコマイシン系抗生物質 |
| crizotinib | | ザーコリ® | 抗腫瘍薬：分子標的薬（チロシンキナーゼ阻害薬） |
| cyclophosphamide hydrate | CPA | エンドキサン® | 抗腫瘍薬：アルキル化薬 |
| cytarabine | Ara-C | キロサイド® | 抗腫瘍薬：代謝拮抗薬（ピリミジン） |
| daptomycin | DAP | キュビシン® | 環状リポペプチド系抗真菌薬 |

| dibekacin sulfate | DKB | パニマイシン® | アミノグリコシド系抗生物質 |
| docetaxel hydrate | DTX | タキソテール® | 抗腫瘍薬：微小管阻害薬（タキサン環類） |
| doripenem hydrate | DRPM | フィニバックス® | カルバペネム系抗生物質 |
| doxorubicin hydrochloride | DXR, ADM | アドリアシン® | アントラサイクリン系 |
| doxycycline hydrochloride hydrate | DOXY | ビブラマイシン® | テトラサイクリン系抗生物質 |
| epirubicin hydrochloride | EPI | ファルモルビシン® | 抗腫瘍性抗生物質 |
| eribulin mesilate | | ハラヴェン® | 抗腫瘍薬：微小管阻害薬（その他） |
| erlotinib hydrochloride | | タルセバ® | 抗腫瘍薬：分子標的薬（チロシンキナーゼ阻害薬） |
| erythromycin stearate | EM | エリスロシン® | マクロライド系抗生物質 |
| etoposide | VP-16 | ラステット® | 抗腫瘍薬：DNA トポイソメラーゼ阻害薬 |
| faropenem sodium hydrate | FRPM | ファロム® | ペネム系抗生物質 |
| flomoxef sodium | FMOX | フルマリン® | オキサセフェム系抗生物質 |
| fluconazole | FLCZ | ジフルカン® | アゾール系抗真菌薬 |
| fosfomycin calcium hydrate | FOM | ホスミシン® | ホスホマイシン系抗生物質 |
| gatifloxacin hydrate | GFLX | ガチフロ® | ニューキノロン系抗生物質 |
| gefitinib | | イレッサ® | 抗腫瘍薬：分子標的薬（チロシンキナーゼ阻害薬） |
| gemcitabine hydrochloride | GEM | ジェムザール® | 抗腫瘍薬：代謝拮抗薬（ピリミジン） |
| gentamicin sulfate | GM | ゲンタシン® | アミノグリコシド系抗生物質 |
| imipenem hydrate/cilastatin sodium | IPM/CS | チエナム® | カルバペネム系抗生物質 |
| irinotecan hydrochloride hydrate | CPT-11 | トポテシン® | 抗腫瘍薬：DNA トポイソメラーゼ阻害薬 |
| isepamicin sulfate | ISP | エクサシン® | アミノグリコシド系抗生物質 |
| itraconazole | ITCZ | イトリゾール® | アゾール系抗真菌薬 |
| kanamycin monosulfate | KM | カナマイシン | アミノグリコシド系抗生物質 |

| ketoconazole | KCZ | ニゾラール® | アゾール系抗真菌薬 |
|---|---|---|---|
| lapatinib tosilate hydrate | | タイケルブ® | 抗腫瘍薬：分子標的薬（チロシンキナーゼ阻害薬） |
| latamoxef sodium | LMOX | シオマリン® | オキサセフェム系抗生物質 |
| levofloxacin hydrate | LVFX | クラビット® | ニューキノロン系抗生物質 |
| levofolinate calcium | l-LV | アイソボリン® | 抗腫瘍薬：その他 |
| lincomycin hydrochloride hydrate | LCM | リンコシン® | リンコマイシン系抗生物質 |
| linezolid | LZD | ザイボックス® | オキサゾリジノン系抗生物質 |
| lomefloxacin hydrochloride | LFLX | バレオン® | ニューキノロン系抗生物質 |
| meropenem hydrate | MEPM | メロペン® | カルバペネム系抗生物質 |
| methotrexate | MTX | メソトレキセート® | 抗腫瘍薬：代謝拮抗薬（葉酸） |
| metronidazole | MTZ | フラジール® | ヘリコバクター・ピロリ感染 |
| micafungin sodium | MCFG | ファンガード® | キャンディン系抗真菌薬 |
| miconazole | MCZ | フロリード® | アゾール系抗真菌薬 |
| minocycline hydrochloride | MINO | ミノマイシン® | テトラサイクリン系抗生物質 |
| moxifloxacin hydrochloride | MFLX | アベロックス® | ニューキノロン系抗生物質 |
| nadifloxacin | NDFX | アクアチム® | ニューキノロン系抗生物質 |
| nivolumab | | オプジーボ® | 抗腫瘍薬：分子標的薬（抗 PD-1 抗体） |
| nogitecan hydrochloride | NGT | ハイカムチン® | 抗腫瘍薬：DNA トポイソメラーゼ阻害薬 |
| norfloxacin | NFLX | バクシダール® | ニューキノロン系抗生物質 |
| ofloxacin | OFLX | タリビッド® | ニューキノロン系抗生物質 |
| osimertinib mesilate | | タグリッソ® | 抗腫瘍薬：分子標的薬（チロシンキナーゼ阻害薬） |
| oxaliplatin | L-OHP | エルプラット® | 抗腫瘍薬：プラチナ製剤 |
| paclitaxel | PTX | タキソール® | 抗腫瘍薬：微小管阻害薬（タキサン環類） |
| pemetrexed sodium hydrate | | アリムタ® | 抗腫瘍薬：代謝拮抗薬（葉酸） |
| piperacillin sodium | PIPC | ピペラシリンナトリウム | ペニシリン系抗生物質 |

| | | | |
|---|---|---|---|
| piperacillin hydrate/ tazobactam | PIPC/TAZ | ゾシン® | ペニシリン系抗生物質 |
| polymyxin B | PL-B | | ポリペプチド系抗生物質 |
| ramucirumab | | サイラムザ® | 抗腫瘍薬：分子標的薬 （モノクローナル抗体） |
| regorafenib hydrate | | スチバーガ® | 抗腫瘍薬：分子標的薬 （マルチキナーゼ阻害薬） |
| sorafenib tosilate | | ネクサバール® | 抗腫瘍薬：分子標的薬 （マルチキナーゼ阻害薬） |
| sulbactam sodium/ ampicillin sodium | SBT/ABPC | ユナシン®-S | ペニシリン系抗生物質 |
| sulfamethoxazole/ trimethoprim | ST | バクタ® | ST合剤 |
| tegafur/gimeracil/ oteracil potassium | | ティーエスワン® | 抗腫瘍薬：代謝拮抗薬 （ピリミジン） |
| tegafur/uracil | | ユーエフティ® | 抗腫瘍薬：代謝拮抗薬 （ピリミジン） |
| teicoplanin | TEIC | テイコプラニン | グリコペプチド系抗生物質 |
| tetracycline hydrochloride | TC | アクロマイシン® | テトラサイクリン系抗生物質 |
| tigecycline | TGC | タイガシル® | グリシルサイクリン系抗生物質 |
| tobramycin | TOB | トブラシン® | アミノグリコシド系抗生物質 |
| tosufloxacin tsilate hydrate | TFLX | オゼックス® | ニューキノロン系抗生物質 |
| trastuzumab | | ハーセプチン® | 抗腫瘍薬：分子標的薬 （モノクローナル抗体） |
| vancomycin hydrochloride | VCM | 塩酸バンコマイシン | グリコペプチド系抗生物質 |
| vinorelbine ditartrate | VNB | ナベルビン® | 抗腫瘍薬：微小管阻害薬 （ビンカアルカロイド） |
| voriconazole | VRCZ | ブイフェンド® | アゾール系抗真菌薬 |

# 【略語一覧】

| 略号 | spell-out | 意味 |
|------|-----------|------|
| **A** ABI | ankle brachial (pressure) index | 足関節上腕血圧比 |
| AFP | alpha-feto protein | αフェトプロテイン |
| AMI | acute myocardial infarction | 急性心筋梗塞 |
| APTT | activated partial thromboplastin time | 活性化部分トロンボプラスチン時間 |
| AR | aortic regurgitation | 大動脈弁逆流 |
| ARDS | acute respiratory distress syndrome | 急性呼吸促迫症候群 |
| AS | aortic stenosis | 大動脈弁狭窄 |
| ASD | atrial septal defect | 心房中隔欠損 |
| ASO | arteriosclerosis obliterans | 閉塞性動脈硬化症 |
| AVR | aortic valve replacement | 大動脈弁置換術 |
| **B** BMI | body mass index | ボディ・マス・インデックス（体格指数） |
| **C** CABG | coronary artery bypass grafting | 冠動脈バイパス術 |
| CI | cardiac index | 心係数 |
| CNS | central nervous system | 中枢神経系 |
| COPD | chronic obstructive pulmonary disease | 慢性閉塞性肺疾患 |
| CPA | cardiopulmonary arrest | 心肺停止，心停止 |
| CPAP | continuous positive airway pressure | 持続的陽圧呼吸療法 |
| CPR | cardiopulmonary resuscitation | 心肺蘇生 |
| CRP | C-reactive protein | C反応性蛋白 |
| CT | computed tomography | コンピュータ断層撮影 |
| CVP | central venous pressure | 中心静脈圧 |
| **D** DIC | disseminated intravascular coagulation syndrome | 播種性血管内凝固症候群 |
| DOAC | direct oral anticoagulant | 直接経口抗凝固薬 |
| DVT | deep vein thrombosis | 深部静脈血栓症 |
| **E** EBUS | endobronchial ultrasound | 超音波気管支鏡 |
| ECMO | extracorporeal membrane oxygenator | （体外式膜型人工肺装置） |
| eGFR | estimated glomerular filtration rate | 推定糸球体濾過量 |
| ERCP | endoscopic retrograde cholangiopancreatography | 内視鏡的逆行性胆道膵管造影法 |
| ESD | endoscopic submucosal dissection | 内視鏡的粘膜下層剥離術 |

293

| 略号 | spell-out | 意味 |
|---|---|---|
| ETCO$_2$ | end tidal CO$_2$ | 呼気終末炭酸ガス濃度 |
| EUS | endoscopic ultrasonography | 超音波内視鏡 |
| **F** FAST | focused assessment with sonography for trauma | |
| FDP | fibrin/fibrinogen degradation products | フィブリン・フィブリノゲン分解産物 |
| FFP | fresh frozen plasma | 新鮮凍結血漿 |
| FiO$_2$ | fraction of inspiratory oxygen | 吸入酸素濃度 |
| **G** GCS | Glasgow Coma Scale | グラスゴー・コーマ・スケール |
| GERD | gastroesophageal reflux disease | 胃食道逆流症 |
| **H** HEMS | HyperEye Medical System | |
| HR | heart rate | 心拍数 |
| **I** IABP | intraaortic balloon pumping | 大動脈内バルーンパンピング |
| ICG | indocyanine green | インドシアニングリーン |
| IE | infective endocarditis | 感染性心内膜炎 |
| INR | international normalized ratio | 国際標準比 |
| IVC | inferior vena cava | 下大静脈 |
| **J** JCS | Japan Coma Scale | ジャパン・コーマ・スケール |
| **L** LAD | left anterior descending artery | 左前下行枝 |
| LCX | left circumflex artery | 左回旋枝 |
| LITA | left internal thoracic artery | 左内胸動脈 |
| LMT | left main trunk | 左冠動脈主幹部 |
| LVH | left ventricular hypertrophy | 左室肥大 |
| **M** MNMS | myonephropathic metabolic syndrome | 筋腎代謝症候群 |
| MOF | multiple organ failure | 多臓器不全 |
| MPR | multiplanar reconstruction | 多断面再構成法 |
| MR | mitral regurgitation | 僧帽弁逆流 |
| MRCP | magnetic resonance cholangiopancreatography | 磁気共鳴膵胆管造影法 |
| MRI | magnetic resonance imaging | 磁気共鳴像 |
| MRSA | methicillin resistant staphylococcus aureus | メチシリン耐性黄色ブドウ球菌 |
| MS | mitral stenosis | 僧帽弁狭窄 |

| 略号 | spell-out | 意味 |
|---|---|---|
| MVR | mitral valve replacement | 僧帽弁置換術 |
| **N** NOAC | novel (new) oral anticoagulant | 新規経口抗凝固薬 |
| NOMI | non-occlusive mesenteric ischemia | 非閉塞性腸管虚血 |
| NPPV | noninvasive positive pressure ventilation | 非侵襲的陽圧換気療法 |
| NSAIDs | non-steroidal anti-inflammatory drugs | 非ステロイド性抗炎症薬 |
| NST | nutrition support team | 栄養サポートチーム |
| **O** OPCAB | off-pump coronary artery bypass | オフポンプ冠動脈バイパス術 |
| **P** $PaCO_2$ | arterial partial pressure of carbon dioxide | 動脈血二酸化炭素分圧 |
| PAD | peripheral arterial diseases | 末梢動脈疾患 |
| $PaO_2$ | arterial partial pressure of oxygen | 動脈血酸素分圧 |
| PAP | pulmonary artery pressure | 肺動脈圧 |
| PCPS | percutaneous cardiopulmonary support | 経皮的心肺補助 |
| PCWP | pulmonary capillary wedge pressure | 肺毛細管楔入圧 |
| PD | pancreaticoduodenectomy | 膵頭十二指腸切除 |
| PDA | patent ductus arteriosus | 動脈管開存 |
| PE | pulmonary embolism | 肺塞栓 |
| PEA | pulseless electrical activity | 無脈性電気活動 |
| PEEP | positive end-expiratory pressure | 呼気終末陽圧 |
| PFO | patent foramen ovale | 卵円孔開存 |
| PMI | perioperative myocardial infarction | 周術期心筋梗塞 |
| PPI | proton pump inhibitor | プロトンポンプ阻害薬 |
| PS | performance status | パフォーマンスステータス |
| PT | prothrombin time | プロトロンビン時間 |
| PTE | pulmonary thromboembolism | 肺血栓塞栓症 |
| **R** RGEA | right gastroepiploic artery | 右胃大網動脈 |
| RITA | right internal thoracic artery | 右内胸動脈 |
| ROSC | return of spontaneous circulation | 自己心拍再開 |
| RR | respiration rate | 呼吸数 |
| **S** SBT | spontaneous breathing trial | 自発呼吸トライアル |
| SG | Swan-Ganz | スワン・ガンツ |

| 略号 | spell-out | 意味 |
|------|-----------|------|
| SaO$_2$ | arterial oxygen saturation | 動脈血酸素飽和度 |
| SSI | surgical site infection | 手術部位感染 |
| SVG | saphenous vein graft | 大伏在静脈グラフト |
| SvO$_2$ | mixed venous oxygen saturation | 混合静脈血酸素飽和度 |
| **T** TAE | transcatheter arterial embolization | 経カテーテル的動脈塞栓術 |
| TBNA | transbronchial needle aspiration | 経気管支穿刺吸引細胞診 |
| TEE | transesophageal echocardiography | 経食道心エコー法 |
| TG | triglyceride | 中性脂肪 |
| TR | tricuspid regurgitation | 三尖弁逆流 |
| TTE | transthoracic echocardiography | 経胸壁心エコー法 |
| TV | tidal volume | 一回換気量 |
| **V** VF | ventricular fibrillation | 心室細動 |
| VSD | ventricular septal defect | 心室中隔欠損 |
| VT | ventricular tachycardia | 心室頻拍 |
| **W** WBC | white blood cell | 白血球 |

# 【参考リスト一覧】 ※2018年5月閲覧

## 総論

### A「外科専門医」への期待と支援

1) 働く女性のための法律 Q&A. http://www.mhlw.go.jp/bunya/koyoukintou/seisaku08/dl/daigakusei_05.pdf
2) 内閣府男女共同参画局. http://www.gender.go.jp/
3) 『高知家』外科専門研修プログラム委員会. 『高知家』外科専門研修プログラム. http://www.kochi-ms.ac.jp/~sotu5/technical/file/H30_05geka_program.pdf.pdf
4) 日本専門医機構. http://www.japan-senmon-i.jp/
5) 日本専門医機構. 専門医制度新整備指針. http://www.japan-senmon-i.jp/news/doc/sinseibisisin2016.12.16.pdf
6) NCD (National Clinical Database). http://www.ncd.or.jp/
7) 高知大学医学部附属病院 医療人育成支援センター. http://www.kochi-ms.ac.jp/~sotu5/technical/index.html

### B 外科の道具，テクニック，創の管理

1) 畑啓昭編. 研修医のための見える・わかる外科手術. 東京，羊土社，2015，367p.
2) 白石憲男ほか編. 外科専門医への知識の fundamentals. 北野正剛監. 東京，メジカルビュー社，2016，771p.
3) 瀬下明良ほか編. 実戦外科診療ハンドブック. 亀岡信悟監. 東京，南江堂，2015，297p.
4) 松藤凡ほか編. 外科レジデントマニュアル. 第4版. 東京，医学書院，2017，328p.

#### 1 手術器械・材料と基本的手術手技

5) 黒須美由紀. 器械ミュージアム. 看護 roo!. https://www.kango-roo.com/sn/k/view/2423
6) 昭和大学病院中央手術室編. 手術室の器械・器具 伝えたい！先輩ナースのチエとワザ. オペナーシング春季増刊. 石橋まゆみ監. 大阪，メディカ出版，2008，279p.
7) 山本千恵編. 決定版！手術室の器械・器具 201：見分け方・使い方・渡し方のチエとワザがまるわかり！ オペナーシング秋季増刊. 大阪，メディカ出版，2017，256p.
8) FD, Giddings. Surgical Knots and Suturing Techniques. 4th ed. Giddings Studio, 2013, 56p.
9) 桜木徹. わかりやすい電気メスの本：自分の武器を知る！ 東京，金原出版，2014，208p.

#### 5 創治癒：正常と異常

10) 夏井睦. 創傷治療の常識非常識：〈消毒とガーゼ〉撲滅宣言. 東京，三輪書店，2003，151p.
11) 炭山嘉伸ほか編. 感染症・合併症ゼロを目指す創閉鎖. 東京，羊土社，2010，204p.

#### 6 腹腔鏡手術 (laparoscopic surgery)

12) 日本ロボット外科学会. da Vinci について. http://j-robo.or.jp/da-vinci/index.html
13) 伊藤雅昭編. 認定資格取得のための腹腔鏡下 S 状結腸切除術徹底レクチャー（DVD付）. 東京，金原出版，2015，143p.
14) 大腸癌研究会. 大腸癌治療ガイドライン 医師用 2016 年版. http://www.jsccr.jp/guideline/2016/index_guide.html

#### 10 心嚢ドレナージ法 (pericardial drainage)

15) 小西敏雄. 心嚢穿刺と心嚢ドレナージ. 胸部外科. 2010; 63: 612-7.

## C 術前術後のキモ
### 1 術前評価
1) 術前・術後管理必携. 消化器外科臨時増刊. 東京, へるす出版, 2012, 408p.
2) 外科修練医必修：新外科専門医到達のための特別講義. 外科増刊. 東京, 南江堂, 2015.
3) 渡橋和政編. 心臓血管外科研修医コンパクトマニュアル. 大阪, メディカ出版, 2013, 342p.
4) 渡橋和政編. 携帯エコーを使った「超」身体診察. 大阪, メディカ出版, 2015, 226p.
5) 梶川咸子ほか. 活力低下を感じていませんか？知っておきたい高齢者のフレイル. 森惟明編. 東京, 幻冬舎, 2016, 237p.
6) 土居忠文. イラストレイテッド 心電図を読む. 杉浦哲朗監. 改訂第 2 版. 東京, 南江堂, 2016, 166p.

### 2 術後管理
7) Torres, A. et al. Pulmonary aspiration of gastric contents in patients receiving mechanical ventilation: the effect of body position. Ann Intern Med. 1992; 116: 540-3.
8) Liesching, T. et al. Acute applications of noninvasive positive pressure ventilation. Chest. 2003; 124: 699-713.
9) 日本医科大学千葉北総病院麻酔科. 麻酔科マニュアル（プロトコル）. http://www2.nms.ac.jp/hokuane/about/protocol/protocol_5.html
10) 日本呼吸器外科学会／呼吸器外科専門医合同委員会編. 呼吸器外科テキスト. 東京, 南江堂, 2016, 524p.
11) 藤井義敬. 呼吸器外科学. 正岡昭監. 改訂 4 版. 東京, 南江堂, 2009, 566p.
12) 日本緩和医療学会／緩和医療ガイドライン委員会編. がん患者の呼吸器症状の緩和に関するガイドライン 2016 年版. https://www.jspm.ne.jp/guidelines/respira/2016/pdf/respira01.pdf

### 3 栄養管理
13) ESPEN Guidelines&Consensus Papers. http://www.espen.org/education/espen-guidelines
14) SCCM/ASPEN guideline. http://www.nutritioncare.org/Guidelines_and_Clinical_Resources/Clinical_Guidelines
15) 日本静脈経腸栄養学会編. 静脈経腸栄養ガイドライン第 3 版. http://minds4.jcqhc.or.jp/minds/PEN/Parenteral_and_Enteral_Nutrition.pdf

### 4 出血と輸血, 血栓症
16) DIC 診断基準作成委員会編. 日本血栓止血学会 DIC 診断基準暫定案. 血栓止血誌. 2014; 25: 629-46. https://www.jstage.jst.go.jp/article/jjsth/25/5/25_629/_pdf
17) 朝倉英策. 新しい DIC 診断基準について. モダンメディア. 2016; 62: 152-8. http://www.eiken.co.jp/modern_media/backnumber/pdf/MM1605_02.pdf
18) 循環器病の診断と治療に関するガイドライン. 2008 年度合同研究班報告. 循環器疾患における抗凝固・抗血小板療法に関するガイドライン（2009 年改訂版）. http://www.j-circ.or.jp/guideline/pdf/JCS2009_hori_h.pdf
19) 日本消化器内視鏡学会ほか. 抗血栓薬服用者に対する消化器内視鏡診療ガイドライン. 日本消化器内視鏡学会雑誌. 2012; 54: 2075-102. http://minds4.jcqhc.or.jp/minds/gee/20130528_Guideline.pdf
20) 川合陽子. 出血傾向. 臨床検査のガイドライン 2005/2006. 日本臨床検査医学会. http://www.jslm.org/books/guideline/05_06/090.pdf
21) 日本血液製剤協会. 組織接着剤. http://www.ketsukyo.or.jp/plasma/fibrin-paste/fib_01.html

22）日本麻酔科学会ほか．危機的出血への対応ガイドライン．http://www.anesth.
or.jp/guide/pdf/kikitekiGL2.pdf
23）厚生労働省医薬・生活衛生局．血液製剤の使用指針．http://www.mhlw.go.jp/
file/06-Seisakujouhou-11120000-Iyakushokuhinkyoku/0000161115.pdf
24）厚生労働省医薬食品局血液対策課．血液製剤の使用指針．http://www.mhlw.
go.jp/file/06-Seisakujouhou-11120000-Iyakushokuhinkyoku/0000065575.
pdf
25）厚生労働省医薬食品局血液対策課．輸血療法の実施に関する指針．http://www.
mhlw.go.jp/file/06-Seisakujouhou-11120000-Iyakushokuhinkyoku/
0000065576.pdf
26）循環器病の診断と治療に関するガイドライン．2008年度合同研究班報告．肺血栓
塞栓症および深部静脈血栓症の診断、治療、予防に関するガイドライン（2009年
改訂版）．http://www.j-circ.or.jp/guideline/pdf/JCS2009_andoh_h.pdf
27）重松宏ほか編．下肢動静脈エコー実践テキスト．東京、南江堂、2008、226.
28）寺澤史明．知っておきたい　深部静脈血栓症の鑑別診断．メディカル・テクノロジー．
2013; 41: 863-7.
29）日本輸血・細胞治療学会．医療関係者の方へ．http://yuketsu.jstmct.or.jp/
medical/　※輸血関連の情報
30）日本赤十字社．医薬品情報．http://www.jrc.or.jp/mr/transfusion/

5 周術期感染症

31）岩田健太郎．目からウロコ！外科医のための感染症のみかた、考えかた．東京、
中外医学社、2015、214p.
32）日本外科感染症学会．周術期感染管理テキスト．東京、診断と治療社、2012、
240p.
33）米国疾病管理予防センター．CDC 手術部位感染の予防のためのガイドライン．2017.
https://www.medica.co.jp/up/cms/news/11314_1_20170508134225.pdf
※日本語サマリー
34）日本環境感染学会．手術部位感染サーベイランス部門．http://www.
kankyokansen.org/modules/iinkai/index.php?content_id=5
35）佐和章弘，JHAIS SSI サーベイランスの全国集計結果報告（No.17）の報告．
環境感染誌 . 2016; 31: 335-43. https://www.jstage.jst.go.jp/article/
jsei/31/5/31_335/_pdf
36）西田修ほか．日本版敗血症診療ガイドライン 2016．http://www.jaam.jp/html/
info/2016/pdf/J-SSCG2016_ver2.pdf

D 外科的身体診察と検査
2 超音波診断（ultrasonography）

1）鈴木昭広編．あてて見るだけ！劇的！救急エコー塾．東京、羊土社、2014、189p.
2）渡橋和政ほか．Vscan 活用法．東京、へるす出版、2012、98.
3）渡橋和政編．携帯エコ　を使った「超」身体診察．大阪、メディカ出版、2015、
226p.
4）キヤノンメディカルシステムズ．Dr.SONO の公開講座「超音波の基礎」http://
www.toshiba-medical.co.jp/tmd/library/lecture/
5）泰川恵吾．Dr. ゴン流ポケットエコー簡単活用術．東京、ケアネット、2014．（ケアネット
DVD）.
6）渡橋和政．経食道心エコー法マニュアル．改訂第 4 版．東京、南江堂、2012、
374p.
7）甲子乃人．超音波の基礎と装置．四訂版．東京、ベクトル・コア、2013、256p.
（コンパクト超音波αシリーズ）.

8) 渡橋和政．レスキューTEE（経食道心エコー法）．東京，南江堂，2014，160p.
9) 渡橋和政．実戦TEE（経食道心エコー法）トレーニング．東京，南江堂，2016，304p.

## 3 放射線検査
10) 渡橋和政編．心臓血管外科研修医コンパクトマニュアル．大阪，メディカ出版，2013，342p.
11) 楠井隆．腹部画像診断を解く．東京，文光堂，2011，389p.
12) 急性腹症診療ガイドライン出版委員会編．急性腹症診療ガイドライン2015．医学書院．http://minds.jcqhc.or.jp/n/med/4/med0214/G0000779/0001

## 4 消化管造影検査
13) 厚生労働省がん検診受診向上指導事業／がん検診受診向上アドバイザリーパネル委員会．かかりつけ医のためのがん検診ハンドブック．http://www.mhlw.go.jp/file/06-Seisakujouhou-10900000-Kenkoukyoku/0000059965_1.pdf
14) 厚生労働省．がん予防重点健康教育及びがん検診実施のための指針．http://www.mhlw.go.jp/file/06-Seisakujouhou-10900000-Kenkoukyoku/0000111663.pdf
15) 齋田幸久ほか．消化管造影ベスト・テクニック．第2版．東京，医学書院，2011，128p.
16) 齋田幸久．上部消化管X線診断ブレイクスルー．東京，医学書院，1999，112p.
17) 日本消化器がん検診学会ほか編．新・胃X線撮影法ガイドライン改訂版．東京，医学書院，2011，96p.
18) 腰塚慎二ほか．注腸X線検査．増補版．東京，ベクトル・コア，2014，320p.

## 5 内視鏡検査
19) 日本消化器内視鏡学会卒後教育委員会編．消化器内視鏡ハンドブック．改訂第2版．東京，日本メディカルセンター，2017，528p.
20) 河合隆編．そこが知りたい上部消化管内視鏡の基本Q＆A．消化器内視鏡レクチャー. 2012; 1: 186p.
21) 藤城光弘編．ひとりでも迷わない上部消化管治療内視鏡の極意．消化器内視鏡レクチャー. 2013; 1: 194p.
22) Hiromi, S. Colonoscopy : Diagnosis and Treatment of Colonic Diseases. Igaku-Shoin Medical Pub. 1982, 250p.
23) 工藤進英．大腸内視鏡挿入法：軸保持短縮法のすべて．東京，医学書院，2012，149p.
24) 斎藤豊編．エキスパートだけが知っている：大腸内視鏡．消化器内視鏡レクチャー. 2012; 1: 385p.

## E「外科専門医」の広い基盤作り
### 1 化学療法（chemotherapy）
1) 有害事象共通用語規準v4.0 日本語訳JCOG版．National Cancer Institute : Cancer Therapy Evaluation Program．http://www.jcog.jp/doctor/tool/CTCAEv4J_20100911.pdf
2) G-CSF適正使用診療ガイドライン．日本癌治療学会．http://www.jsco-cpg.jp/guideline/30.html
3) 制吐療法診療ガイドライン．日本癌治療学会．http://jsco-cpg.jp/guideline/29.html
4) 遠藤一司ほか編．がん化学療法レジメンハンドブック．改訂第5版．日本臨床腫瘍薬学会．東京，羊土社，2017，710p.
5) 日本胃癌学会編．胃癌治療ガイドライン．医師用2014年5月改訂（第4版）．http://jgca.jp/guideline/fourth/index.html

6) 大腸癌研究会編．大腸癌治療ガイドライン．医師用 2014 年版．http://www.jsccr.jp/guideline/2014/index_guide.html
7) 永田直幹ほか．外科医が知っておきたい癌化学療法と副作用対策：意思決定の共有．消化器外科．2016; 39: 339-43.
8) 田村研治ほか監．抗がん剤の血管外漏出の予防と対応ガイド．キッセイ薬品工業．http://www.kissei.co.jp/savene/download/pdf/sv_Prevention_and_response.pdf
9) 石岡千加史監．アントラサイクリン系抗がん剤の血管外漏出とその対処法．キッセイ薬品工業．http://www.kissei.co.jp/savene/download/pdf/sv_description_board.pdf
10) 日本肝臓学会編．資料 3 免疫抑制・化学療法により発症する B 型肝炎対策ガイドライン．B 型肝炎治療ガイドライン（第 3 版）．https://www.jsh.or.jp/files/uploads/ 資料 3_ 免疫抑制・化学療法により発症する B 型肝炎対策ガイドライン _v3_Sept2017.pdf
11) 日本肝臓学会編．資料 4 添付文書上 B 型肝炎ウイルス再燃の注意喚起のある薬剤．B 型肝炎治療ガイドライン（第 3 版）．https://www.jsh.or.jp/files/uploads/ 資料 4_ 添付文書上 B 型肝炎ウイルス再燃の注意喚起のある薬剤（2017 年 5 月現在）_v2.pdf

## 2 緩和ケア (palliative care)
12) 日本緩和医療学会．WHO 方式がん疼痛治療法．https://www.jspm.ne.jp/guidelines/pain/2014/pdf/02_03.pdf
13) 日本緩和医療学会／緩和医療ガイドライン作成委員会．がん疼痛の薬物療法に関するガイドライン（2014 年版）．https://www.jspm.ne.jp/guidelines/pain/2014/index.php
14) 要町 2 クリニックホームページ．KM-CART について．http://www.kanamecho-hp.jp/clinic_daini/fukusui/kmcart.html

## 3 災害と外科
15) 福田幾夫．病院からの全患者避難：災害医療フォーラム全講演．大阪，医薬ジャーナル社，2017，215p.
16) 福田幾夫ほか編．災害に強い病院であるために：被災者であり救援者でもある病院．大阪，医薬ジャーナル社，2015，239p.

## F 麻酔と救急，集中治療
### 1 麻酔とペイン
1) 横山正尚編．麻酔科医のたの区域麻酔スタンダード．森田潔監．東京，中山書店，2015，304p.
2) 日本麻酔科学会．局所麻酔薬．麻酔薬および麻酔関連薬使用ガイドライン（第 3 版）．http://www.anesth.or.jp/guide/pdf/publication4-5_20161125.pdf
3) 日本麻酔科学会．日本麻酔科学会気道管理ガイドライン 2014（日本語訳）より安全な麻酔導入のために．http://www.anesth.or.jp/guide/pdf/20150427-2guidelin.pdf
4) 日本麻酔科学会．吸入麻酔薬．麻酔薬および麻酔関連薬使用ガイドライン（第 3 版）．http://www.anesth.or.jp/guide/pdf/publication4-4_20161125.pdf
5) 日本麻酔科学会．静脈関連薬．麻酔薬および麻酔関連薬使用ガイドライン（第 3 版）．http://www.anesth.or.jp/guide/pdf/publication4-3_20161125.pdf
6) 日本麻酔科学会．筋弛緩薬・拮抗薬．麻酔薬および麻酔関連薬使用ガイドライン（第 3 版）．http://www.anesth.or.jp/guide/pdf/publication4-6_20161125.pdf
7) 川真田樹人編．麻酔科医のための周術期の疼痛管理．森田潔監．東京，中山書店，2014，320p.
8) 日本麻酔科学会．鎮痛薬・拮抗薬．麻酔薬および麻酔関連薬使用ガイドライン（第 3 版）．http://www.anesth.or.jp/guide/pdf/publication4-2_20161125.pdf

2 ショック（shock），CPA

9) 日本蘇生協議会監．一次救命処置．JRC 蘇生ガイドライン 2015 オンライン版．
http://www.japanresuscitationcouncil.org/wp-content/uploads/2016/04/1
327fc7d4e9a5dcd73732eb04c159a7b.pdf

10) 日本蘇生協議会監．成人の二次救命処置．JRC 蘇生ガイドライン 2015 オンライン
版．http://www.japanresuscitationcouncil.org/wp-content/uploads/2016/
04/0e5445d84c8c2a31aaa17db0a9c67b76.pdf

3 多発外傷（multiple injury）

11) 杉山高．全科の救急エコー"虎の巻"．千葉，井上書林，2007，349p.

12) 渡橋和政．ER・ICU エコー活用術．東京，へるす出版，2002，369p.

13) 日本外傷学会外傷初期診療ガイドライン改訂第 5 版編集委員会編．外傷初期診療ガ
イドライン JATEC．日本外傷学会ほか監．東京，へるす出版，2017，338p.

4 動脈穿刺

14) Kochi, K. et al. The snuffbox technique : A reliable color Doppler method
to assess hand circulation. J Thorac Cardiovasc Surg. 1999; 118: 756-8.

15) 渡橋和政編．携帯エコーを使った「超」身体診察．大阪，メディカ出版，2015，
226p.

16) 渡橋和政．経食道心エコー法マニュアル．改訂第 4 版．東京，南江堂，2012，
374p.

5 中心静脈路（central venous line）

17) 日本麻酔科学会安全委員会．安全な中心静脈カテーテル挿入・管理のためのプラク
ティカルガイド 2017（2017 年 6 月改訂）．http://www.anesth.or.jp/guide/pdf/
JSA_CV_practical_guide_2017.pdf

18) 日本医療安全調査機構．中心静脈穿刺合併症に係る死亡の分析　第 1 報．https://
www.medsafe.or.jp/uploads/uploads/files/publication/teigen-01.pdf

19) 日本医療安全調査機構．超音波ガイド法の習得に向けて（動画）．https://www.
medsafe.or.jp/movie/（「中心静脈穿刺合併症に係る死亡の分析　第 1 報」提言 3，
提言 4，提言 5，提言 6 に関する穿刺手技のポイント）

6 呼吸管理

20) コヴィディエンホームページ．呼吸ケア．http://www.covidien.co.jp/medical/
academia/respiratory

## 各論

### A 消化管と腹部内臓

1 食道がん（esophageal cancer）

1) 高知大学第一外科．高知大学食道癌手術マニュアル．

2) 日本食道学会編．臨床・病理　食道癌取扱い規約．第 11 版．東京，金原出版，2015，
128p.

3) Japanese classification of esophageal cancer. 11th ed. part Ⅰ. https://link.
springer.com/article/10.1007/s10388-016-0551-7（臨床・病理食道癌取扱い規約第
11 版英語版・第 1 部）

4) Japanese classification of esophageal cancer. 11th ed. part Ⅱ and Ⅲ.
https://link.springer.com/article/10.1007/s10388-016-0556-2（臨床・病理
食道癌取扱い規約第 11 版英語版・第 2，3 部）

5) 日本癌治療学会．食道がん診断・治療ガイドライン．http://jsco-cpg.jp/guideline/09_
fu.html

2 胃がん（gastric cancer）

6) 日本胃癌学会編．胃癌治療ガイドライン　医師用第 4 版．http://www.jgca.jp/
guideline/fourth/index.html

7) 篠原尚ほか．イラストレイテッド外科手術：膜の解剖からみた術式のポイント．東京，
医学書院，2010，500p.

8) 谷川允彦ほか．腹腔鏡下胃切除術の実際．大阪，永井書店，2010，172p.

9) 日本内視鏡外科学会．技術認定（消化器・一般外科領域）．E ラーニングビデオ（会員専用ページより）．http://www.jses.or.jp/

10) 胃外科・術後障害研究会編．胃外科のすべて．東京，メジカルビュー社，2014，336p.

11) 今村幹雄編．胃切除と再建術式．三輪晃一監．東京，医学図書出版，2005，292p.

12)「胃癌術後評価を考える」ワーキンググループ編．胃癌術式と胃術後障害：そのコンセンサスの現状と解説．東京，ヴァンメディカル，2009，130p.

13) 術前・術後管理必携．消化器外科臨時増刊．東京，へるす出版，2012，408p.

14)「胃癌術後評価を考える」ワーキンググループ／胃外科・術後障害研究会編．外来診療・栄養指導に役立つ胃切除後障害診療ハンドブック．東京，南江堂，2015，169p.

## 3 炎症性腸疾患 (inflammatory bowel disease)

15) 日本消化器病学会クローン病診療ガイドライン作成委員会・評価委員会．クローン病診療ガイドライン．http://minds4.jcqhc.or.jp/minds/CD/crohn_cpgs_2011.pdf

16)「難治性炎症性腸管障害に関する調査研究」（鈴木班）．潰瘍性大腸炎・クローン病診断基準・治療指針．平成 28 年度改訂版．http://ibdjapan.org/pdf/doc01.pdf

17) 大腸癌研究会．大腸癌治療ガイドライン 医師用 2014 年版．http://www.jsccr.jp/guideline/2014/index_guide.html

18) 赤木一成（管理者）．骨盤底領域疾患（直腸肛門疾患・骨盤臓器脱）の徹底解説ホームページ よくわかる大腸肛門科：痔ろうの手術（シートン法）．http://daichoukoumon.com/zirounosyuzyutusetonhou.html

## 4 腸管の虚血性疾患 (intestinal ischemia)

19) 委員会報告：日本腹部救急医学会プロジェクト委員会 NOMI ワーキンググループ．非閉塞性腸管虚血 (non-occlusive mesenteric ischemia：NOMI) の診断と治療．https://www.jstage.jst.go.jp/article/jaem/35/3/35_177/_pdf

20) Orihashi, K. Mesenteric ischemia in acute aortic dissection. Surg Today. 2016; 46: 509-16.

21) Karkkäinen, JM. et al. Acute mesenteric ischemia (Part II) - Vascular and endovascular surgical approaches. Best Pract Res Clin Gastroenterol. 2017; 31: 27-38.

22) Bala, M. et al. Acute mesenteric ischemia: guidelines of the World Society of Emergency Surgery. World J Emerg Surg. 2017; 12: 38.

## 5 急性虫垂炎 (acute appendicitis)

23) Gerhard, M. et al. How to diagnose acute appendicitis : ultrasound first. Insights Imaging. 7. 2016, 255-63. https://www.ncbi.nlm.nih.gov/pmc/articles/PMC4805616/pdf/13244_2016_Article_469.pdf

24) Semm, K. Endoscopic appendectomy. Endoscopy. 1983; 15: 59-64.

25) 近森文夫ほか．腹腔鏡下虫垂切除術の有用性に関する臨床的検討．日本臨床外科学会雑誌．2000; 61: 1680-5.

26) 渡邊昌彦ほか．内視鏡外科手術に関するアンケート調査：第 13 回集計結果報告．日本内視鏡外科学会雑誌．2016; 21: 705-11.

## 6 大腸がん (colorectal cancer)

27) 大腸癌研究会．大腸癌治療ガイドライン 医師用 2014 年版．http://www.jsccr.jp/guideline/2014/index_guide.html

28) 国立がん研究センターがん情報サービス．結腸および直腸．https://ganjoho.jp/data/reg_stat/cancer_reg/hospital/info/colon201706.pdf

## 7 直腸肛門疾患（anorectal diseases）

29) 日本大腸肛門病学会編．肛門疾患（痔核・痔瘻・裂肛）診療ガイドライン 2014 年版．東京，南江堂，2014．https://www.coloproctology.gr.jp/files/uploads/%E8%82%9B%E9%96%80%E7%96%BE%E6%82%A3%E8%A8%BA%E7%99%82%E3%82%AC%E3%82%A4%E3%83%89%E3%83%A9%E3%82%A4%E3%83%B32014-2%E5%88%B7.pdf

30) 岩垂純一．肛門基本術式の実際：痔核・痔瘻・裂肛．東京，金原出版，2014，196p.

31) 栗原浩幸ほか．痔核，裂肛，痔瘻　最適な治療法選択の極意．消化器外科．2014; 37: 1579-90.

32) 岡本欣也ほか．最新アッペ・ヘモ・ヘルニア・下肢バリックスの手術．手術臨時増刊．2015; 69: 377-490.

33) 高野正博ほか．肛門良性疾患を極める−目で見る多彩な病態へのアプローチ法：肛門疾患の診察法．臨床外科．2015; 70: 135-206.

34) ジェイドルフ製薬．ジオン（ALTA）インフォメーション．https://zione-alta.info/menu/

## 8 肝臓の外科

35) 幕内雅敏ほか編．肝臓外科の要点と盲点．第 2 版．東京，文光堂，2006，454p.（Knack & Pitfalls）

36) 幕内雅敏．幕内胆肝臓外科学．東京，文光堂，2014，361p.

37) 北野正剛ほか編．標準外科学．畠山勝義監．第 14 版．東京，医学書院，2016，711p.

38) 岡田治彦ほか．外傷性脾損傷の治療法の選択に関する検討．日本腹部救急医学会雑誌，2008; 28: 813-8.

## 9 胆・膵・脾の外科

39) 日本消化器病学会編．胆石症診療ガイドライン 2016（改訂第 2 版）．http://www.jsge.or.jp/guideline/guideline/pdf/GS2_re.pdf

40) 急性胆管炎・胆嚢炎診療ガイドライン改訂出版委員会ほか編．TG13 新基準掲載：急性胆管炎・胆嚢炎診療ガイドライン．東京，医学図書出版，2013．http://minds.jcqhc.or.jp/n/med/4/med0020/G0000565/0001

## 10 成人鼠径ヘルニア修復術

41) 宮崎恭介ほか．Direct Kugel Patch 法．消化器外科．2013; 36: 931-40.

42) ジョンソン・エンド・ジョンソン．EXPERT から学ぶ鼠径ヘルニア手術：Bilayer Patch Device 法．https://ethicon-hernia.jp/pdf/expert02.pdf

## B 乳腺，内分泌，体表

### 1 乳腺外科

1) 日本乳癌学会編．科学的根拠に基づく　乳癌診療ガイドライン 1　治療編．2015 年版．東京，金原出版，2015，417p. http://jbcs.gr.jp/guidline/guideline/

2) 日本乳癌学会編．科学的根拠に基づく　乳癌診療ガイドライン 2　疫学・診断編．2015 年版．東京，金原出版，2015，287p. http://jbcs.gr.jp/guidline/guideline/

3) 日本乳癌学会編．臨床・病理　乳癌取扱い規約．第 17 版．東京，金原出版，2012，95p.

4) 日本乳癌学会編．乳腺腫瘍学．第 2 版．東京，金原出版，2016，400p.

5) 日本乳がん情報ネットワークホームページ．http://www.jccnb.net/

### 2 内分泌外科

6) 日本甲状腺外科学会編．甲状腺癌取扱い規約．第 7 版．東京，金原出版，2015，88p.

7) 日本癌治療学会．甲状腺腫瘍診療ガイドライン．2010 年版．http://www.jsco-cpg.jp/guideline/20.html

## C 呼吸器・胸部外科
### 1 肺良性疾患，悪性腫瘍
1) 日本肺癌学会編．臨床・病理　肺癌取扱い規約．第8版．東京，金原出版，2016，240p.
2) 日本呼吸器外科学会ほか編．呼吸器外科テキスト．東京，南江堂，2016，511p.
3) 藤井義敬編．呼吸器外科学．改訂4版．東京，南山堂，2009，566p.
4) 淺村尚生．淺村・呼吸器外科手術．東京，金原出版，2011，464p.
5) 日本胸腺研究会編．臨床・病理　縦隔腫瘍取扱い規約．第1版．東京，金原出版，2009，112p.
6) Berruti, A. et al. Neoadjuvant chemotherapy with adriamycin, cisplatin, vincristine and cyclophosphamide (ADOC) in invasive thymomas: results in six patients. Ann Oncol. 1993; 4: 429-31.
7) Yokoi, K. et al. Multidisciplinary treatment for advanced invasive thymoma with cisplatin, doxorubicin, and methylprednisolone. J Thorac Oncol. 2007; 2: 73-8.
8) Cavalheri, V. et al. Exercise training for people following lung resection for non-small cell lung cancer-a Cochrane systematic review. Cancer Treat Rev. 2014; 40: 585-94.
9) Cavalheri, V. et al. Exercise training undertaken by people within 12 months of lung resection for non-small cell lung cancer. Cochrane Database Syst Rev. 2013; 7: CD009955.
10) Benzo, R. et al. Preoperative pulmonary rehabilitation before lung cancer resection : results from two randomized studies. Lung cancer. 2011; 74: 441-5.

## D　心臓血管疾患
### 1 心臓血管疾患の基本手術
1) 渡橋和政編．心臓血管外科研修医コンパクトマニュアル．大阪，メディカ出版，2013，342p.
2) 田中茂夫編．心臓ペースメーカー．東京，メジカルビュー社，1992，224p.（目でみる循環器病シリーズ 11）
3) 杉山裕章ほか．個人授業　心臓ペースメーカー：適応判断から手術・術後管理まで．東京，医学書院，2010，264p.
4) 循環器病の診断と治療に関するガイドライン．2010年度合同研究班報告．不整脈の非薬物治療ガイドライン（2011年改訂版）．http://www.j-circ.or.jp/guideline/pdf/JCS2011_okumura_h.pdf
5) 渡橋和政．手術以後のすごし方 心臓病そのあとに…．東京，保健同人社，2014，144p.
### 2 虚血性心疾患 (ischemic heart disease)
6) 循環器病の診断と治療に関するガイドライン．1998-1999年度合同研究班報告．冠動脈疾患におけるインターベンション治療の適応ガイドライン（冠動脈バイパス術の適応を含む）- 待機的インターベンション（ダイジェスト版）．http://www.j-circ.or.jp/guideline/pdf/JCS2000_fujiwara_d.pdf
7) 循環器病の診断と治療に関するガイドライン．2006年度合同研究班報告．急性冠症候群の診療に関するガイドライン（2007年改訂版）．http://www.j-circ.or.jp/guideline/pdf/JCS2007_yamaguchi_h.pdf
8) 循環器病の診断と治療に関するガイドライン．2010年度合同研究班報告．虚血性心疾患に対するバイパスグラフトと手術術式の選択ガイドライン（2011年改訂版）．http://www.j-circ.or.jp/guideline/pdf/JCS2011_ochi_h.pdf

9) 坂田隆造編. 冠動脈外科の要点と盲点. 東京, 文光堂, 第2版, 2012, 340p. (Knack & Pitfalls)

10) 日本心臓血管外科学会ホームページ. 心臓血管外科手術の解説. http://jscvs. umin.ac.jp/syujutusyugitokaisetu_sinzou.html

11) 天野篤監訳. 心臓手術の周術期管理. 東京, メディカル・サイエンス・インターナショナル, 2008, 592p.

12) 許俊鋭. 心破裂(左室自由壁破裂). 心臓血管外科手術手技の解説. http://square.umin.ac.jp/jscvs/jpn/manuscripts/l_5.html

13) 磯村正. 低左心機能症例に対する左室形成術. 日本心臓血管外科学会ホームページ. http://square.umin.ac.jp/jscvs/syujutsuyugitokaisetu_sinzou/1_7_sasinsitu_syujutu_sinzou.html

14) Doctor's Gate. 左室形成術, 虚血性僧帽弁閉鎖不全症動画. http://www.drsgate.com/ (会員登録要)

## 3 弁膜症 (valvular heart disease)

15) Wind, GG. 重要血管へのアプローチ: 外科医のための局所解剖アトラス. 鰐渕康彦翻訳. 第3版. 東京, メディカル・サイエンス・インターナショナル, 2014, 612p.

16) Khonsari, S. et al. セーフティテクニック心臓手術アトラス. 川内基裕ほか翻訳. 東京, 南江堂, 2005, 315p.

17) Ardehali, A. Khonsari's Cardiac Surgery: Safeguards and Pitfalls in Operative Technique. Wolters Kluwer Health. 2016, 448p.

18) 龍野勝彦ほか. 心臓血管外科テキスト. 改訂2版. 東京, 中外医学社, 2011, 633p.

19) 足達秀雄ほか. 新 心臓血管外科テキスト. 東京, 中外医学社, 2016, 822p.

20) 渡橋和政編. 心臓血管外科研修医コンパクトマニュアル. 大阪, メディカ出版, 2013, 342p.

## 6 大動脈疾患

21) 循環器病の診断と治療に関するガイドライン. 2010年度合同研究班報告. 大動脈瘤・大動脈解離診療ガイドライン (2011年改訂版). http://www.j-circ.or.jp/guideline/pdf/JCS2011_takamoto_h.pdf

22) HALIFAX HEALTH ホームページ. Thoracic Endovascular Aortic Repair (TEVAR 手順) https://www.halifaxhealth.org/services-treatments/treatments/thoracic-endovascular-aortic-repair

## 7 末梢血管疾患

23) Hiatt, WR. Medical treatment of peripheral arterial disease and claudication. N Engl J Med. 2001; 344: 1608-21.

24) 日本脈管学会編. 下肢閉塞性動脈硬化症の診断・治療指針II. 東京, メディカルトリビューン, 2007, 109p.

## E 小児外科

1) 日本小児血液・がん学会. 小児がん診療ガイドライン. 2011年版. https://jspho.jp/old/guideline.html

2) 平成23年度厚生労働科学研究費補助金 成育疾患克服等次世代育成基盤研究事業 小児慢性特定疾患の登録・管理・解析・情報提供に関する研究. 胆道閉鎖症早期発見のための便色カード活用マニュアル. http://www.mhlw.go.jp/seisakunitsuite/bunya/kodomo/kodomo_kosodate/boshi-hoken/dl/kenkou-04-06.pdf

# INDEX

## ●欧文

Bell の病期分類 …………………………… 271
Bentall 手術 …………………………………… 228
Bismuth 分類 ………………………………… 172
CABG ……………………………………… 214,217
CHADS₂ スコア …………………………… 226
Couinaud 分類 ……………………………… 166
David 手術 …………………………………… 228
Direct Kugel 法 ………………………… 178,180
Fontaine 分類 ……………………………… 248
Goodsall の法則 …………………………… 163
Gross 分類 …………………………………… 266
Haller index ………………………………… 285
LPEC 法 ……………………………………… 255,257
Maze 手術 …………………………………… 226
Nuss 法 ……………………………………… 286
Potts 法 ……………………………………… 254
PRETEXT 分類 …………………………… 284
Rutherford 分類 …………………………… 248
Stocker 分類 ………………………………… 263
TASC Ⅱ ……………………………………… 249
TNM 分類 …………………………………… 185,194
Wilms 腫瘍 ………………………………… 283
Zone 分類 …………………………………… 243

## ●あ行

悪性中皮腫 ………………………………… 203,204
悪性胚細胞腫瘍 …………………………… 207,208
胃がん ………………………………………… 140
胃軸捻転 ……………………………………… 267
胃食道逆流症 ………………………………… 265
胃切除後症候群 …………………………… 144
胃切除術 ……………………………………… 140
腋窩手術 ……………………………………… 183
壊死性腸炎 …………………………………… 271
遠位胆管がん ……………………………… 172
遠隔転移巣 …………………………………… 160
炎症性腸疾患 ……………………………… 146
横隔膜疾患 …………………………………… 264

横隔膜ヘルニア …………………………… 264
横紋筋肉腫 …………………………………… 284

## ●か行

潰瘍性大腸炎 ……………………………… 146,148
　　　──手術 ……………………………… 149
解離の病態 …………………………………… 244
外鼠径ヘルニア …………………………… 179
化学放射線治療 …………………………… 138
化学療法 … 99,101,139,145,161,169,198
肝芽腫 ………………………………………… 283
肝障害度別治療 …………………………… 168
感染性心内膜炎 …………………………… 227
肝臓外科 ……………………………………… 166
陥没乳頭 ……………………………………… 181
肝門部領域胆管がん …………………… 172
肝予備能 ……………………………………… 166
気管（支）軟化症 ………………………… 261
気管支原性嚢胞 …………………………… 262
気管食道瘻 …………………………………… 266
急性心筋梗塞 ……………………………… 218
急性胆嚢炎 …………………………………… 170
急性虫垂炎 …………………………………… 154
急性動脈閉塞症 …………………………… 250
胸腔鏡下縦隔郭清 ……………………… 137
胸腺がん ……………………………………… 206
胸腺腫 ………………………………………… 205
胸腺上皮性腫瘍 …………………………… 205
胸壁再建 ……………………………………… 202
胸壁腫瘍 ……………………………………… 202
胸膜腫瘍 ………………………………… 195,203
胸膜切除／肺剥皮術 …………………… 204
胸膜肺全摘術 ……………………………… 204
虚血性心筋症 ……………………………… 220
虚血性心疾患 ……………………………… 214
虚血性大腸炎 ……………………………… 153
グラフト ……………………………………… 215
クローン病 …………………………………… 146
経肛門的 Soave 法 ……………………… 275
経肛門的手術 ……………………………… 165

**307**

経腹的手術 ································· 165
血管内治療 ································· 249
血管剝離 ··································· 200
血栓除去術 ································· 250
血栓溶解療法 ······························ 250
結腸がん手術 ······························ 158
甲状腺腫瘍 ································· 187
肛門拡張術 ································· 165
肛門皮膚弁移動術 ·························· 165

## ●さ行

再建法 ······································ 142
左室自由壁破裂 ····························· 219
左室瘤 ····································· 220
左房粘液腫 ································· 235
三尖弁 ································ 223,225
痔核 ······································· 162
自己弁温存大動脈基部置換術 ··········· 228
自然気胸 ··································· 191
収縮性心膜炎 ······························ 238
周術期心筋梗塞 ····························· 217
十二指腸閉鎖・狭窄症 ·················· 270
縦隔腫瘍 ··································· 205
術後補助化学療法 ·········· 145,161,198
消化管疾患 ································· 266
小腸の虚血性障害 ·························· 150
小腸閉鎖・狭窄 ····················· 269,270
静脈うっ滞症候群 ·························· 252
食道がん ··································· 136
痔瘻 ······································· 163
　——の外科治療 ···························· 164
神経内分泌性がん ·························· 206
神経芽腫 ··································· 283
心室中隔欠損 ······························ 233
心室中隔穿孔 ······························ 219
腎腫瘍 ····································· 237
心臓ペースメーカ ·························· 211
深部静脈血栓症 ····················· 68,251
心房細動手術 ······························ 226
心房中隔欠損 ······························ 231

心膜切開 ··································· 210
膵液瘻 ····································· 143
膵空腸吻合 ································· 174
膵消化管再建 ······························ 174
膵全摘 ····································· 175
膵体尾部切除 ······························ 174
膵頭十二指腸切除 ·························· 173
髄様がん ··································· 188
ステントグラフト治療 ·················· 242
隅越分類 ··································· 164
性機能障害 ································· 159
精巣固定術 ································· 259
声門下腔狭窄症 ····························· 260
先天性
　——気管狭窄症 ···························· 260
　——胸腹裂孔ヘルニア ·················· 264
　——小腸閉鎖・狭窄症 ·················· 269
　——食道閉鎖症 ···························· 266
　——心疾患 ································ 229
　——胆道拡張症 ···························· 280
　——囊胞状腺腫様奇形 ·················· 263
　——囊胞性肺疾患 ························ 262
総胆管結石 ································· 170
僧帽弁逆流 ·························· 220,224
僧帽弁狭窄 ································· 223
僧帽弁形成手技 ····························· 224
側方内括約筋切開術 ······················ 165
鼠径部アプローチ法 ······················ 254
鼠径ヘルニア ······················ 178,254

## ●た行

大腸がん ··································· 157
大動脈
　——解離 ·························· 244,246
　——基部手術 ···························· 228
　——弁疾患 ································ 222
　——弁置換術 ···························· 222
　——瘤 ···················· 239,241,243
ダイヤモンド吻合 ·························· 270
胆管空腸吻合 ······························ 171

| | |
|---|---|
| 肝区域切除 | 166 |
| 胆道がん | 171 |
| 胆道結石症 | 170 |
| 胆道再建 | 171 |
| 胆道閉鎖症 | 278 |
| 胆嚢がん | 172 |
| 胆嚢結石症 | 170 |
| 肝膿瘍ドレナージ術 | 169 |
| ダンピング症候群 | 144 |
| 超音波 | 78,154,182,246,270,279 |
| 腸管の虚血性疾患 | 150 |
| 腸重積症 | 273 |
| 腸閉塞 | 98,151,159 |
| 直腸がん手術 | 158 |
| 直腸肛門奇形 | 275 |
| 直腸肛門疾患 | 162 |
| 直腸脱の外科治療 | 165 |
| 低位鎖肛 | 276 |
| 停留精巣 | 258 |
| 転移病変の治療 | 160 |
| 動脈管開存 | 229 |

## ●な行

| | |
|---|---|
| 内痔核の Goligher 分類 | 162 |
| 内鼠径ヘルニア | 179 |
| 内分泌外科 | 187 |
| 二弁置換術 | 223 |
| 乳がん | 182 |
| 乳管内乳頭腫 | 181 |
| 乳腺症 | 181 |
| 乳腺線維腺腫 | 181 |
| 乳腺良性疾患 | 181 |
| 乳頭がん | 187 |
| 乳頭筋断裂 | 220 |
| 乳房再建 | 184 |
| 乳房切除 | 183 |

## ●は行

| | |
|---|---|
| 肺悪性腫瘍 | 193 |
| 胚細胞腫瘍 | 206,284 |

| | |
|---|---|
| 肺塞栓症 | 68,251 |
| バイパス手術 | 249 |
| 肺分画症 | 262 |
| 肺良性疾患 | 191 |
| バセドウ病 | 187 |
| 針生検 | 85,182 |
| 肥厚性幽門狭窄症 | 268 |
| 脾臓外科 | 166 |
| 脾損傷スケール | 177 |
| 脾損傷分類 | 176 |
| 脾摘出術 | 176 |
| 皮膚軟部組織の外科 | 189 |
| 脾部分切除術 | 177 |
| 脾縫合 | 177 |
| ヒルシュスプルング病 | 274 |
| 貧血 | 144 |
| 腹腔鏡下胃管作製 | 137 |
| 腹腔鏡下高位鎖肛根治術 | 277 |
| 腹腔鏡下手術 | 155,255 |
| 腹腔鏡下鼠径ヘルニア手術 | 256 |
| 腹腔鏡下虫垂切除術 | 156 |
| 副甲状腺 | 188 |
| 閉塞性動脈硬化症 | 247 |
| ヘルニア嚢 | 179 |
| 弁膜症 | 221 |
| 膀胱機能障害 | 159 |
| 縫合不全 | 143 |
| 放射線治療 | 138,161,198,204 |

## ●ま・や・ら行

| | |
|---|---|
| 末梢動脈疾患 | 247 |
| 輸入脚症候群 | 145 |
| 葉状腫瘍 | 181 |
| 良性胚細胞腫瘍 | 207 |
| 臨床病期 | 194,204 |
| リンパ管腫 | 282 |
| リンパ節郭清 | 141,196 |
| リンパ浮腫 | 253 |
| 漏斗胸 | 285 |

# 外科専門医コンパクトマニュアル
－必須手術の Web 動画が見られる！

2018 年 8 月 25 日発行　第 1 版第 1 刷

監　修　渡橋 和政

著　者　高知家外科専門研修病院群

発行者　長谷川 素美

発行所　株式会社メディカ出版
　　　　〒532-8588
　　　　大阪市淀川区宮原 3 - 4 - 30
　　　　ニッセイ新大阪ビル 16F
　　　　https://www.medica.co.jp/

編集担当　渡邊亜希子／柚木尚登
装　　幀　市川 竜
本文イラスト　福井典子
組　　版　株式会社 明昌堂
印刷・製本　株式会社シナノ パブリッシング プレス

© Kazumasa ORIHASHI, 2018

本書の複製権・翻訳権・翻案権・上映権・譲渡権・公衆送信権
（送信可能化権を含む）は、（株）メディカ出版が保有します。

ISBN978-4-8404-6507-6　　　　Printed and bound in Japan

当社出版物に関する各種お問い合わせ先（受付時間：平日 9：00〜17：00）
●編集内容については、編集局 06-6398-5048
●ご注文・不良品（乱丁・落丁）については、お客様センター 0120-276-591
●付属の CD-ROM、DVD、ダウンロードの動作不具合などについては、
　　　　　　　　　　　　　　　　　デジタル助っ人サービス 0120-276-592